図解

山の幸・海の幸

薬効・薬膳事典

果実・キノコ・海藻・魚介類50種

池上文雄

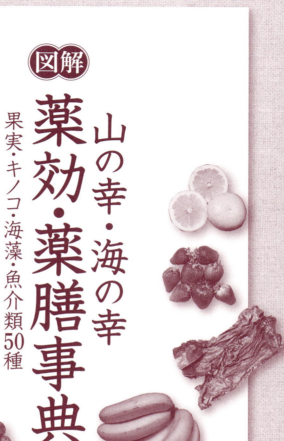

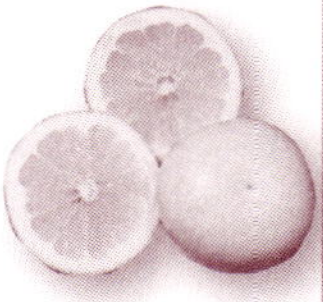
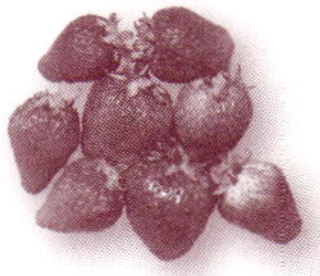
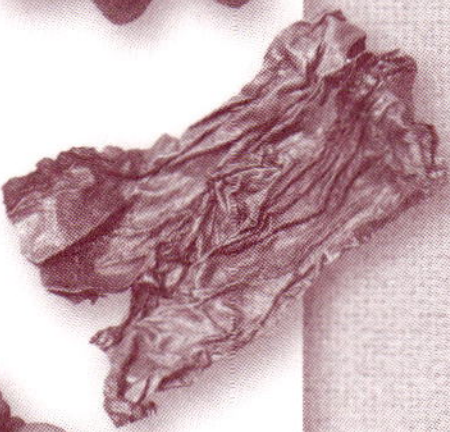
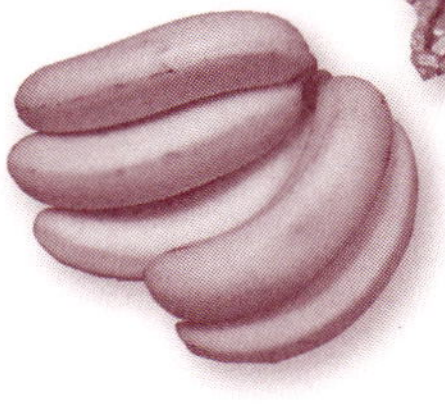
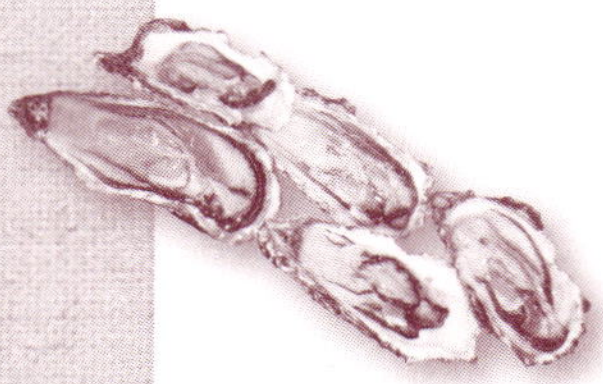
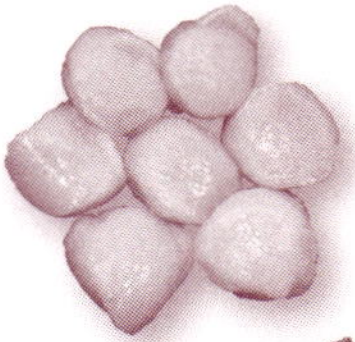
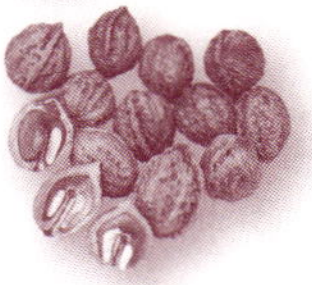

農文協

はじめに

地球は水の惑星です。海、大気、大地を水が潤しています。そして、海（古くは「毎」の下の部分は「母」と書きました）は母なる水と書くように、最初の生命はこの母なる海から生まれました。植物も動物もあらゆる生命は体内に水を抱えています。

私たちの住む星、地球が誕生したのは今から約46億年前、そして最初の生命が誕生したのは約38億年前でした。海の恵み、大地の恵みに育まれた生命体は、38億年の生命進化の壮大な旅をしてきたのです。私たち人間は、羊水という海で成長し、自らの中にも海を抱えてこの世に生まれてきます。

半世紀ほど前の学生時代に読んだオパーリン著の『地球上の生命の起源』（岩波書店、1958年）に書かれている「コアセルヴェート説」（高分子のコロイド粒子が液中に分散した状態〈コアセルヴェート〉が生命発生の根源となったとする説）は、原始生命が出現した原理を考察したもので、自然科学分野に進んだ身にとっては、とても刺激的であり興味津々でした。地球上における生命の誕生と現象の奥義の深さに感動したことは、今なお脳裏に焼きついています。

世界の伝統医学、中でも漢方医学を学んで、ヒトは地球の「自然の恵み」の恩恵を受けて自然と共生して生きていることを知りました。大気を吸い、身の回りのものを食べて生きる人体を小宇宙として捉えて、体内に自然が存在すると考える「自然との共生」という伝統医学の理論は、人類が世紀を超えて集大成してきた文化遺産だと思います。

私たちは、おぎゃーと産声をあげてこの世の空気を肺いっぱいに吸い込み、母親の乳房に吸いつくときから、末期の死に水を吸うまで、息をし、食べ、飲み続けます。生きるために食べるのか、食べるために生きているのかがわからないくらいに、生と食は切っても切り離せません。山の幸、海の幸、そして大地の幸、すべて食を提供してくれるのは自然、そしてその食の質を保証してくれるのも自然です。良い食事は良い身体を作るというように、食の質が劣悪なものだと、私たちの生もまた劣悪なものになるといえるかもしれません。

私たちが健康であるためには、体という内なる自然と体の外の自然とをどう調和させることができるかが問題です。食卓は、この内なる自然と外の自然とを結んでくれる場です。命、健康、自然はひとつながりのものです。そして、食卓には家族の団らん、友人や仲間とのコミュニケーション、私たちが幸福と考えるものの原点の風景があります。

遠い祖先は、田や畑でできる農耕の産物を食べて生きるようになる前に、海の幸、さらには山や森の幸を採取して食べて生きてきました。そこで、その人間の食の原点にある「山の幸、海の幸」を食べる幸せをもう一度かみしめてみたいと思います。「自然を味わい、自然を想う」という漢方の教えは、２０００年以上の歴史を経ても、色あせることなく私たちの健康とは何かを問いかけてくるのです。

具体的に言うと、本書では、野菜、豆類や穀類といった田畑で栽培される作物を扱った『食卓の薬効事典』（農文協、２０１７年）に引き続き、漢方の観点から、日々の食卓に上がる副菜ともいわれる果物、キノコ（山の食材）や海産物（海の食材）、さらに食後の至福の一服の飲み物（お茶などの山の食材）の持っている健康増進効果や薬効、さらにそれらの食材を使った薬膳について紹介します。食べ物としての種々の価値を正しく知っていただき、健康に生きるための参考になるようにと願ってまとめてみました。お役に立てば幸いです。

目次

第二部　身近な果実・キノコ・海藻・魚介類の薬効
～生命力をいただく食と薬の二重奏

本文イラスト：飯島満

第一部

山の幸・海の幸の健康学

1　予防医学に学ぶ健康法

～健康は食養と養生にあり

　徳川家康は予防医学の実践者だったといわれています。１６０７年、明代の李時珍《りじちん》の名著『本草綱目《ほんぞうこうもく》』を林羅山《はやしらざん》が長崎で入手し家康に献上しました。その後、最初の和刻本が１６３７年に刊行されていますが、この書は江戸期における本草学の隆盛の源となり、わが国の本草学は本書によって発達したといっても過言ではありません。

　当然ながら、中国伝統医学の健康に対する思想は、家康の健康維持にも影響を与えたものと推察されます。家康が食事を司る食医のもとで日々の生活を過ごし、健康維持に努めたことは、愛用した「くすり」からも見てとれます。常備した滋養強壮を伴った救急薬、急性の胃腸障害薬、そして滋養強壮、代謝改善、気力再建の薬は、まさしく中国伝統医学の影響を受けたものと思われます。

　食養は文字通り、食は人を養うと書きます。その食という字は、人を良くするものと書き、薬という字は草を冠にして楽しいと書きます。料理とは理《ことわり》を料《はか》るものの意味です。総じてこれは、『黄帝内経素問《こうていだいけいそもん》』に記された「健康の基本は食養と養生である」という中国伝統医学の根幹をなす薬食同源の思想です。

　「食は命なり、食間違えば病発する。病発しても食正しければ病治す。よって薬食同源なり」と、薬と食べ物は元来、同じもの（薬食同源）で、食べ物で生命を養い、食べ物で健康が保てないときに、やむなく薬を使うのであって、病は食からと考えます。身の回りには、薬にもなり、食べ物にもなるものがたくさんあります。そして、バランスのとれた食べ方が如何に大切なのかを示しています。食べ物は私たちの生命を維持し、生体の発育を促すためのものだけではなく、健全な肉体と精神を作るためのもので、そのために料理という食文化が生まれたといえます。

　中国後漢時代の張仲景《ちょうちゅうけい》著の『傷寒論《しょうかんろん》』と対になった『金匱要略《きんきようりゃく》』という雑病（慢性的な病気）の治療法を記した医書の最初に「上工《じょうこう》は未病を治す」とあります。これは、優れた医者（上工）は未だ病んでいない臓器を病む前に治すという意味ですが、これはまさしく予防医学といえます。昔、中国の宮中には、食医、湯医、鍼、灸、按摩、導引（呼吸法と体の動きを組み合わせた健康法）という6階級の医者がいましたが、食事指導をして未病を治す食医が最高の医者で、湯医という漢方医は2番目の医者でした。

江戸時代には『本草綱目啓蒙《けいもう》』や『本朝食鑑《ほんちょうしょっかん》』『農業全書』などの多くの書物が発刊され、中国伝統医学の思想が広く浸透し、食品栽培の耕作法、漁獲法、料理法などが庶民に普及するようになってきたことを窺い知ることができます。

徳川幕府、特に8代将軍吉宗は、国策として『本草綱目』に収載されている薬草木の国内栽培を進め、各藩に命じて39余りの薬園で栽培生産を行なわせました。『日本薬園史の研究』（改訂増補版、渡辺書店、１９７２年）を紐解くと、小石川御薬園ではトウキやヨモギなどの多くの薬草のほかに、アンズ、ウメ、モモ、カキ、ナツメ、ダイダイ、ザクロなどの果樹類も栽培されていました。そして園内の小石川養生所では、栽培生産された生薬を用いた治療が行なわれて、江戸の庶民の健康に寄与したことを知ることができます。水戸藩では庶民向けに易しく書いた『救民妙薬《きゅうみんみょうやく》』がつくられ、ウメやキキョウなどの身近な植物の有用性を知らせていて、その歴史の名残は、偕楽園の梅林に見てとれます。

江戸後期、食生活と健康法に深い関心を持った貝原益軒は、その著『養生訓《ようじょうくん》』で、食事、運動、休養のバランスをとるといった正しい健康法の中で、健康的な食事法を述べています。２６０余年間の江戸時代は、わが国の本草学が集大成し発展した時代です。健康は食養と養生とによって保たれるという生活観が庶民に普及し、今日に通じているのではないでしょうか。

「食」には、病気にならないようにする、すなわち未病の状態を保つ予防医学としての「食養」と病気の治療を目的とする「食療」がありますが、私たちの日々の食事は、やはり予防医学でもある食養であると思います。

アレルギー、アトピー、がんや糖尿病など、食生活との因果関係が推測できるような病気はもとより、一見関係なさそうに見える精神疾患や感染症にまで食が影響していることが明らかになっています。真の料理は体を作り、体力を増し、精神を養うものでなければなりません。偏食やコンビニ食、ファストフードの影響は、微細なミネラルの変調となって身体に現われます。ミネラルは神経作用と密接な関係にあります。たとえば、春先に私たちの体がミネラルを必要とすることは、フキノトウやヨモギなどの山菜を食べるなどの食習慣にも見てとれます。近年、鉄分不足や亜鉛不足の若者に貧血や味覚障害が多く見られ、劣悪な食事をしている人が切れやすくなったりするのは、当然だといっても過言ではありません。大地は食を育みますが、私たちの身体も育むのです。

有史以来数千年にわたって培ってきた食養の原点を再認識し、正しい食生活をしたいものです。食べ物は単に栄養素の集合体ではなく、食文化的な側面も持っています。古代から現代まで連綿と続いてきた東洋医学的食養の思想を、日々の食生活の中に活かすよう心がけるべきではないでしょうか。

2　食を通して健康を守る
～生命は自然界とつながっている

東洋医学（漢方）の食を通した健康観

植物と人の関わりは人類の誕生以来長く深く、生存から生活の質の向上へと植物の役割は多岐にわたっています。とりわけても食は広大な世界です。食と健康、食と環境、食と農業、食と文化、食と安全など、「食」には自然科学的側面と社会科学的側面があり、そして、そのつながりの先には「自然」が見えてきます。「人は自然に生かされている」という言葉をかみしめていきたいものです。

体質と環境を考慮する東洋医学（漢方）には、現代栄養学にはない特色があります。古代中国では、この世の中に起こり、自然界に存在する万物は、木《もく》・火《か》・土《ど》・金《こん》・水《すい》という性質の異なる5つの要素によって構成されていると認識して、自然界の現象はすべてこれらの要素の作用と環境によっているとしました（五行思想または五行説)。木は植物界、火は熱エネルギー、土は大地・土壌、金は鉱物類、水は各種液体を指します。また、行は巡ること、作用を意味します。1日に朝があり、昼、夕、夜と移って朝になる、また天体の動きに基づいて時は流れて四季が生まれ、季節の移ろいの中で私たちの心身は自然と一体であるとみなして、人間の生命活動と広い概念の五臓の働きも五行説で分類しました。つまり、私たちの体において、春は肝、夏は心、土用(盛夏)は脾、秋は肺、冬は腎が季

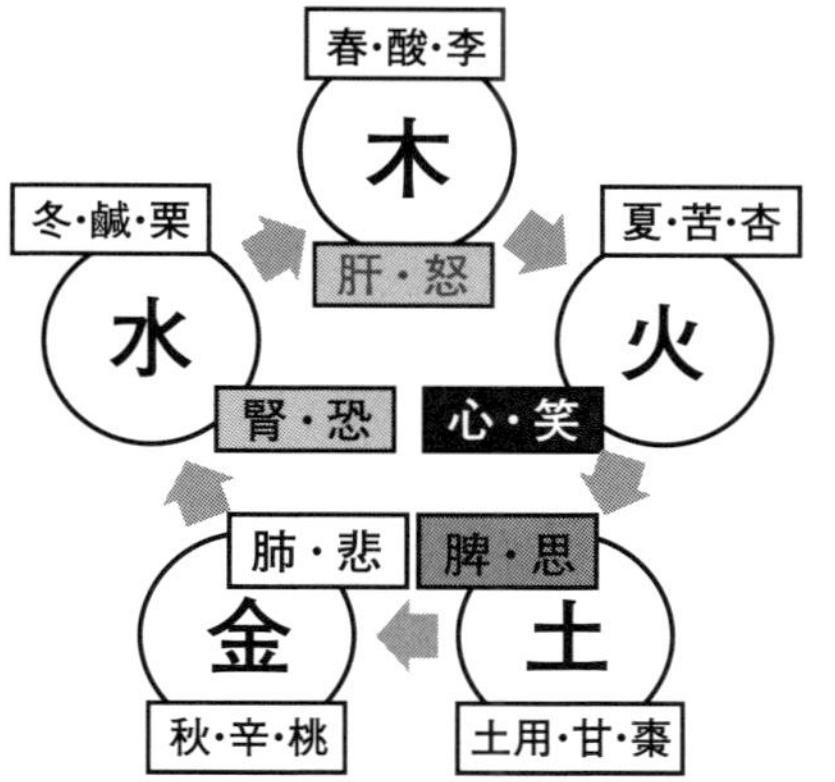

図1　五行説：5つの基本要素とその性質および五果

表1　五味からみた食べ物の性質

五味	効能・作用	主な食材	五臓
酸	出過ぎを収め、渋らせ、虚汗や下痢を止める	ウメ、レモン、ミカン、トマト、酢	肝
苦	よく瀉下《しゃげ》し、湿を乾かし、熱を鎮め、消炎する	アンズ、ビワ、ダイダイ、ニガウリ、緑茶、セルリー、フキ	心
甘	気や血を補って体を補養し、緊張を緩め、痛みを取る	肉類、コメ、ニンジン、ナツメ、ヤマノイモ、クリ、クルミ、エビ、コイ	脾
辛	体を温め、発散させ、気や血を巡らす	ショウガ、シソ、ネギ、ニンニク、トウガラシ、コショウ	肺
鹹	しこりを柔らかくして潤し、宿便を柔らかくして下す	牡蠣、イワシ、イカ、ハマグリ、ホタテ貝、アサリ、ワカメ、コンブ、みそ、クリ	腎
淡	除湿し、小便を利する	トウガン、ハトムギ	

*酸：すっぱい味、苦：にがい味、甘：天然の甘味、辛：刺激性の辛い味、鹹：塩辛い味
*淡は無味ゆえに五味と称する

節に従うものとし、その時季の食がそれぞれの活動を補うのです。

また、食べ物は色や味を重んじて、春は青・酸っぱいもの（酸《さん》）、夏は赤・苦いもの（苦《く》）、土用（盛夏）は黄・甘いもの（甘《かん》）、秋は白・辛いもの（辛《しん》）、冬は黒・塩辛いもの（鹹《かん》）を食べるのがよいと考えました（図1、表1）。果物では、春は李（スモモ、プラム）、夏は杏（アンズ）、土用は棗（ナツメ）、秋は桃（モモ）、冬は栗（クリ）と捉えます。たとえばモモは金果《きんか》とされ、金の気は五気の中では最も強く硬固であることを意味しますので、モモには邪気を払う神秘的霊力があると信じられていました。鬼退治の桃太郎は金の気を受けて当然強いし、マサカリ（金の気）を担いだ金太郎もまた強いわけです。桃の節句や桃太郎の物語は、モモの霊力を背景に生まれた行事と伝説です。

海産物では、冬は黒く塩辛いイワシ、牡蠣《かき》などを食事に取り入れて過ごすことが健康の秘訣と考えました。それは、冬は寒さが大敵で、生命力や足腰・骨格、排尿・排便を正常に保つ腎の働きが弱まってしまいがちなので、心穏やかに体力の消耗を避け、温かくし、適度に塩辛いもの、すなわちミネラルの多いものを食べるのがよいからです。

おとぎ噺《ばなし》の桃太郎も金太郎も、実は五行説を基にした物語といわれます。また、春には酸っぱいものを食べるのがよいなどという日頃の風習には、中国伝統医学の本幹につながるものがたくさんあります。

さらに、生命活動を維持する食には、体を作る食べ物と疾病を治す生薬の両方の性質、すなわち栄養成分と薬性があります。食べ物や生薬の性質を体験的に寒涼性と温熱性によって5つの性質に分類し、寒証の人は、温熱性のものを、熱証の人は寒涼性のものを中心に摂るとよい、暑いときには寒涼性の食べ物を摂り、寒いときには温熱性の食べ物を中心に摂るのがよいと考えました（表2）。温熱性の食べ物は体を温めて新陳代謝を亢進するので、貧血や冷え性（症）の人に、寒涼性の食べ物は体を冷やして鎮静・消炎の作用があるので、のぼせ症や高血圧の人によいと捉えています。

そして、生まれ育った土地のものを食べるのがよいとも考えます。それは、生きている風土と一体化することこそ理にかなった生き方だという、生命観としての「身土不二《しんどふじ》」という考え方です。四里四方、十里四方のものをその時季の旬にあわせて食べるのが健康の秘訣だと昔の人は言っています。旬の食材を摂ること を大切にして、日本人は日本で採れる穀物、野菜、魚、肉を適度に食べることが日々の生活によいという考え方です。食は命です。日常の食生活がいかに健康維持に大切であるかということを示しているのではないかと思います。

西洋医学の食を通した健康観

西洋医学的には、食は食べ物の命を丸ごといただくことで、食べ物の中に含まれるタンパク質は体の成分となり、糖質（炭水化物）や脂質は体を動かすエネルギー源となります。また、ビタミン、ミネラルや食物繊維などが適量に含まれているため、摂取したこれらの成分が体内で相互にうまく補完しあいながら働くので、私たちは健康に生きることができると考えます。

西洋医学では、東洋医学（漢方や中医学など）の自然観とは違って、食品栄養学に代表されるように、含有成分を中心に捉えて食べ物の有用性を論じています。たとえば、ビタミンやミネラル、食物繊維の有用性から野菜や果物、海産物などの摂り方などを提案しています。自然界にあって植物は、紫外線や有害物質、害虫などから自らの身を守り、次世代につながるべく多くの物質を作り出しています。その生命力の秘密を私たちは生きるために利用しています。

以下は七訂食品成分表２０１８を基に、西洋医学の観点を中心にして東洋医学の観点も交えながら、食品に含まれるビタミンやミネラル、食物繊維、フィトケミカルの健康に関わる機能・効能について述べます。

●生命に必須なビタミン

ビタミンは、私たちの体内で糖質、脂質、タンパク質の三大栄養素の代謝に必要な酵素を助ける補酵素の成分となって、体の機能の調節や維持に関わっています。特にビタミンB群は重要で、多くの野菜に含まれています。

ビタミンは必要量こそ微量ですが、生命に必須な重要な働きをしている大事な栄養素です。体内では合成されないために、必ず食べ物から摂取しなければなり

五性からみた食べ物と生薬の性質

平性	微寒性（涼性）	寒性
イチジク、プラム、パインアップル、ブドウ、リンゴ、レモン	ナシ、ミカン、ビワ	カキ（柿）、キウイフルーツ、スイカ、バナナ、メロン
ゴマ、ハスの実、ギンナン	—	—
キャベツ、シュンギク、ニンジン、シイタケ、サヤインゲン、ハクサイ	アブラナ（葉・茎）、キク、キュウリ、セリ、セルリー、ダイコン、トマト、ナス、トウガン、レタス、ユリ根、ホウレンソウ	ゴボウ、タケノコ、ニガウリ、ハス、モヤシ（ダイズ・緑豆）
ジャガイモ、サツマイモ、サトイモ	—	—
豆乳、ゆば、アズキ、エンドウマメ、ソラマメ	豆腐	緑豆
うるち米、玄米、トウモロコシ	コムギ、オオムギ、ソバ、ハトムギ	—
ハチミツ、ローヤルゼリー	緑茶、ウーロン茶、ビール、ワイン、ウイスキー	ジュース、アイスクリーム
白砂糖、氷砂糖、ラッカセイ油	ゴマ油、ラード	しょう油、塩
白身魚、アワビ、イカ、エビ、ウナギ、コイ、牛レバー、豚肉、鶏卵	牡蠣、ホタテ貝、牛乳、ピータン	ヨーグルト、アサリ、カニ、コンブ、ノリ、ワカメ

表2

食べ物	熱性	温性
果実類	干しガキ	アンズ、ウメ、サクランボ、モモ、ダイダイ
種実類	—	クルミ、ナツメ、クリ、松の実
野菜類	—	アブラナ（種子）、カボチャ、カラシナ、シソ、ネギ、タマネギ、ニラ、ラッキョウ、ピーマン
芋類	—	ヤマノイモ、ナガイモ
豆類	—	黒豆、ダイズ、インゲンマメ、ピーナッツ、ナタマメ
穀物	—	もち米
嗜好品	—	日本酒、紅茶
調味料	コショウ、サンショウ、トウガラシ、カラシ	みそ、黒砂糖、酢、ナタネ油、ダイズ油、ショウガ、ニンニク、ウイキョウ、シナモン
魚介類 肉類	—	エビ、アナゴ、牛肉、鶏肉、豚レバー、マトン、塩干魚、バター、チーズ

＊平性は寒涼熱温いずれにも属さない中立の食べ物
＊諸説があるため必ずしも絶対的な性質でないものもある

ません。不足すると各ビタミン特有の欠乏症が起こります。

現在、ビタミンは機能によって分類され、必須なものとして13種類あり、その化学的な性質から脂溶性ビタミンと水溶性ビタミンとに分けられます（表3）。

脂溶性ビタミンの4種類は、水に溶けにくく、油脂やアルコールに溶ける性質を持っています。体内に蓄積されやすいので、摂りすぎると過剰症を起こすことがあります。また、油脂がなければ吸収されにくいため、摂取法に考慮するようにします。

水溶性ビタミンは9種類あり、水に溶けやすく、油脂に溶けにくい性質を持っています。たくさん摂っても排泄されるため、毎日の食事から摂取することが必要です。

わが国における通常の食生活では、ビタミンの欠乏症はないとされています。しかし、年齢や性別、妊娠、授乳、運動量などによって潜在性のビタミン欠乏症があると考えられています。野菜や豆類、穀物は、これらのビタミン類が豊富ですので、バランスよく食事から摂ることが健康につながります。

なお、ビタミンのほかにも体内にはビタミンと同じように重要な役割を持つ化合物があります。これらは体内で合成されるためビタミンとは呼べませんが、ビタミンと類似する働きをするためビタミン様物質と呼ばれています。野菜などの食べ物にも含まれていますが、特に、大豆に含まれるコリンやキャベツのキャベジン（ビタミンU）などは、健康食品として利用されています。

●四季の健康を保つのに必要なミネラル

春の七草や秋の七草があります。なぜ春と秋なのでしょうか。それは春と秋は温度変化が激しく、気候が不安定だからです。私たちの体はその変化に対応するには多くのミネラルが必要で、それを七草などの野草や山菜、野菜から摂取する必要があるのです。温度変化が激しくなると体が代謝するのに必要なミネラルの必要量が増加します。しかしながら、食事から摂取するミネラル量が不足すると、私たちの体は骨を溶かしてミネラル、特にカルシウムを補填します。これが進むと骨粗しょう症になりますが、その回復にもミ

表3　ビタミンの種類と効能

分類			機能・効能	○欠乏症　●過剰症
脂溶性ビタミン		ビタミンA	・疲れ目、とり目の予防 ・皮膚や爪の健康維持 ・免疫維持 ・感染病予防	○ドライアイ、夜盲症、光に過敏 ●頭痛、吐き気、皮膚疾患、胎児の奇形
		ビタミンD	・骨や歯の健康維持 ・筋力維持	○骨軟化症、くる病、骨粗しょう症 ●高カルシウム血症、腎機能障害、目の痛み
		ビタミンE	・血管や細胞の老化防止 ・美肌効果 ・疲労改善 ・更年期障害の軽減	○血行不良、動脈硬化、神経機能低下
		ビタミンK	・骨の再石灰化 ・血液凝固作用	○骨粗しょう症、血液凝固の遅れ、新生児メレナ（凝固因子欠乏による消化管出血）
水溶性ビタミン	ビタミンB群	ビタミン B_1	・疲労回復 ・夏バテ予防 ・精神安定作用 ・糖質代謝促進	○精神不安定、食欲不振、脚気
		ビタミン B_2	・脂質代謝 ・口内炎予防 ・髪、爪、歯の健康維持	○口内炎、皮膚炎、成長障害 ●かゆみ、しびれ
		ナイアシン	・美肌効果 ・血行促進 ・二日酔い予防	○皮膚炎、神経障害、下痢 ●消化不良、皮膚炎
		ビタミン B_6	・脂肪肝の予防 ・月経前症候群の予防	○脂漏性湿疹、口内炎、貧血 ●神経系障害
		ビタミン B_{12}	・造血 ・代謝促進 ・中枢神経の機能維持	○悪性貧血、神経障害
		葉酸	・造血　・口内炎予防 ・核酸合成	○口内炎、悪性貧血、 胎児の神経管閉鎖障害
		パントテン酸	・免疫力の向上 ・抗ストレス作用	○頭痛、疲労感
		ビオチン	・筋肉痛の緩和 ・皮膚や髪の健康維持	○皮膚炎、脱毛、白髪
		ビタミンC	・美肌効果 ・疲労回復 ・コラーゲン生成促進 ・抗ストレス作用	○壊血病、皮下出血、肌荒れ、疲労感 ●下痢、頻尿、嘔吐

ネラルが関係します。「春眠暁を覚えず」といいますが、寝ているほうが体に負担がかからないので、春は目が覚めにくくなるのです。なかなか起きられない人が、ミネラル豊富な山菜や野菜を食べると次の日から早く目が覚めるといわれます。

また、夏の暑さや冬の寒さを乗り切るにも、やはりミネラルが必要です。特に暑い地域や寒い地域では、温暖な地方よりはるかに多くのミネラル量が必要です。そのことは、古くからの北や南の地方の食生活を見ると納得できます。北の地方は春の山菜から秋のキノコまで、たくさんの植物を食べてミネラルを補給します。南の地方はアク巻（米をアクで炊いて作るお菓子）など、アク（灰汁）を食べてミネラルを補給しているのです。沖縄でヨモギが食べられているのもその表われです。年間の温度差が少ない温暖な地方では、ミネラルの補給は日常の食事で賄えるので、わざわざ食べることは少なかったのです。

現代は、野草や山菜を食べる食習慣は消えつつあり、また日常の食事で食べる野菜などの食材もアクが強くないので、摂取しているミネラルが不足しています。そのためか、ミネラル欠乏による疾患の増加、すなわち冷え性（症）や貧血、アレルギー、アトピーといった疾患が増えています。

自然にはセリ、ナズナやタラの芽、フキノトウなど、私たちの生活に溶け込んだ春の山菜のように、おいしく食べられて健康になる四季折々の食品がたくさんあります。また年間を通して、多くの野菜や果物などが私たちの食卓を賑わしています。病気の心配をする前に、体によい野菜、そして山菜などをおいしく料理して食べることでミネラルを摂り、健康な生活を送ることができます。ただ、ミネラルに特化することではなく、野菜や豆類、穀物に含まれるビタミン類や食物繊維などの有用成分もバランスよく摂取することが大事であることはいうまでもありません。

ミネラルは、私たちの体の構成成分や酵素となったり、機能を正常に保つために必須の栄養素です（表4）。カルシウム、リン、硫黄、カリウム、ナトリウム、塩素、マグネシウムといった7種類の主要ミネラルがあり、また微量元素と呼ばれる鉄、亜鉛、銅、クロム、マンガン、コバルト、ヨウ素、セレン、モリブ

表4　ミネラルの種類と効能

分類	機能・効能	欠乏症	過剰症
ナトリウム（Na）	・細胞の浸透圧調整　・血圧上昇 ・体液のpH調整	疲労感、低血圧、食欲不振	むくみ、高血圧
カリウム（K）	・むくみの解消　・塩分の排泄 ・筋肉収縮のサポート　・高血圧予防	むくみ、高血圧、筋肉のけいれん	
塩素（Cl）	・胃液の主成分　・消化促進 ・体液のpH調整	食欲不振、消化不良	
リン（P）	・丈夫な骨や歯の形成 ・浸透圧の維持　・成長促進	骨が弱くなる、歯槽膿漏	腎機能障害、カルシウム吸収低下
カルシウム（Ca）	・骨や歯の強化 ・高血圧、動脈硬化の予防 ・精神安定	骨粗しょう症、成長抑制、動脈硬化	高カルシウム血症
マグネシウム（Mg）	・血圧の調整　・骨の健康維持 ・体温の維持 ・エネルギー生成に関与	心疾患、筋肉収縮異常、骨や歯の成長障害	下痢
鉄（Fe）	・血液中の酸素運搬 ・免疫機能の維持　・造血作用	貧血、めまい、成長抑制	鉄の沈着
亜鉛（Zn）	・遺伝情報の伝達 ・細胞の形成 ・味覚を正常に保つ	皮膚炎、味覚障害、成長障害、貧血、下痢	
銅（Cu）	・造血作用 ・コラーゲン生成に関与 ・骨や歯の強化	貧血、めまい、髪や皮膚の脱色	
マンガン（Mn）	・抗酸化作用 ・中枢神経の機能に関与 ・補酵素の一部構成	骨の成長障害、生殖器機能障害	
ヨウ素（I）	・甲状腺ホルモンの主成分	甲状腺腫、成長障害	甲状腺腫、甲状腺機能低下症
セレン（Se）	・抗酸化作用 ・過酸化脂質の生成抑制 ・抗がん作用	老化促進、心疾患	脱毛、嘔吐、下痢、爪の変形
クロム（Cr）	・糖尿病予防　・代謝に関与 ・高血圧予防	糖質、タンパク質の代謝機能低下	嘔吐、下痢
モリブデン（Mo）	・尿酸の代謝 ・鉄の利用効率の促進	貧血、痛風	
硫黄（S）	・有害ミネラルの蓄積予防 ・体液のpHの調整 ・骨、皮膚、爪の生成に関与	皮膚炎、解毒能力の低下	
コバルト（Co）	・ビタミン B_{12} の構成成分 ・赤血球の生成に関与	貧血	甲状腺機能低下

デンなども必須ミネラルと考えられます。さらに、超微量元素としてのフッ素やケイ素、ゲルマニウムなども必要と考えられています。

地球の大地はこれらのミネラルを豊富に含み、植物はそれらを吸収して育まれます。日本の食生活で、不足しがちなミネラルとしてカルシウムと鉄があり、一方、ナトリウムやリン、ヨウ素は過剰摂取が指摘されています。健康維持に必要なミネラルの種類とその働きを理解して、毎日の食事からバランスよく適量を摂取したいものです。

●胃腸の環境を整える食物繊維

炭水化物の中で、消化吸収できるものを糖質、人の消化酵素では消化できないものを食物繊維といい、水溶性と不溶性の2つに分けられます（表5）。

水溶性食物繊維は粘性、保水性があるため、水分を多く吸収して膨潤し、胃の満腹感が得られます。また、一緒に食べた食物の移動を緩慢にし、糖分やコレステロールを包み込むようにして栄養分の吸収をゆっくりとする働きがあるので、食後の血糖値の急上昇を抑え、血中コレステロールを低下させる効果などが認められています。また、一部は腸内細菌の栄養源になり、短《たん》鎖《さ》脂肪酸を生成して腸を刺激し、便通を促進します。海藻類に含まれるフコイダンや成熟した果実に含まれるペクチン、キノコ類のβ-グルカン、コンニャクのグルコマンナン、豆類のガラクトマンナンなどがあります。

一方、不溶性食物繊維は、口から摂取した後はそのまま大腸まで運ばれて便の量を増やすことで腸壁を刺激して排便を促進します。適量の摂取は腸内環境を整えて大腸がんを予防し、さらに肥満、2型糖尿病や心臓病のリスクを低下させます。エビ、カニの殻に含まれるキチン、小麦ふすま、玄米や全粒穀物などのセルロース、ヘミセルロース、リグニンなどがあります。

しかしながら、近年の「国民健康・栄養調査」では、ほとんどの年齢において食物繊維は目標摂取量に達しておらず、積極的に摂らねばならない栄養素のひとつです。ただし、摂りすぎるとミネラルの吸収を阻害しますので注意が必要です。

食物繊維を多く含む食品には、サツマイモやカボ

表5　食品中の食物繊維の種類と効能

分類	効能	種類	多く含む食品
水溶性食物繊維	・血糖値の穏やかな上昇	アガロース	寒天
	・脂質異常症の予防	アルギン酸ナトリウム	ワカメ、コンブ
	・腸内の有害物質の排出	イヌリン	ゴボウ、ダイコン
	・高血圧、肥満の予防	β-グルカン	オオムギ、キノコ類
	・発がん抑制	グルコマンナン	コンニャク
	・腸内の善玉菌の増加	ペクチン	リンゴ、モモ、イチゴ
	・高血圧、がんの予防	フコイダン	海藻類
不溶性食物繊維	・便の量を増やす	キチン	エビ、カニの殻
	・便秘の予防・解消	セルロース	野菜、穀物
	・腸内の有害物質の排出	ヘミセルロース	野菜、豆類、穀物、海藻類
	・腸内の善玉菌の増加	リグニン	野菜、豆類、穀物のふすま
	・肥満の予防		

チャ、ダイズ、ゴボウなどがあり、普段、これらの野菜や豆類、穀類が調理されて毎日の食卓に上がります。食後のデザートには果物もあります。私たちがおいしく理にかなった食事を楽しめるのは健康を考えた先人の知恵です。

●第7番目の栄養素＝フィトケミカル

野菜や豆類、芋類、海藻、果物などの植物には、紫外線や有害物質、害虫などから自らの身を守るために作り出したと考えられる色素や香り、辛味、苦味などとなる成分が含まれています。フィト（ファイト）とはギリシャ語で「植物」を、ケミカルは「化学物質」を意味しますので、ビタミンなどのような栄養素ではありませんが、私たちの健康維持や病気の予防に何らかの役割を有する機能性成分です。今日、第7番目の栄養素として注目されています。

フィトケミカルは数千種類あるといわれていますが、大きく分けると、ポリフェノール群（アントシアニン、セサミン、イソフラボンなど）、カロテノイド群（β-カロテン、カプサンチンなど）、硫黄《いおう》化合物群（ア

分類	種類	効能	多く含む食品
硫黄化合物	アリシン	・細胞中のアリイナーゼにより生成する成分 ・抗がん・抗菌作用、疲労回復効果	ニンニク、ニラ、タマネギなど
	アリルイソチオシアネート	・シニグリンが酵素ミロシナーゼの酸化分解により生成する辛味成分 ・免疫力を高める効果、抗がん作用	ダイコン、カラシナ、ワサビなど
	スルフォラファン	・イソチオシアネートの一種 ・抗酸化作用、抗がん作用	ブロッコリースプラウト、キャベツ、カリフラワー、ダイコンなど
多糖類	イヌリン	・複数の果糖が結合した物質 ・血糖上昇抑制、中性脂肪低下	ゴボウ、チコリ、タマネギなど
	β-グルカン	・免疫力アップ、コレステロール上昇抑制	キノコ類など
	フコイダン	・海藻類のぬめりに含まれる細胞間粘質多糖 ・抗がん作用、血圧安定化作用	海藻類など
	粘液性糖タンパク質	・ぬめりに含まれる糖タンパク質の混合物 ・細胞や胃壁などの保護	ヤマノイモ、オクラ、ナメコなど
香気成分	リモネン	・リラックス効果 ・血流の改善効果	ミカンなどの柑橘類の皮
	メントール	・免疫力を高める効果	ミントなどのハーブ類

リシン、アリルイソチオシアネートなど）、多糖類（フコイダン、イヌリンなど）、香気成分（精油成分のメントール、リモネンなど）などに分類されます（表6）。

ポリフェノールは、全ての植物が含む色素成分、苦味や渋味成分で、個々の物質にはさまざまな健康効果があるといわれ、現在、その機能的役割が明らかになってきています。ゴマに含まれるセサミンなどのゴマリグナン、ウコンのクルクミン、ダイズのイソフラボンなどがあります。たとえば、大豆イソフラボンは女性ホルモンのエストロゲン類似作用を有して、カルシウムの吸収を促進し、骨粗しょう症の予防やがん抑制に有効なことが明らかになっています。

カロテノイドは、その名はニンジン（キャロット）に由来し、植物に含まれる脂溶性の黄色から赤色の色素成分です。食品によってその種類や組成が異なり、自然界には約600種以上が存在します。抗酸化作用が強いといわれ、トマトのリコピン、ニンジンのβ-カロテン、

表6　フィトケミカルの種類と効能

分類		種類	効能	多く含む食品
ポリフェノール	フラボノイド系	アントシアニン	・赤、青、紫などの水溶性の色素 ・目の網膜にあるロドプシンの再合成促進	ナス、赤ジソ（紫蘇）、ウメ干し、黒豆、アズキ、ブドウ、ベリー類など
		イソフラボン	・女性ホルモンのエストロゲン類似作用 ・更年期症状の緩和、骨粗しょう症予防	ダイズ、ダイズ製品など
		ルテオリン	・抗アレルギー作用	赤ジソなど
		ヘスペリジン	・抗酸化作用、末梢血管の強化 ・冷え性（症）や高血圧の予防 ・血中コレステロール低下	ウンシュウミカン、ハッサクの果皮など
		ケルセチン	・がん予防	タマネギなど
		カテキン	・茶葉に含まれる苦味・渋味成分 ・抗酸化作用、抗菌作用、血圧上昇抑制 ・血中コレステロール低下	緑茶、紅茶など
	フェノール酸系	クルクミン	・黄色の色素 ・胆汁分泌促進作用、肝臓の機能強化	ショウガ、マスタード、ターメリック（ウコン）など
		クロロゲン酸	・苦味成分 ・抗酸化作用、脂肪蓄積・血糖値上昇の抑制	コーヒーなど
		ショウガオール	・香りと辛味の成分 ・強力な抗菌作用、腫れや痛みの消炎作用	ショウガ
		セサミン	・抗酸化作用、血中コレステロール低下 ・血圧低下作用、肝機能を高める効果	ゴマ
		ロスマリン酸	・抗酸化作用	ローズマリー、赤ジソなど
カロテノイド	カロテン類	β-カロテン	・黄色または橙色の色素 ・体内でビタミンAに変わるプロビタミンA ・夜間視力の維持 ・皮膚や粘膜の健康維持	ニンジン、カボチャ、ホウレンソウなど
		リコピン	・赤色の色素 ・抗酸化作用 ・LDL（悪玉）コレステロールの酸化を抑制し血流改善	トマト、スイカ、アンズなど
	キサントフィル類	カプサンチン	・赤色の色素 ・抗酸化作用 ・動脈硬化の予防、脂肪燃焼促進	トウガラシ、ピーマンなど
		β-クリプトキサンチン	・黄色の色素 ・抗酸化作用 ・糖尿病、動脈硬化、骨粗しょう症などの予防 ・免疫力を高める効果、美肌効果	ウンシュウミカン、ポンカンなど
		ルテイン	・黄色の色素 ・抗酸化作用、白内障などの予防	ホウレンソウなどの緑黄色野菜、卵黄など

トウガラシのカプサンチンなどがよく知られています。また最近では、温州ミカンやカキに含まれるβ-クリプトキサンチンが発がん物質抑制効果の高い成分として注目されています。カロテノイドは脂溶性成分ですので、食事においては生食するか油炒めなどにして摂取するのが効率的です。

硫黄化合物は、ニンニクやタマネギなどのネギ属の野菜のにおい、ワサビやダイコンなどのアブラナ科の野菜の辛味のもととなる成分です。その臭い成分には強力な抗酸化作用や抗菌作用があり、また血液凝固を抑制して血流を改善する働きもありますので、動脈硬化を始めとする生活習慣病や老化、がんなどの予防に効果があるとして注目されています。一般に硫黄化合物は生で食べると効率よく摂取でき、加熱したりすると効力が弱まるといわれています。ただし、これらの成分の中には刺激が強いものもあり、胃腸の粘膜障害を起こすことがあるので注意が必要です。

私たち人類は古い時代から、これらの成分が健康によい影響を与える物質として捉えて食品としても利用してきました。科学的な研究が進んで、これらのフィトケミカルには、強力な抗酸化作用を持つものが多いことがわかり、食事を通したアンチエイジング（老化予防）の効果が期待されています。また、代謝促進や免疫力を高める効果、脳機能の強化など、さまざまな効果が期待できる健康機能性成分として、とりわけ、認知症の予防の観点から脚光を浴びています。

漢方では、私たちの体は「先天の気」と「後天の気」の2つの要素によって、健康の強さが決められると考えます。先天の気とは、親からもらった遺伝的な体質で、後天の気とは、毎日、食べ物や飲み物、生薬などで摂る栄養のことです。生まれつき体の弱い人でも、食事に気を配ることで、丈夫に成長することができ、逆に丈夫な体質の人でも、不摂生を続けたら健康を維持できないのです。

3　ダシとデザートのチカラ
～偉大な脇役あり食また楽しからずや

「いただきます」「ごちそうさま」は、日本人なら誰でも自然に口をついて出てくる言葉です。習慣化したこの一言は、自然の恵みへの感謝と食材を集めてくれた苦労への感謝とねぎらいの言葉ですが、同時に、何でもいつでもおいしくいただける幸せの証です。

「人づくりの基本は食で養うことにある」「食うだけなら犬でも食う」などという食に関する諺がありま す。「教育」すなわち教え育むことは正しい心を育成すること、また「養育」すなわち養い育むことは健全な身体を育成すること、そしてこの言葉の合成語である「教養」ある人とは、正しい食生活をして、精神的、肉体的に健全である人のことで、『黄帝内経素問』にあるまさに健康の概念です。

正しい食事には人間の知恵と愛情が必要であることはいうまでもありませんが、食の楽しみは、食卓に上がる食材の魅力でもあります。周りを海に囲まれたわが国は、また多くの山河にも恵まれ、四季折々の自然豊かな食材がたくさんあります。ご飯やみそ汁、野菜や芋、豆類を食べると同時に、時節ごとの海産物やキノコなどの副菜をバランスよく食することができます。また食卓の脇役、デザートとして季節の果物があります。

日本の伝統的な和食には、その味の命としてさまざまな食材のダシ（出汁）が用いられてきました。海の幸、山の幸を凝縮したダシは日本人が生み出した英知の味です。カツオ節、コンブ、シイタケは、脇役でありながら実は昔から日本料理に欠かせないものとして重宝されてきました。そして、その利用法においては先人の知恵がたっぷりと伝えられていますが、成分化学的にも解明されています。カツオ節のイノシン酸、コンブのグルタミン酸、そしてシイタケのグアニル酸は三大うま味成分として位置付けられています。シイタケのダシの抽出には冷水を用いることが一般的に知られ、シイタケのダシ抽出は乾燥シイタケを冷水で5時間ほどもどすのがよいといわれています。これは、加熱抽出が当たり前である他の食材のダシと比べてみても特異なダシの抽出法といえます。科学的には、グアニル酸生成に作用するリボ核酸分解酵素とグアニル酸分解に作用するヌクレオチド分解酵素の2つの活性に抽出温度が影響を及ぼすことが示され、また抽出時間が約5時間でほぼ十分であることが確認されています。品種では、傘が大きくて開き状態で肉質の薄いシイタケが外部の水温の影響を受けやすく、加熱によってリボ核酸分解酵素が働きやすくなり、また成分も流出しやすいことなどが報告されています。

私たちの食卓を彩るさまざまな乾物、煮物でおなじみの干しシイタケ、ダシをとるコンブなどから、干しガキのようなスイーツまで、その栄養価は太陽と自然の風が付加価値を生み出します。干すという工夫によって、グルタミン酸のような「うま味成分」を食材に閉じ込め、常温で長期保存することも可能になりました。さらに、干して水分が失われることで、独特の味になったり、栄養価が高まったりするなど、さまざまな付加価値が生まれます。干しシイタケやコンブ、カツオ節などからいいダシが出るのも、乾物ならではの特長です。乾物は日本料理に欠かせない、世界に誇れる日本料理の輝く脇役です。

もう一つの脇役には、山の幸の木々の果実がありま す。わが国の豊かな自然はたくさんの果物を実らせ、私たちは食後のデザートに時節ごとの果物を食べてきました。果実類は、栄養的には体の機能を高めるビタミン、ミネラルや水溶性の食物繊維であるペクチンが豊富です。ペクチンの多い果実には、リンゴ、レモン、オレンジ、ミカン、イチジク、ブドウなどがありますが、そのどれも季節の果物として食卓に上がると思います。最近は、季節感がなくなり、また諸外国から種々の果物が輸入されて、通年で果物の恩恵にあずかることができるようになりました。さらに、そのペクチンを利用して作ったジャムもたくさんあって、食を楽しくしてくれます。果物には、ペクチンの整腸作用のほか、血中コレステロールを低下させる働きがあります。色鮮やかでツヤがよく、皮が張って重みのあるものを選んで食べるとよいでしょう。旬の果物は栄養価が高く、価格も手ごろです。

さらに、秋の味覚の一つにキノコがあります。キノコとは、糸状菌に分類される菌類のうち、胞子を散布するための大型の器官、すなわち子実体（いわゆるキノコと呼ばれているもの）を作るものの俗称で、担子菌類の大部分と子嚢菌類の一部と不完全菌類のごく一部が含まれます。通常はカビのように菌糸を伸ばして生活しており、枯死した木や落ち葉を分解しながら栄養を得ているか（腐朽菌）、生きた植物の根に共生して水分と無機栄養分を供給する一方、植物から有機栄養を得ています（菌根菌）。腐朽菌は栽培が可能ですが、菌根菌の栽培は難しく、いまだ成功していません。菌根菌であるマツタケの増産は、マツタケ山の環境整備を進めることが最良の策というのが現状です。マツタケやトリュフが高価なのはこのような理由からです。一方、生鮮品として常時供給されているものは腐朽菌で、今やほとんどが栽培されたもので、また健康食品として利用されるのも腐朽菌です。

山の幸の果物、キノコや海の幸の海産物は食卓では副菜かもしれませんが、そこに秘められた健康のチカラは偉大です。近年では、通年で食卓に上がるようになりましたが、旬も鑑みてバランスよく大いに食していただきたいと思います。

4　海の幸の薬効～命の起源につながる

わが国では、昔からコンブは「喜ぶ」に通じる縁起物として、お正月になると神棚に長いヨロコブを下げて鏡餅を飾ります。神社の神事には塩、コンブにお米や季節の果物を飾ります。海の薬草といわれるコンブは神事や食卓にと欠かせない食材ですが、このような海の幸は、私たちの命の根源が海に抱かれてきたことを示すものです。また、わが国にはダイズとコンブを組み合わせて食べる習慣があります。ダイズは甲状腺肥大作用があり、海藻にはこの副作用を消す作用があることを知った、これも生活の知恵といえるでしょう。

１９０４年、フランスの生物学者ルネ・カントンは哺乳類の血漿は海水組成と同じであることを実証し、また取り出した白血球を海水溶液中で生かすことにも成功しました。「人間は海を抱えた存在」であることが立証されました。この母なる海を濃縮してできた結晶が塩です。古代人は、藻についた藻塩を発見し採塩したように、海水から塩を採れることを見つけたに違いありません。神棚に捧げる塩、お清めの塩、土俵に撒く塩など、塩は清浄を意味し、殺菌効果があることが知られています。サラリーは塩で俸給を払った時代があったことを伝えるものですが、敵に塩を送った上杉謙信、「汝ら地の塩たれ」といったキリスト、塩街道などと、海の恵みの塩と人間のつながりの深さを示す事例はたくさんあります。ましてや私たちの体内の塩濃度は、自然なミネラル成分バランスを保っている海水の塩濃度の約3％と同じなのです。

　塩梅《あんばい》は、食べ物で健康を図ってきた日本人の大事な言葉です。『広辞苑』には「塩と梅酢で調理すること。一般に料理の味加減を調えること、またその味加減。物事のほどあい。加減。特に体の具合」とあります。塩とウメは健康と切っても切れないものであることを示唆しています。蒸し暑くなってくる梅雨時から残暑まで、毎日相当の汗をかきます。汗は水分と一緒に体の老廃物と塩分も多量に排出します。体内の塩分が不足すると疲れを感じるようになったり、ものごとに集中できなくなったりします。昔は、スイカやトマトなどの夏野菜、夏の果物には塩を振りかけて食べたものですが、水分補給と同時に塩分をバランスよく補給する知恵だったのです。また、ウメ干しは汗かきシーズンの疲れた体には一番の万能薬です。ミネラルを含む適度な塩分を補給し、クエン酸などの有機酸が豊富に含まれるため、血液を汚す疲労物質である乳酸を取り除いてくれます。食欲のわかない夏場には食欲増進剤にも唾液分泌剤にもなるものです。

　塩を摂り、海水に育まれた海藻類、魚介類を食することは、私たちの命の根源へつながる道なのです。

5　至福の一服～食はアペリティフに始まり茶に終わる団らんのひと時

　食事の前に軽く一杯と、お酒やビールなどを飲むことがあります。この食前酒（フランス語でアペリティフ）は食欲を増進させ、家族や友人との会話を弾ませる楽しい団らんの始まりのお酒ですが、食事の邪魔にならない程度にアルコール度数の低いお酒を少量飲みます。食と人生を楽しむことを大切にするフランス人のライフスタイルにとって欠かせない習慣ですが、近年ではわが国でもこのような機会が増えてきました。

　漢方でも、「酒は百薬の長」といわれるように、適量のお酒（コメやムギ、果物などを発酵させて醸造したアルコール飲料）は、食欲増進、血行促進、ストレス解消、安眠効果があるので、食事にお酒を取り入れたり、また漢方薬をお酒で飲むように指示したり（酒《しゅ》服《ふく》）、漢方薬そのものにも含まれていたりします。ただ、体によいからといっても、飲みすぎはいけません。

食後の一服のお茶、ほっとする寛《くつろ》ぎのひと時ですね。お茶の原産は中国の雲南省で、唐代の陸羽の『茶《ちゃ》教《きょう》』が最古の古典とされています。体にいいお茶が東西世界を結んだ歴史は、たくさんの事例に見て取ることができます。たとえば、紅茶。ティータイムといえばイギリスの文化と思われますが、紅茶の原産はインドです。イギリス人やヨーロッパ人が紅茶を飲むようになったのは16世紀後半以降で、「空腹時に飲めば熱病、胃痛、頭痛の痛みがとれる」などとの記録があり、洗練された東洋文化への憧れ（オリエンタリズム）もさることながら、最初は薬としての効果を求めたようです。

わが国へお茶が伝わったときも薬としてでした。やがて先人はお茶を愛で、日本文化の中心となるようになり、そして、和食でも大切な飲み物となりました。茶葉は加工されて、玉露、煎茶、番茶、抹茶、焙じ茶などとして飲用されますが、茶葉には、抗酸化・発がん抑制・血中脂質上昇抑制・脂質代謝促進・胃腸収れん・鎮痛・抗菌・解毒作用を持つタンニンやカテキン類、疲労回復・強心・利尿・肥満抑制作用のあるカフェインが含まれています。

食後の一服にはコーヒーも飲まれています。エチオピア原産のコーヒーが16世紀にヨーロッパに導入され、17世紀には世界各地に普及しました。わが国へは江戸時代の初頭に長崎に渡来し、明治時代になって一般に知られるようになりました。コーヒーには、胃液分泌促進・肥満抑制作用などがあるカフェインや抗酸化・発がん抑制作用などのあるクロロゲン酸が含まれています。ベルギーでは、食後にチョコレートを食べつつコーヒーを飲む習慣があります。

近年では、食後に緑茶に限らずコーヒーや紅茶が飲まれることもありますが、お茶をはじめとする食後の一服は、心の安らぎとなる至福の一服です。会食は、食前酒に始まりお茶に終わるといわれますが、それは和食に限らずに、私たちの健康を重視した生活習慣であり、健康に感謝する至福の時間でもあります。

最近、ビタミンCが豊富とか、カテキンが多く含まれるとか、緑茶の効能がいわれますが、私たちにとってお茶は日常的なものです。最近のお茶ブームを見ると、薬効を期待して飲む健康茶、薬草茶など、どうも習慣・文化として味と時間を嗜むお茶とは違うように感じます。またコーヒーも、多く飲んでいる人に肝臓がんが少ないとか、ダイエットに効果があるとかいわれています。あまり効能を考えすぎず、食後の寛ぎのひと時の食習慣のひとつとして楽しみたいものです。

6　漢方薬の基本
～生薬の乾燥と煎じ方は料理に通じるものなり

太陽のエネルギーを集めた乾物は、私たちの健康の源です。食材をほんの少し天日干しさせただけで生じる歴然としたうま味の差を味わうと、この最も原始的で古典的な方法は、単に太陽の熱によって水分を蒸発させる乾燥技術だけではないと気づきます。天日に干すのは塩以上の最良の保存方法で、腐敗を防ぐ保存の原型なのです。さらに、乾物の食物繊維は、腸の蠕動運動を促進してくれるだけでなく、腸からのコレステロール吸収を阻害して吸着してくれます。沖縄の人たちは豚肉をたくさん食べているのにコレステロール値が適切なのは、茹でこぼして脂落としをしているのと、食物繊維の多いコンブを食べているからだろうといわれています。北の北海道で採れたコンブが南の沖縄の人たちの健康に寄与していると思うと、乾燥したコンブの消費量の多さが日本人の健康を支えているのではないかと感心します。

漢方薬や民間薬などの基原となる生薬も同じです。基本的には薬用となる部分（草根木皮など）を乾燥させてから用います。一般的には、保存のために乾燥するのですが、天日乾燥による薬効の変化があるのも事実です。湯通ししてから乾燥したり、蒸してから乾燥したりすることによって成分が変わり、性味も薬効も変わって、用途も違ってくる生薬があります。

漢方生薬の乾燥も然ることながら、コンブ、カツオ節、シイタケ、煮干しと、和食の出汁《だし》として使ううま味調味料は全部が乾物なのです。

薬用植物の採取法と乾燥・保存法

●どこが薬として使えるかを知る

四季折々、私たちの目を楽しませてくれる身近な草花や木々の中には薬となるものが意外とたくさんあり、漢方薬や民間薬の原料として用いられているものがあります。民間薬は、わが国で古くから伝承されてきた民間療法の中で使用されるもので、各地域において重ねられた経験の中から、どのような症状にはどう煎じて飲めばよいかなどが伝えられてきました。一般的には薬用となる部分を乾燥して、ほとんどの場合には処方によらずに単味で用います。そのためには、身近な薬草や薬木に親しみを持ち、正しい知識と理解を深めることはとても大切なことです。

植物の名前は必ず仮名で書きますが、薬草にはもう一つ、植物名とは別に薬としての名があります。たとえば、ドクダミの乾燥したものを十薬《じゅうやく》、センブリを当薬《とうやく》などというのは薬としての名称です。さらに同じ植物でも違った部分を薬用とするときは、植物名は一つであるのに、薬としての名は二つあることもあります。たとえば、スイカズラの蕾《つぼみ》と花は金銀花《きんぎんか》、茎と葉は忍冬《にんどう》といいます。このような薬の名称は、薬草関係の本を読んだり、薬局で薬草を買ったりするときに必要になると思います。薬草を使うときは、両方の名前（植物名と薬名）を知っていたほうがよいでしょう。なお、わが国に和名があるように、中国には中国語の名称があります。以前はこれを漢名といいましたが、現在は中国名というのが正しいです。

植物は種類によって生育地が決まっていて、わが国でも国中に広く分布するものもあれば、本州にはあるが九州にはないものもあります。また、環境によっても違い、海岸に生えるもの、湿地や水辺に生えるもの、乾燥した草地を好むもの、落葉樹林に育つものなど、種類によって生育の場所が異なっています。さらに、植物は根、葉茎の区別があり、花が咲いて実を結ぶものが大半です。どこを薬用にするかは、種類によって決まっていますから、根を薬とするのに葉だけを採ってもよくありません。薬用部位を知っておくことは大切です。そして、野生の薬草を採取する場合、採取品の中に他の植物や偽物が混ざったり、適期に採取しな

乾燥法・保存法

採取したものは、その日のうちに最初に異物を除き、根、根茎、根の付いた全草や汚れているものは、水洗いしてから乾燥する
乾燥には、風通しのよい日陰に置いて乾かす陰干しと、日なたで干す天日乾燥（陽乾）がある

天日乾燥

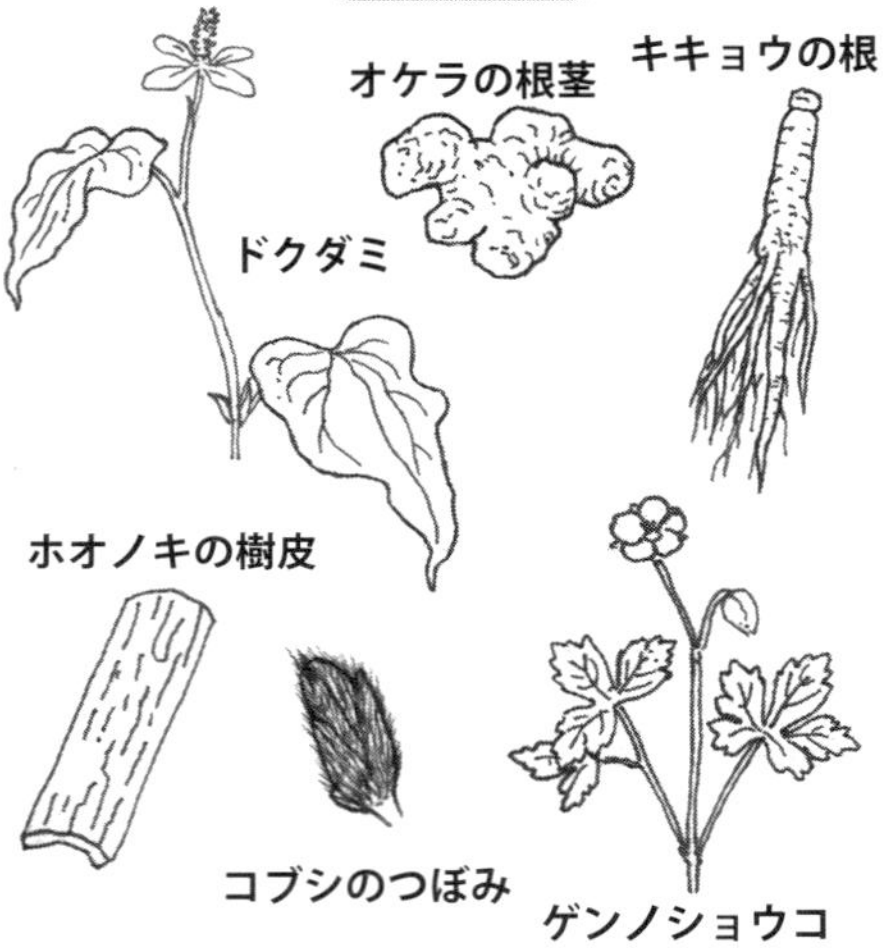
オケラの根茎
キキョウの根
ドクダミ
ホオノキの樹皮
コブシのつぼみ
ゲンノショウコ

陰干し

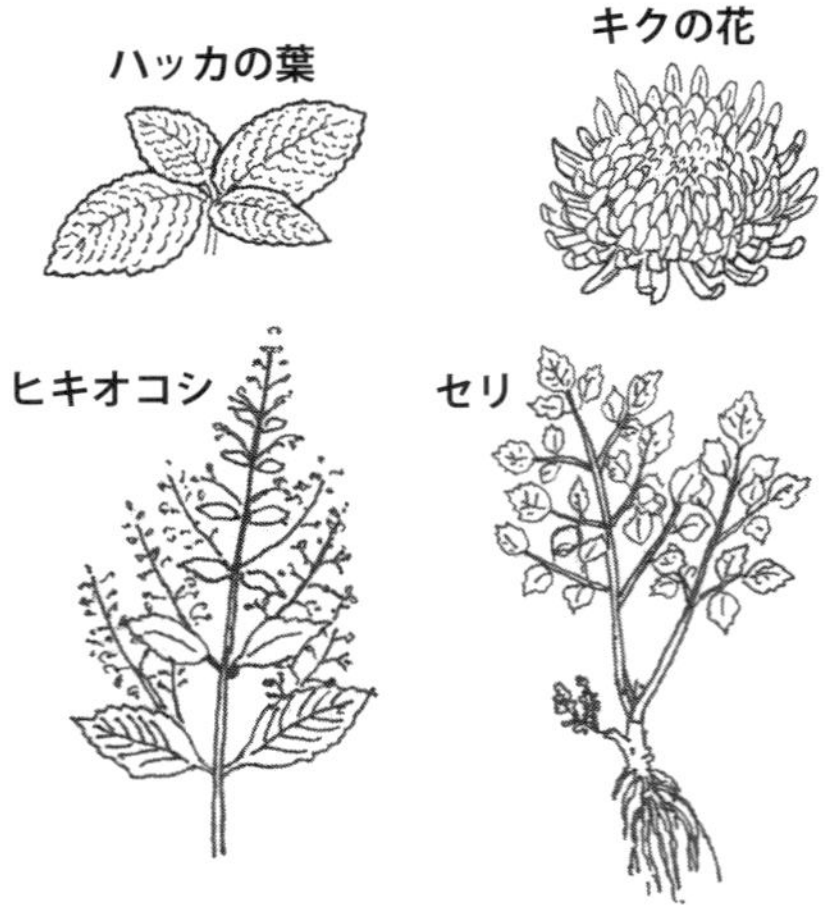

乾燥は、茎は折れる程度、葉はくずれる程度までと、最初に完全に乾かすことが大切。不完全のまま保存すると、必ずカビが生える。初めによく乾燥したものは、後で湿気を吸ってもカビはあまり生えない

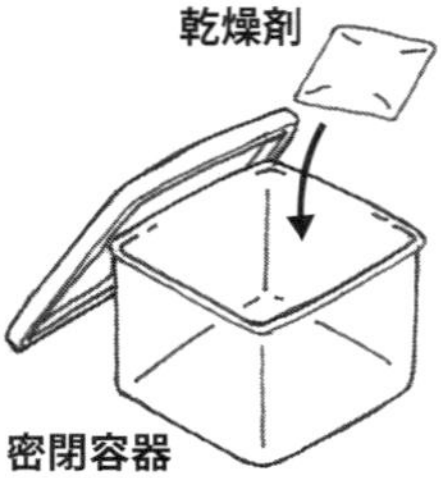

大事なものは虫害を防ぐ意味もあって密閉できる容器に乾燥剤と共に入れておくと安全

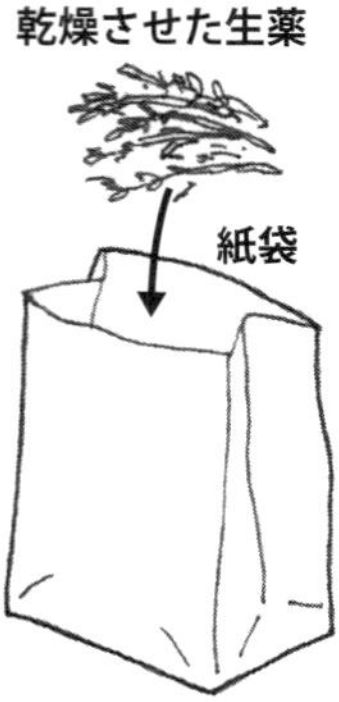

乾燥したものは、紙の袋に入れて封をし、湿気が少なくて風通しのよいところに保存する
ビニール袋に入れると、袋の外との温度差で水滴が生じるので避ける
缶に入れるときも紙袋に入れる

セリ科植物の根は、特に虫がつきやすいので注意する
使用期限はなるべく１年とする

かったり、乾燥法や調整がうまくいかなかったりして、せっかく苦心して集めたものが不良品となってしまうことが多々ありますから、注意しなければなりません。

●採取時期

植物は多くは春に芽が出て葉が開き、花が咲いてやがて果実ができます。秋には果実が熟して、冬には葉が落ちたり地上部が枯れてしまったりするものもあります。つぼみを採らないといけないもの、ゲンノショウコのように開花期がよいもの、花の場合は一般的には早朝に採取したものがよい、というように、それぞれの薬草には部位によって採取の時期が違ってきます。アマドコロやナルコユリなどのような根や根茎を掘るときは秋から冬にかけてのときがよく、ちょうど山芋を掘る時期に当たります。それは、地上部の生活が終わって、越冬のために根や根茎に養分をたくさん蓄える時期でもあるからです。

採取にもコツがあります。たとえばクズの場合は、崖や傾斜地に生えているものを掘ると簡単に採取できます。カラスビシャクは地下深く這っているので、掘る道具をよく選ぶ必要があります。果実、種子の場合は、採る時期が早すぎても遅すぎてもダメな場合が多く、手元に栽培して採ると、観賞を兼ねた庭造りともなって楽しいものです。

昔から薬草を採るのに夏の土用、特にその中の丑の日頃を重視することがあります。その頃が採取の適期になるのは、真夏で乾燥も早く、十分に乾燥したものはカビも生えず、虫もつきにくいので最適だからですが、季節がずれるものは無理して土用にあわせる必要はありません。

●乾燥法と保存法

採取したものは、その日のうちに最初に異物を除き、根、根茎、根の付いた全草や汚れているものは、水洗いしてから乾燥します。乾燥には、風通しのよい日陰に置いて乾かす陰干しと、日なたで干す天日乾燥（陽乾）があります。干し方の使い分けは、一般に、キクの花、ハッカの葉、およびセリやヒキオコシの全草のような精油を含んでいる芳香のあるものや質の柔らかいものは陰干しにし、キキョウやオケラなどの根や根茎、ドクダミやゲンノショウコの地上部、ホオノキの樹皮、コブシのつぼみなどの芳香があまりなく乾きにくいものは天日乾燥とします。いったん湯通しをしたり蒸したりしてから乾燥させるものもあります。乾燥は、茎は折れる程度、葉はくずれる程度までと、最初に完全に乾かすことが大切です。不完全のまま保存すると、必ずカビが生えます。初めによく乾燥したものは、後で湿気を吸ってもカビはあまり生えません。

乾燥したものは紙の袋に入れて封をし、湿気が少なくて風通しのよいところに保存します。ビニール袋に入れると大丈夫のように思われますが、袋の外との温度差で水滴が生じるので避け、缶に入れるときも紙袋に入れてからです。大事なものは虫害を防ぐ意味もあって密閉できる容器に乾燥剤と共に入れておくと安全です。セリ科植物の根は、特に虫がつきやすいので注意しなければなりません。使用期限はなるべく1年とします。

煎じ方と身近な利用法

●煎じ方

「煎じる」とは、乾燥させた薬草や処方された漢方薬（刻み生薬）などを水から煮詰めることで、お湯に薬効成分が溶け出したものを薬として飲むことです。漢方薬の場合は、患者の証に応じてきちんと処方して配合されていますが、民間薬の場合は1日量として10〜20gなどと、ある幅を持たせて書いてあります。これは下限と上限の目安を示したものですから、各人の体格、体力、病の程度などから、最も適当な量をとってください。全く初めてで量の見当がつかない場合の安全な方法は、下限に近い量から用い、異常が出なければ量を増やすことです。しかし、民間薬は服用量に少々の差があってもあまり影響がありませんので、1〜2gの差は多くても少なくても気にしなくてよいです。

煎じる容器は、近年は電気煎じ器が普及しているので便利ですが、鉄瓶やステンレス鍋だとタンニンなどの成分に変化が起こりやすいので、土瓶やアルミ鍋に

煎じ方・飲み方

煎じる容器は、鉄瓶やステンレス鍋だとタンニンなどの成分に変化が起こりやすいので、土瓶やアルミ鍋にする
鉄がいけないのは、植物体にはタンニンが多いので、鉄イオンと結合してタンニン鉄となり、薬効が弱まるから

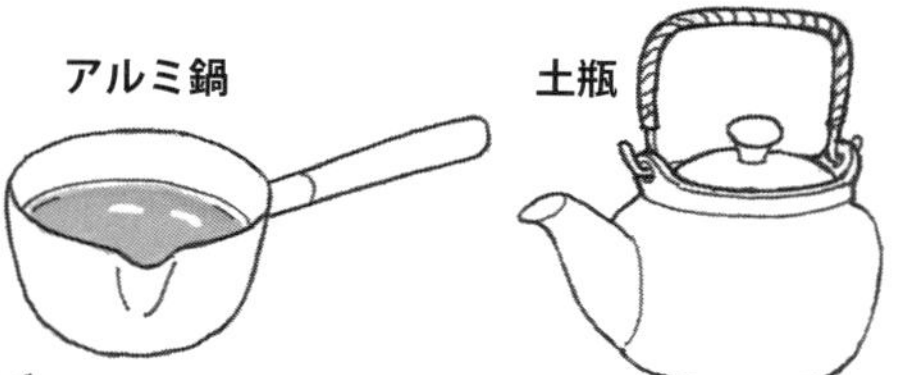

生薬の1日量を量り、容器に入れ、水を加えて煎じる
水の量は、大まかに茎葉類などのかさばるものは生薬重量の60倍、根や種子などの小さいものは40倍を目安にする

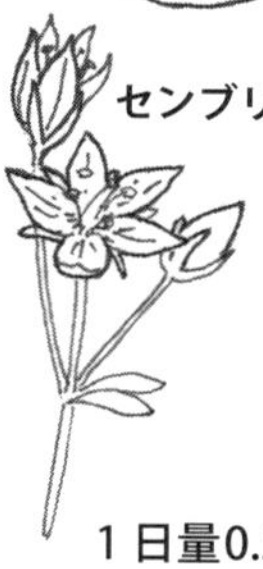

食べ過ぎたときなどにセンブリを湯飲み茶わんに入れて「振り出し」(乾燥させた薬草に熱湯を注いで薬効成分を滲み出させる方法)して飲む

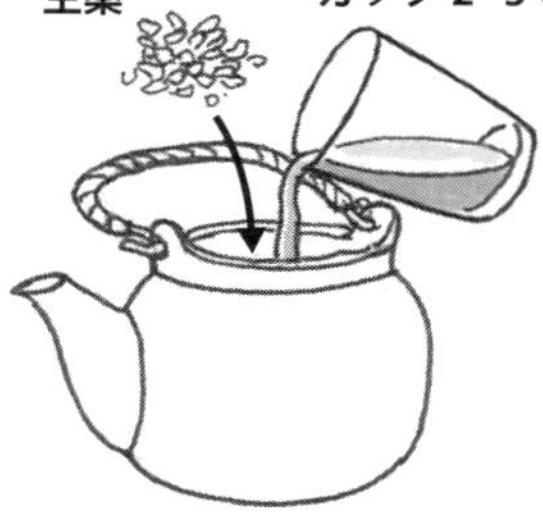

1日量0.5~2gを布袋かティーバッグに入れ、約150㎖の熱湯を注ぎ、3~5分置いてから飲む

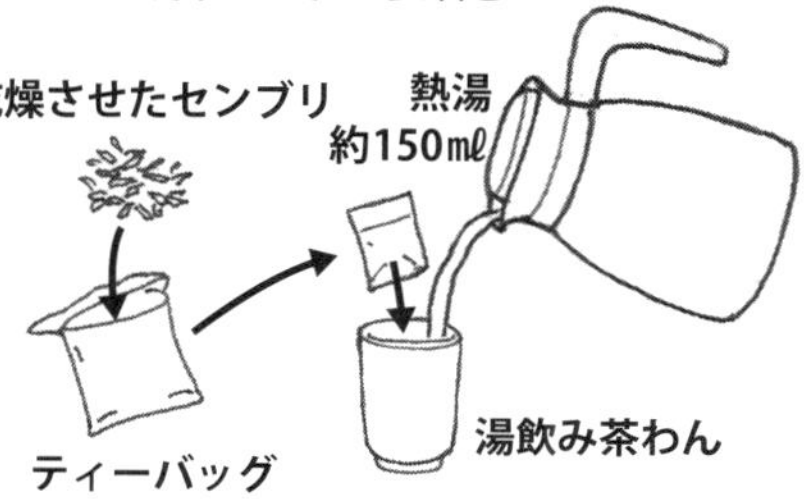

1日量10~20gに対し400(カップ2)~600㎖(カップ3)。中火にかけて煮立ってきたら、弱火にして40~50分、約半量になるまで煎じ、すぐに茶濾しやガーゼで濾して滓は捨てる。濾さずに冷ますと、煮出した成分が再び滓に吸収されてしまうことがある

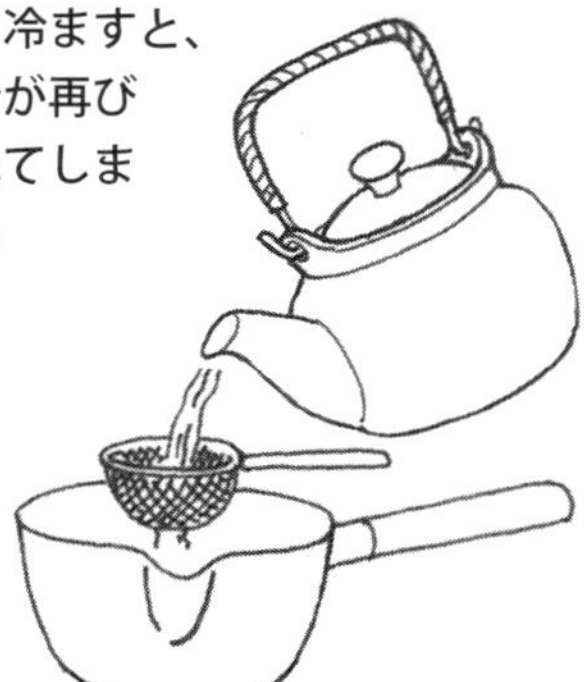

煎じ液は冷蔵庫で保存し、服用するときに1回の分量ずつ飲みやすい程度に温めるとよく、1日分を3回に分けて飲む。食前でも食後でもよい。時間が経つと成分が変化したり、腐ったりするので、何日分かをまとめて煎じることはやめ、煎じ液はその日のうちに飲み切る

します。鉄がいけないのは、植物体にはタンニンが多いので、鉄イオンと結合してタンニン鉄になり、薬効が弱まるからです。

まず、生薬の1日量を量り、容器に入れ、水を加えて煎じます。煎じるときの水の量は、大まかに茎葉類など容積のかさばるものは生薬重量の60倍、根や種子など容積の小さいものは40倍を目安にします。一般的には、1日量10～20gに対して400㎖（カップ2）～600㎖（カップ3）です。中火にかけて煮立ってきたら弱火にして40～50分、約半量になるまで煎じ、すぐに茶濾しやガーゼで濾して滓《かす》は捨てます。濾さずにおいて冷ますと、煮出した成分が再び滓に吸収されてしまうことがあります。煎じ液は冷蔵庫で保存し、服用するときに1回の分量ずつ飲みやすい程度に温めるとよく、普通1日分を3回に分けて食前に飲みますが、食後でも構いません。昼間に飲めない場合は、朝夕2回に分けて飲んでも構いません。1回に多くを飲みたい場合は、煎じる容器の容量にあわせて水の量を増やすとよいでしょう。時間が経つと成分が変化したり、夏場は腐ったりするので、何日分かをまとめて煎じることはやめましょう。煎じ液はその日のうちに飲み切ります。

ところで、食べ過ぎたときなどにセンブリを湯飲み茶わんに入れて**「振り出し」**して飲みますが、これは乾燥させた薬草に熱湯を注いで薬効成分を滲み出させる方法です。1日量0・5～2gを布袋かティーバッグに入れ、約150㎖の熱湯を注ぎ、3～5分置いてから飲みます。ときには、2回目、3回目と振り出して飲むこともあります。煎じた薬と違い、色や香りが出るうちはお茶の代わりに何杯飲んでも大丈夫です。ただ繰り返して振り出す場合は、冷蔵庫で保存してください。

●身近な利用法

薬草は、本来は薬ですので、これを使うのは、病気になったり、ケガをしたりして健康を損ねたときです。普通は薬草を使う機会はあまりなく、なるべく使わないでいてほしいものです。ここでは、病気を治す薬としてよりも、普段から健康を維持するために使う方法をご紹介します。

健康茶　毎日、普通のお茶として飲みます。ドクダミ茶、ハトムギ茶などを、麦茶を作る要領でまとめて作っておくと、それぞれの家庭が自家専用の健康茶を持つことができて、家族全員の健康維持につながってとてもよいと思います。病気治療が目的でなく、保健効果や病気の予防を期待するものですから、普通のお茶の代わりに何杯飲んでも構いません。

薬用酒　梅酒やカリン酒のように生の果実を用いる果実酒と、人参酒のような乾燥した薬草を材料として作る薬用酒、漢方薬の処方を材料として作る漢方薬用酒とがあります。原酒はアルコール分が高いほどよく、ふつう35度ホワイトリカーを用います。最初から氷砂糖や蜂蜜を入れて作りますが、ろ過した後で好みの甘味がつくように飲むときに加えてもよいです。それぞれの薬草の効用を参考に作るとよいでしょう。冷暗所で6週間から半年ほど保存して熟成させますが、あまり長く漬けておくのはよくありません。原酒の分量は、材料の倍量程度を用います。身近にある薬草を使えば、自分で採ったもので作れるので、それも楽しみの一つです。できあがった薬用酒は、１日に1〜2回、小さな盃1杯（20〜30㎖）程度を食前または就寝前に飲みますが、水やお湯などで薄めて飲むのもよいでしょう。

浴湯料　家庭での薬草風呂にすることです。端午の節句には、以前は多くの家で菖蒲湯をたてていました。これはショウブの葉に含まれる精油がお湯に出て、皮膚の末梢血管を拡張し、血の巡りがよくなって痛みや凝《こ》りに効くことになるので、実は冬季の寒い時期にすると最も有効です。冬至に柚子風呂に入るのも同じことです。乾燥した薬草（１００〜２００ｇ）を布袋などに入れて紐《ひも》で縛り、風呂を沸かし、入浴の30分ほど前に浴槽に入れてよく揉みます。薬草が少ない場合は、袋ごと鍋に入れて煮出し、煮汁と袋を浴槽に入れても効果があります。ヨモギやミカンの皮など、身近な薬草なら使いやすく、ちょっとした心がけで、経費もあまりかからずに楽しい薬草風呂ができます。

第二部

身近な果実・キノコ・海藻・魚介類の薬効

～生命力をいただく食と薬の二重奏

1 アーモンド

旧約聖書にも出てくるアーモンドの効用

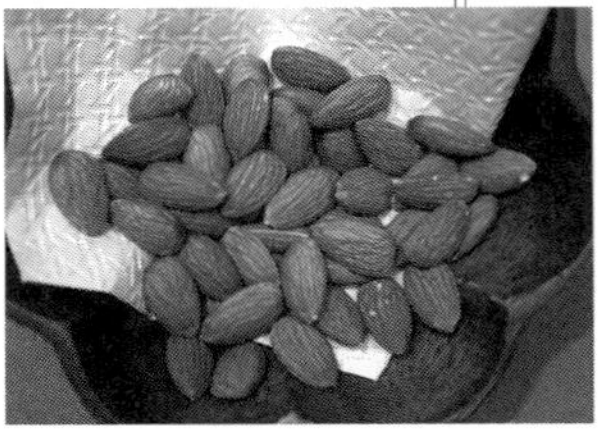

アーモンドの効用は紀元前から認められており、旧約聖書の中にも記述されています。アーモンドはギリシャ語でアミュグダロンといい、ウメやモモ、アンズなどのバラ科サクラ属植物の果実に含まれる青酸配糖体アミグダリンの名前の由来となっています。

アーモンドには、種子の外観は同じですが、苦味のあるビター種（苦扁桃《くへんとう》）と甘味のあるスイート種（甘《かん》扁桃《へんとう》）があり、スイート種の種子にはアミグダリンを含みませんので食用とされます。

主な薬効

種子：整腸、滋養、がん・生活習慣病の予防、動脈硬化の予防、骨粗しょう症、貧血

旬・採取時期

成熟した果実を採り、果肉および核殻を除いて種子を日干し乾燥します。

特徴と来歴

イランから西アジア原産のバラ科の落葉低木で、紀元前からヨーロッパ、アジアで栽培され、現在では主に地中海沿岸とアメリカのカリフォルニア州で栽培されています。樹高5〜8ｍで、花期は3〜4月、花柄が非常に短く枝に沿うように桜色から白色の花を咲かせます。7〜8月に長楕円形の果実を実らせます。アンズやモモの近縁種ですが、果肉は薄くて食用になりません。果実も種子も扁平なので、扁桃《へんとう》の名でも呼ばれ、明治の初期頃に薬用の目的で輸入されました。

食用とするのはスイート種の果肉と種子の殻を取り除いた種子（仁）の部分で、一般にアーモンドと呼ばれます。スイート種には１００品種以上あるとされ、主な品種はノンパレル、カリフォルニア、ダベイなどです。ハタンキョウ（巴旦杏）とも呼ばれますが、果肉を食用とするスモモ（プラム）とは別種です。ビ

ター種の種子は咳止めの薬とします。

成分と薬効・利用法

種子には脂質45～50％、糖10％、タンパク質20～25％のほか、ビタミンA、B_2、E、ニコチンアミド、亜鉛、マグネシウム、カルシウム、カリウム、鉄などのミネラルを含みます。なお、苦扁桃の種子はアミグダリンを含み有毒ですので、生食すると中毒を起こします。

若さと健康を保つビタミンEが、食品中でもずば抜けて多く含まれています。細胞の老化を防ぎ、がんや生活習慣病の予防に効果があります。ナッツ類に共通して脂質が豊富で、その約70％は不飽和脂肪酸のオレイン酸で、善玉コレステロールを維持し、悪玉コレステロールを制御して酸化させない働きがあります。血中コレステロール値を抑制し、動脈硬化を予防します。骨粗しょう症や貧血に効くカルシウムや鉄分も豊富です。不溶性食物繊維も含み、腸の働きを活発にして整腸を促し、有害物質やコレステロールを吸収し抑制する作用があります。食べ過ぎないように気をつけながら、適当量を摂れば滋養にふさわしい食品です。

甘扁桃を圧搾して得た甘扁桃油は、鎮咳・去痰薬の乳化剤、マッサージ用オイルの添加剤として、また緩下薬として内服します。

なお、苦扁桃油は香料、リキュールの製造、製菓に使用し、また鎮咳、去痰にも用いられます。

食べ方・一口メモ

種子（生アーモンド）を炒って、もしくは揚げて食用とします。そのまま塩味をつけて食べるほか、スライスしたり粉末にしたりしたものを料理や洋菓子（フィナンシェ、マカロン、ヌガーなど）の材料にします。おつまみや栄養強化のスナック菓子として、小魚とミックスして販売されているケースが多いです。種皮には抗酸化成分のフラボノイドが含まれているので皮ごと食べたほうがよいでしょう。酸化したら効果は薄くなるので、密閉容器に入れ、冷暗所か冷蔵庫で保存します。

効能

整腸、滋養、がん・生活習慣病の予防、動脈硬化の予防、骨粗しょう症、貧血

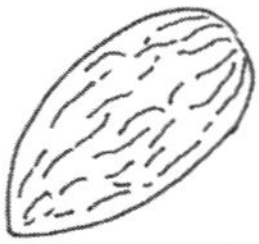

アーモンド

アーモンドミルク

材料（1 人分）
生アーモンドか
ローストアーモンド…100g
水…300 ㎖
割合はアーモンド 1 に対して
水 2~5（浸水の水は除く）

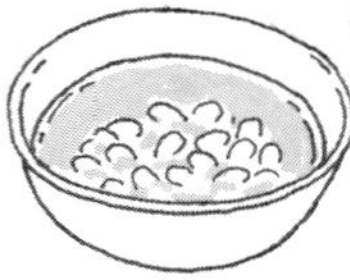

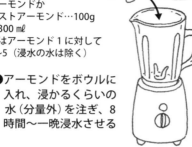

❶アーモンドをボウルに入れ、浸かるくらいの水（分量外）を注ぎ、8 時間〜一晩浸水させる

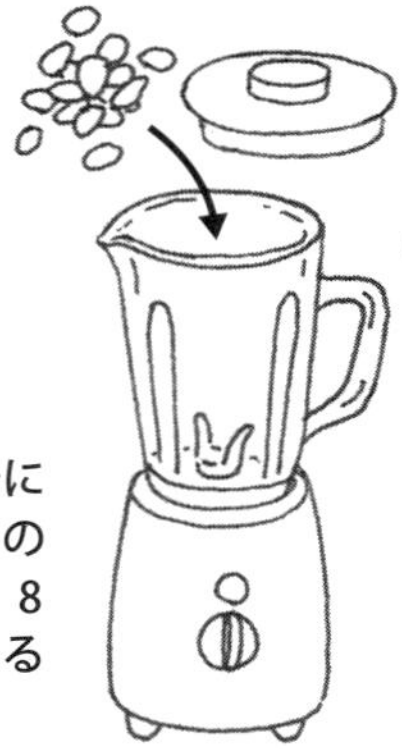

❷アーモンドと分量の水をミキサーに入れる

❸ミキサーにかける！
回し始めるとすぐに牛乳のように真っ白になる。
アーモンドの大きさが 1~2 ㎜ぐらいの粒状になったら大丈夫

❹ボウルにざるとさらしをのせてアーモンドミルクを流し入れる

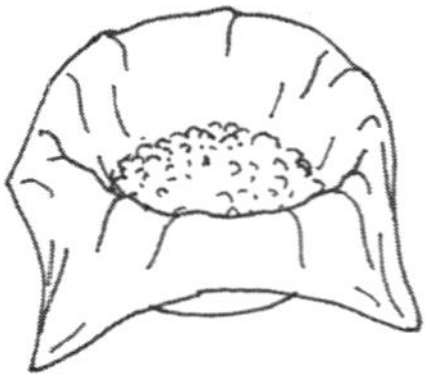

❺さらしを絞ってできあがり

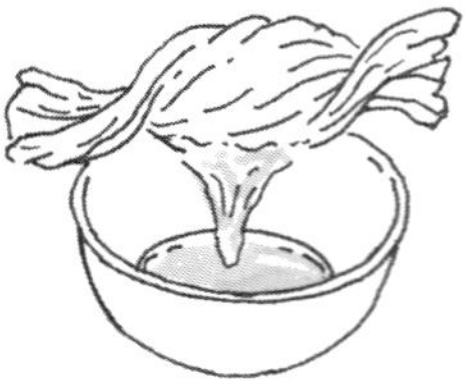

できたらなるべく早く冷蔵庫に入れる
時間が経つと分離してくるので、使うたびに容器を振るとよい。
アーモンドミルクは豆乳や牛乳のようにそのまま飲むことができるが、スムージーにも使えるし料理に使うこともできる

ダイズとアーモンドの甘辛炒め

材料（1 人分）
ダイズの水煮…1 袋
片栗粉…適量
◎しょう油…大さじ 1 弱
◎砂糖…大さじ 1
◎みりん…大さじ 1
アーモンド
（食塩不使用の
素焼きのもの）…20g
ゴマ…大さじ 1~2

①アーモンドを砕いておく

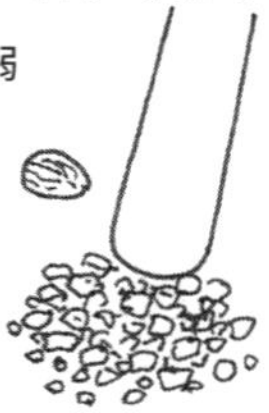

②ダイズと片栗粉をポリ袋に入れてシャカシャカ振る

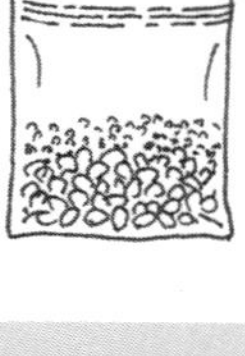

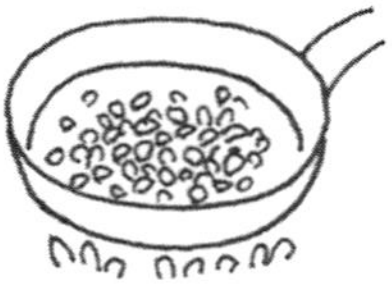

③フライパンに油をひいてダイズをこんがり焼く

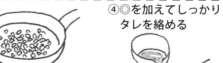

④◎を加えてしっかりタレを絡める

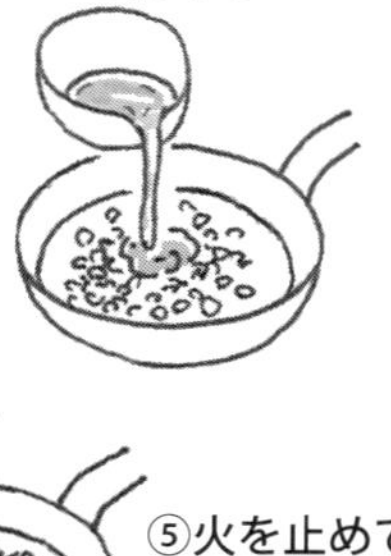

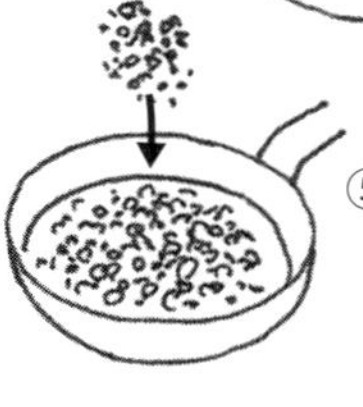

⑤火を止めてアーモンドとゴマを合わせて完成

2 アサリ

貧血予防によい「赤いビタミン」が豊富な二枚貝

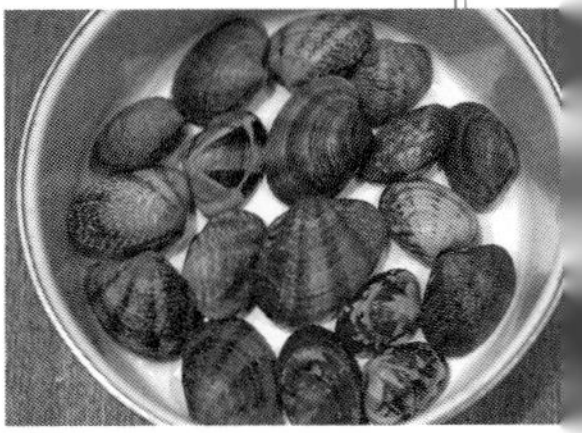

「赤いビタミン」と呼ばれるビタミンB_{12}と鉄が豊富で、昔から貧血予防にはアサリといわれてきました。うま味や健康成分が豊富な二枚貝で、コリンや亜鉛などのミネラルも多く含まれており、動脈硬化・高血圧予防、美肌にも効果的です。

古代から食用とされ、貝塚などから数多くの貝殻が出土しています。江戸時代にはアサリ売りが町を回っていたといわれ、みそ汁の具や江戸前の佃煮などとして、日本の食生活にかかせないものです。

古くは国産だけで需要が満たされていましたが、内湾の開発や汚染で生産が激減していて、近年、流通の主役は中国、韓国からのものとなっています。また、これらの輸入品を干潟や浅瀬で畜養し、日本産として再漁獲して販売することが多くなってきています。

主な薬効

貝肉：貧血予防、動脈硬化・高血圧予防、骨粗しょう症予防、味覚障害予防

貝殻：解熱、去痰、鎮咳、口渇

旬・採取時期

春3〜4月から夏8〜9月が旬で、年間を通してあまり味は変わりませんが、寒い時期は痩せています。潮干狩りも楽しめますが、鮮魚店などで購入します。

特徴と来歴

アサリ（浅利、浅蜊、蛤仔）は、軟体動物マルスダレガイ科に属する最大殻長6㎝ほどになる二枚貝の一種で、食用として重要な貝のひとつです。貝殻は楕円形布目状の筋があり、模様は横しまやさまざまな幾何学模様など非常に変異に富み、色も黒無地、白黒、白茶、茶色無地、青白など多様で、同じ模様をした個体はいないほどです。

汽水状態を好み、湾内の干潟など、浅くて塩分の薄い砂あるいは砂泥底に生息し、砂に潜り、水管を伸ば

して海中の植物プランクトンや浮遊有機質を濾しとって食べています。朝鮮半島、台湾、フィリピンまで広く分布し、さらに地中海（アドリア海）、フランス（ブルターニュ地方）、ハワイ諸島、北アメリカの太平洋岸などにも移入されています。

和名は、海辺に行くと手軽に漁り採る《あさ》ことができたため、「漁る」から「あさり」に転訛したものです。

同じ科のハマグリは、アサリと同様に淡水の流入する鹹度《かんど》（海水の塩分濃度）の低い砂泥の海岸に生息する美味な食用貝です。『神農本草経《しんのうほんぞうきょう》』の上品に収載される「文蛤《ぶんごう》」「海蛤《かいごう》」はハマグリ類の貝殻で、性味は鹹、平で、解熱、去痰、鎮咳の効能があります。アサリの貝殻は蛤子《ごうし》といって、同様に用います。

成分と薬効・利用法

タンパク質、脂肪酸、ビタミン類、アミノ酸類のほか、リン、カルシウム、カリウム、鉄、亜鉛などのミネラルおよびコリンなどを含みます。コリンは循環器系と脳の機能、細胞膜の構成と補修に不可欠な栄養素です。ビタミンB_{12}には末梢神経の機能を正常に保つ作用もあり、眼精疲労や肩こりの解消に役立ちます。鉄分は貧血を予防し、リン、カルシウムなどは骨粗しょう症を予防し、亜鉛は味覚障害を予防します。

食べ方・一口メモ

アサリは、非常にうま味が強く、クセがなく、苦味や渋味がほとんどなく、また熱を通しても硬くならないので、潮汁・酒蒸し・みそ汁などの汁ごと食べられる料理にして栄養素を丸ごと摂取します。また、和え物、しぐれ煮、パスタにしてもおいしいです。

殻ごと調理する前には、海水程度の塩水に浸して砂出し・砂抜きをする必要があります。冷蔵庫に保存し、冷凍する場合は砂抜きをして、バットなどに並べて急速冷凍します。

なお、ビタミンB_1を破壊する酵素アノイリナーゼを含むため、生食には向かないとの見方もあります。また、ほとんど移動しないという生態のため貝毒が蓄積されていることがあり、アサリの貝毒による集団食中毒事件も起こっています。

コンブとアサリのご飯

効能 痰切り、咳止め

材料（1人分）
米…2カップ
アサリ…300g（殻付き）
コンブ…4g
◎しょう油…大さじ1
◎紹興酒…大さじ2

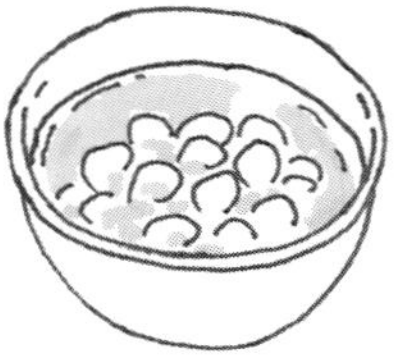

❶アサリは塩水で洗い、◎を煮立てた中に入れてさっと煮る。煮汁を分けておく

❷コンブはキッチンバサミで細かく切る

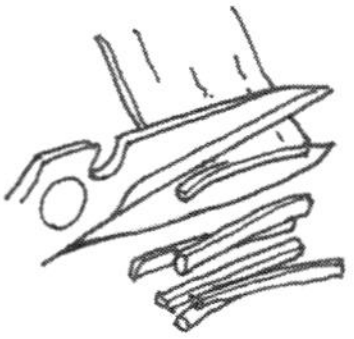

❸といだ米に❶の煮汁、❷を入れて水加減をし、ご飯を炊く。炊きあがりに❶のアサリを加えて5分間蒸らす

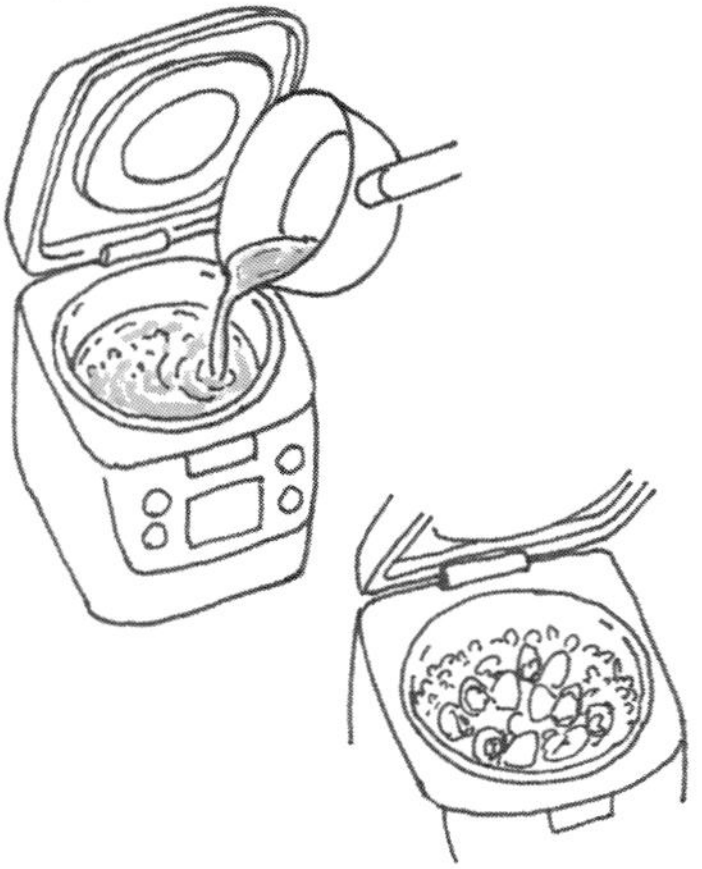

アサリとセリのちらし寿司

効能 気を補い血を養う

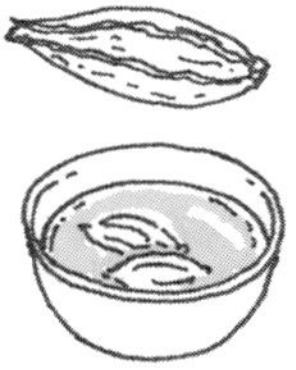

材料（1人分）
米…2カップ
アサリ…300g（殻付き）
ニンジン…50g
セリ…1束
食用菊（乾燥品を水でもどしたもの）…2個
干しシイタケ…3枚
◎しょう油…大さじ1
◎砂糖…大さじ1
◎浸し汁…1カップ
山梔子(さんしし）…2個
合せ酢・酢…大さじ3
　　　　砂糖…大さじ1
　　　　塩…小さじ1

①山梔子は水2カップにつけ、30分くらいしてから半量になるまで煎じ冷ましておく

②アサリは殻をこすり洗いし、水をひたひたに加え、酒大さじ1を加え火にかけ、口が開いたら取り出し、身をはずして汁は濾しておく

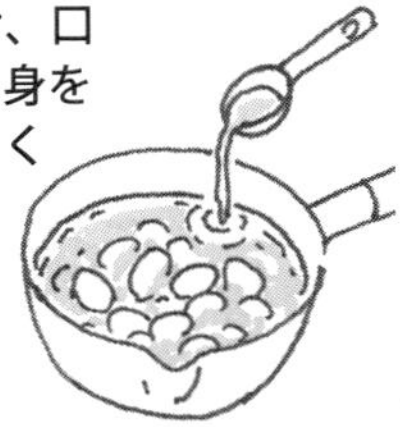

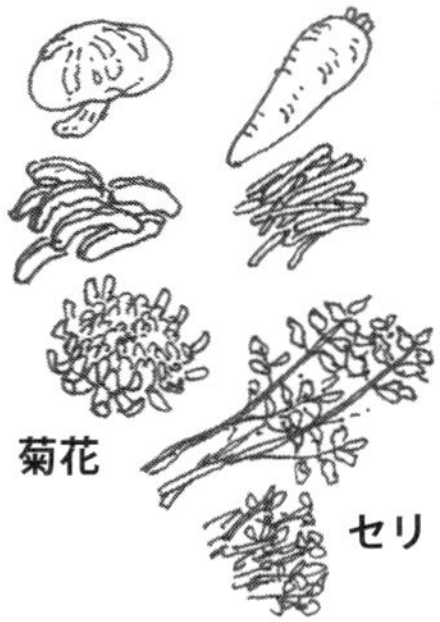

③干しシイタケは水でもどし、せん切りにし◎で煮る
ニンジンはせん切りにし、水と酢と塩少々で煮ておく
菊花は酢水で茹でておく
セリは茹でて3㎝くらいに切る

④釜に米とアサリの濾した汁と山梔子の煎じ汁を入れて炊きあげ、合せ酢で和え酢飯を作る。下ごしらえした具をさっくり混ぜる

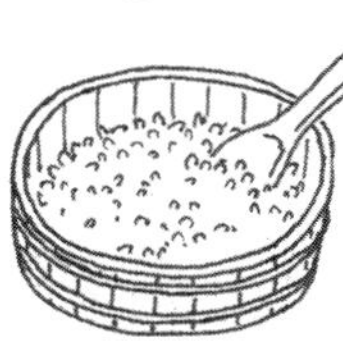

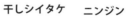

3 アボカド

「森のバター」と呼ばれる中南米の健康果実

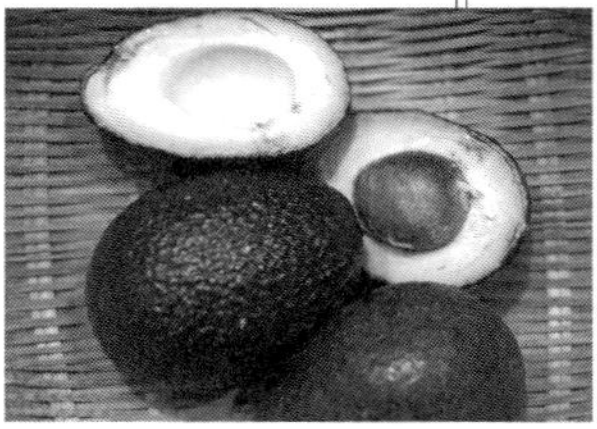

「森のバター」と呼ばれるほどの栄養価の高いアボカドは、果物には珍しく果肉に約18～25％の脂肪分や炭水化物を含みます。しかも、脂肪分はほとんどが不飽和脂肪酸なので、血中コレステロールを増加させる心配が少なく、ビタミンEも多く含まれています。アボカド1個半程度で、成人男性の1日のビタミンE適正摂取量を満たすことができます。

和名は、英語名（avocado）がもとになっているのでアボカドと表記するのが正しいとされますが、アボガドと呼ばれることもあります。別名のワニナシ（鰐梨）は、果実の表皮が動物のワニの肌に似ていることに由来しています。

主な薬効

果肉：糖尿病患者の食事療法、更年期症状の改善、肩こり、冷え性（症）、美肌

種子：神経痛

葉：利尿

旬・採取時期

果実は、産地では1～8月まで出荷されますので、青果店などで入手します。果肉を食べた後の種子は水洗いして刻むか砕いてから陰干しします。わが国で売られているアボカドのほとんどはメキシコ産ハス種であり、一年中出回っていますが、おいしい時期は3～9月です。

特徴と来歴

メキシコ南部から中央アメリカ、コロンビアなどの熱帯アメリカ原産で、世界の暖地に広く栽培されるクスノキ科の常緑高木、樹高6～25mとなります。花期は1～4月、上部葉腋から円錐花序を出し、黄緑色の花を多数つけ、果実は大きい洋ナシ形となり、熟すと

表皮は黒に近い暗緑色になります。わが国でも鹿児島、沖縄などの温暖な地方で栽培されています。

成分と薬効・利用法

果肉には植物性脂肪、タンパク質、炭水化物、ビタミンE、カリウム、食物繊維を含みます。デンプン、糖分を含まないので、糖尿病患者の食事療法に利用できますが、栄養価が高いので、食べ過ぎると糖尿病にもよくありません。脂質はオレイン酸などの不飽和脂肪酸で、コレステロール値を下げ、血液をサラサラにする効果があります。ビタミンE、食物繊維も多く、美肌や若さを保つのに役立ちます。ビタミンEは、半個で女性の1日の適正摂取量の3分の1が摂れますので、肩こり、冷え性（症）や更年期症状の改善などにも効果があります。

民間療法では、神経痛に、砕いて乾燥した種子10〜15gを1日量として、400〜600㎖の水で約半量になるまで煎じ、1日3回に分けて食前に服用します。むくみを引かせる利尿効果をあげるには、乾燥した葉5〜10gを1日量として、400〜600㎖の水で約半量になるまで煎じ、1日3回に分けて食前に服用します。

前述したように、糖尿病患者の食事療法には、栄養食として利用するとよいですが、食べ過ぎに気をつけてください。

食べ方・一口メモ

果肉は生食されますが、しょう油によくあうので、刺し身のようにワサビしょう油で食べるとトロの味です。また、和風ドレッシングのサラダにもあいます。カリウムを多く含む果物ですので、生ハムのような塩分が多い食品と一緒に食べるとよいでしょう。

空気に触れると果肉が褐変しますので、残ったものはラップで包み、冷蔵庫で保存します。

原産地では、乾燥したつぼみを煎じて通経薬（月経の停滞を改善、解消する薬）として服用しています。果実、種子、葉にベルシンという物質が含まれ、ヒト以外の動物には毒になるので、ペットの居る家庭では要注意です。

神経痛

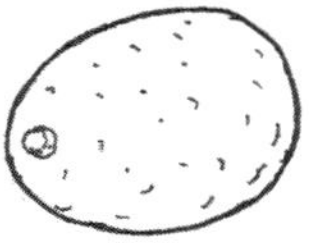

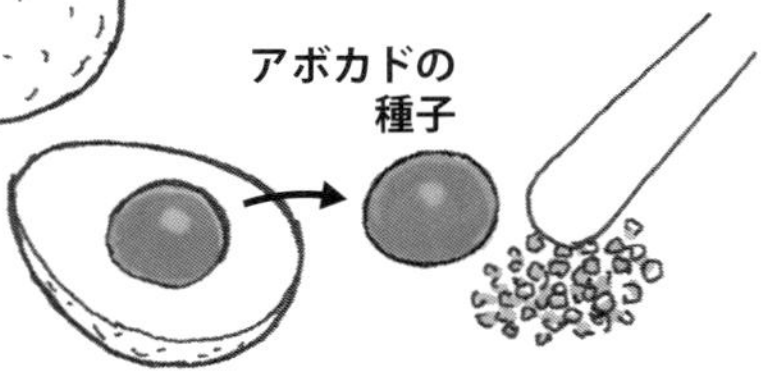

砕いて乾燥した種子 10~15g を
1 日量として、400~600 mℓの水で
約半量になるまで煎じ、1 日 3 回
に分けて食前に服用

通経薬

アボカドの
つぼみ

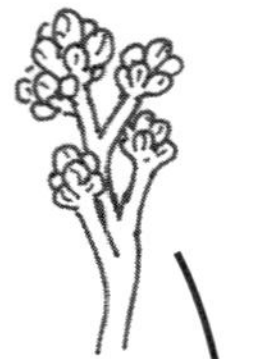

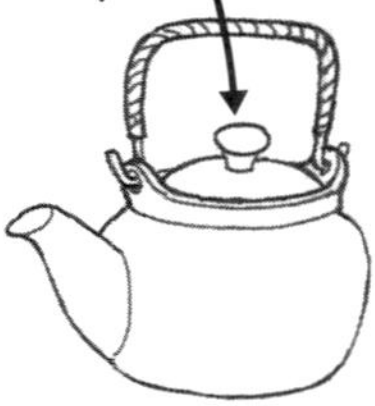

乾燥したつぼみ 5~10g を
1 日量として、400~600 mℓ
の水で約半量になるまで
煎じ、1 日 3 回に分けて
食前に服用すると
月経の停滞を改善、
解消する薬となる。
果実、種子、葉に
ベルシンという物
質が含まれ、ヒト
以外の動物には毒
になる

利尿効果

利尿効果でむくみを引か
せるには、乾燥した葉 5~
10gを1日量として、400~
600 mℓの水で約半量にな
るまで煎じ、1日3 回に分
けて食前に服用する

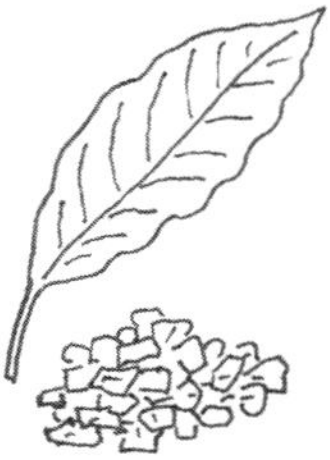

アボカドとトマトのとろろかけ

効能 疲労回復、美肌

材料（2 人分）
アボカド…1 個
トマト（小）…2 個
ヤマイモ…1 本
割りしょう油…ダシ汁 1：濃口しょう油 1

①アボカドはスライスする

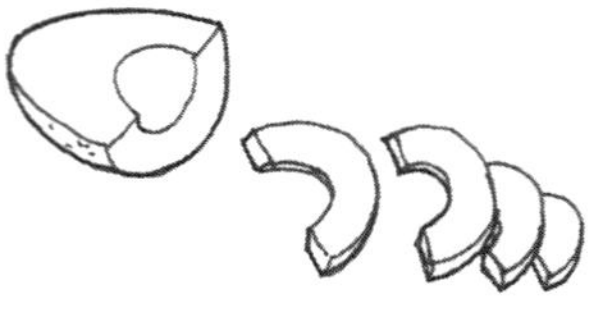

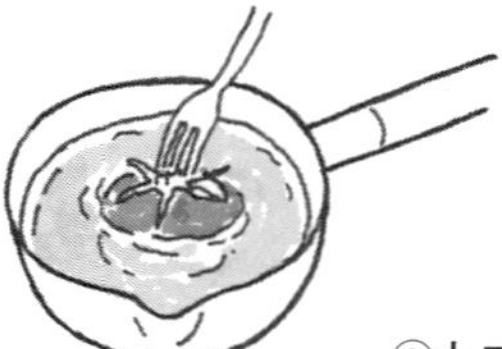

②トマトはサッと熱湯に
通し、湯むきにして
スライスする

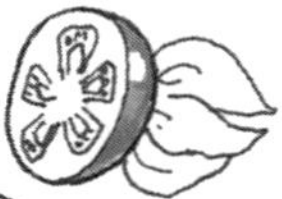

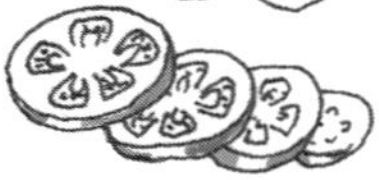

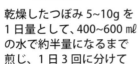

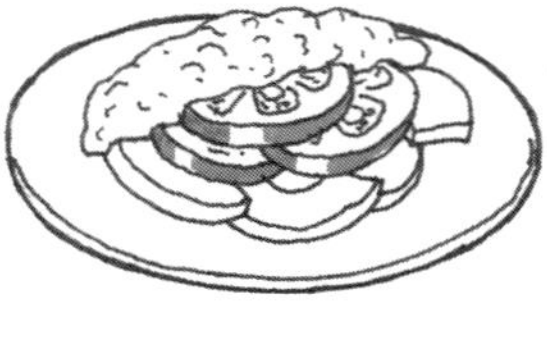

③①②を器に盛り、すりおろした
ヤマイモをかけ、割りしょう油
をかける

4 アンズ

医者の美称は杏林《きょうりん》なり

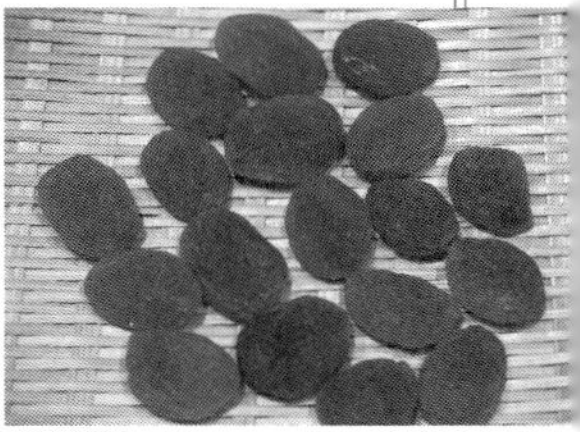

医者の美称に「杏林《きょうりん》」の言葉がありますが、これは中国三国時代の呉の名医・董奉《とうほう》が治療代の代わりにアンズの木を植えさせていたところ、数年後に立派な杏《あんず》の林になり、たくさんの実が得られるようになったという『神仙伝《しんせんでん》』の説話に由来したものです。

古書に、杏仁《きょうにん》は「よく腫を消し喘を定むと謂う。その本油分の緩和作用と芳香の発散作用とにあるは疑ふなかるべし」とあり、鎮咳・去痰作用やベンズアルデヒド療法（がん治療法のひとつ）などの有効性を裏付けています。何千年もの経験に基づく先人の英知には驚かされます。

主な薬効

種子（杏仁）：鎮咳、去痰、喘息発作の抑制

果実：鎮咳、去痰、滋養強壮、疲労回復、冷え性（症）

旬・採取時期

6～7月頃に果実を採取し、種子は硬い内果皮の殻を割って取り出して乾燥します。

特徴と来歴

中国北部、ネパール、ブータン原産のバラ科の落葉小高木で、わが国への渡来は古く、平安時代に著された現存最古の本草書『本草和名《ほんぞうわみょう》』に「加良毛毛《からもも》」と記載され、江戸時代になって「杏子」の唐音が転訛してアンズとなりました。寒さには強く比較的涼しい地域を好み、東北地方や甲信越地方で果樹として多く栽培されています。

春4月、花はウメより遅れて咲き、葉の展開よりも早く淡紅色の5弁花を咲かせます。6～7月、果実が黄赤色に熟すと甘味が生じ、内果皮（果核）と果肉が容易に離れて食べられます。多くのアンズの品種がありますが、食用に品種改良されたものは果肉部分が多

く種子が小さいので、薬用には向きません。

冷涼な気候の長野、東北、北陸地方などで栽培され、青森県と長野県で全国の約98%を生産しています。また、アンズはブドウと並んでドライフルーツにされることも多く、世界各地で作られています。

成分と薬効・利用法

種子には青酸配糖体のアミグダリン約3%、脂肪油35~50%などを含み、果実にはビタミンA、Eが豊富で、クエン酸やリンゴ酸の有機酸、糖類のブドウ糖、果糖なども含まれています。

種子（杏仁）は『神農本草経』の中品に収載され、性味は辛・苦・甘、温で、漢方では鎮咳、去痰などを目的に用いられます。単独で使われることはなく、麻杏甘石湯などの漢方薬に配合されています。

近年、アミグダリンに抗がん効果があるとわかりました。２０００年前に書かれた古書に「悪性の肉塊の悪肉（がん）などの固まりをとる」と記載されています。

民間療法では、咳や痰、喘息、呼吸困難、むくみなどに、乾燥種子3~5gを1日量として、３００~500㎖の水で約半量になるまで煎じ、1日3回に分けて服用します。滋養強壮、疲労回復や鎮咳・去痰、冷え性（症）などには、アンズ酒を作って飲みます。熟す一歩手前の果実1kgと氷砂糖１００~３００gをホワイトリカー1・8ℓに漬けて6か月~1年ほど置き、果実を取り出して布で濾し、さらに1か月熟成させると琥珀色をしたアンズ酒ができます。就寝前に盃1杯（30㎖）程度を飲むとよく、1日2回を限度にします。

種子を突き砕き水と共に蒸留して得られる杏仁水は鎮咳薬に利用されます。便秘には半開きの花を陰干しした後、ハチミツに浸して貯蔵し、これを薄めて飲みます。

食べ方・一口メモ

生食してもおいしいですが、干しアンズには糖質や脂質の代謝に欠かせないナイアシンが非常に多く含まれています。種子は杏仁《あんにん》豆腐の材料になります。杏仁を圧搾して得られる杏仁油は栄養分に富み、栄養剤、緩和剤として胃腸カタルや便秘に、また、毛髪油、石けん、クリームなどの原料に利用されます。

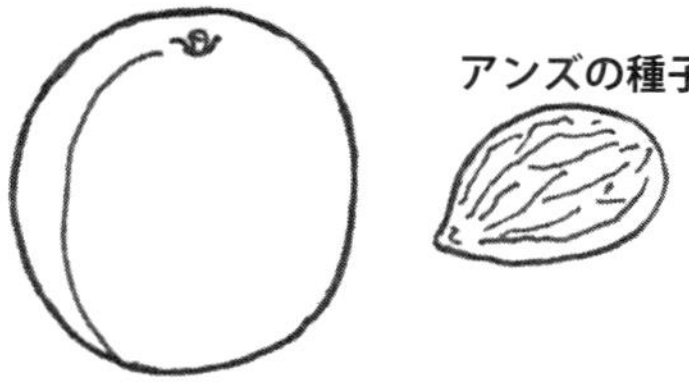

咳や痰、喘息、呼吸困難、むくみなどに、乾燥種子 3~5g を 1 日量として、300~500 mℓの水で約半量になるまで煎じ、1 日 3 回に分けて服用する

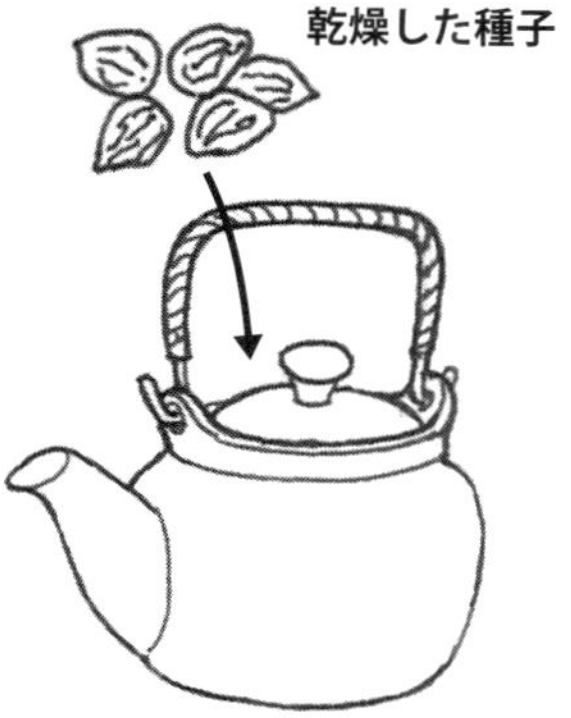

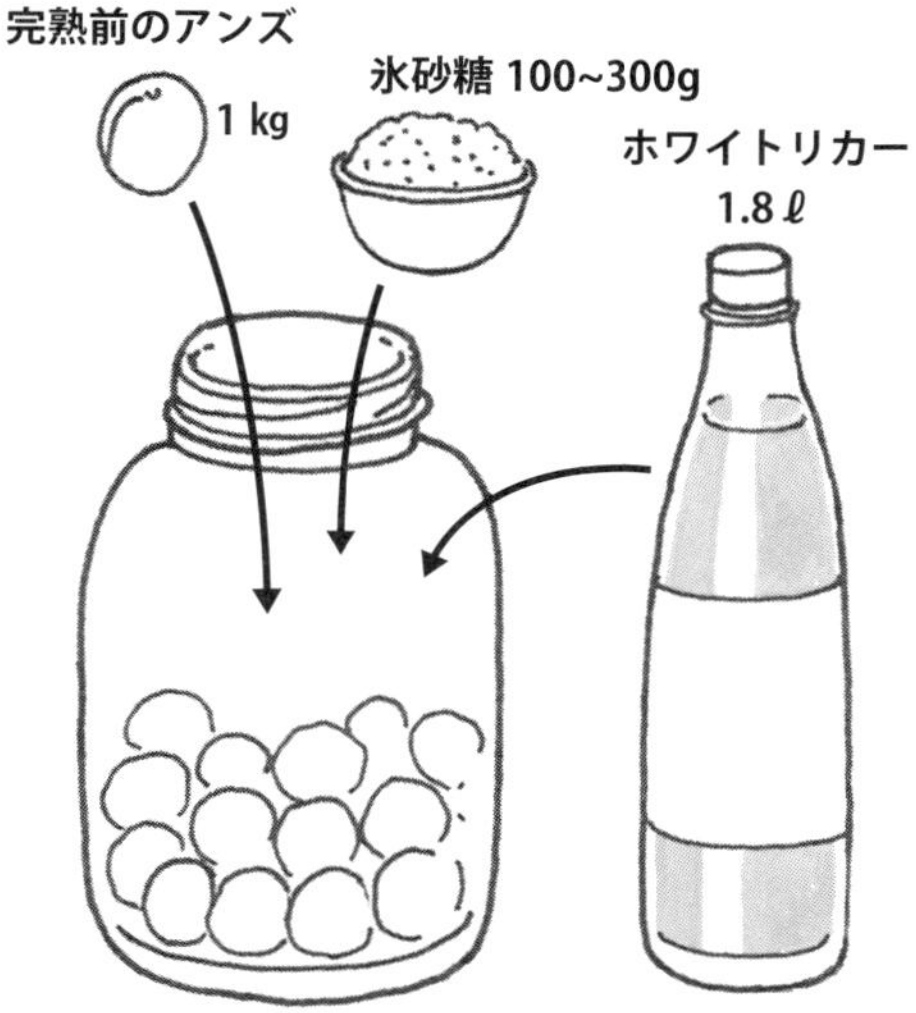

滋養強壮、疲労回復や鎮咳・去痰、冷え性(症)などには、アンズ酒を作って飲むとよい。熟す一歩手前の果実 1kgと氷砂糖100~300gをホワイトリカー1.8 ℓに漬けて 6か月~1年ほど置き、果実を取り出して布で濾し、さらに1 か月熟成させると琥珀色をしたアンズ酒ができる
就寝前に盃 1 杯 (30 mℓ) 程度を飲むとよく、1 日 2 回を限度にする

種子を突き砕き、水と共に蒸留して得られる杏仁水は鎮咳薬に利用される

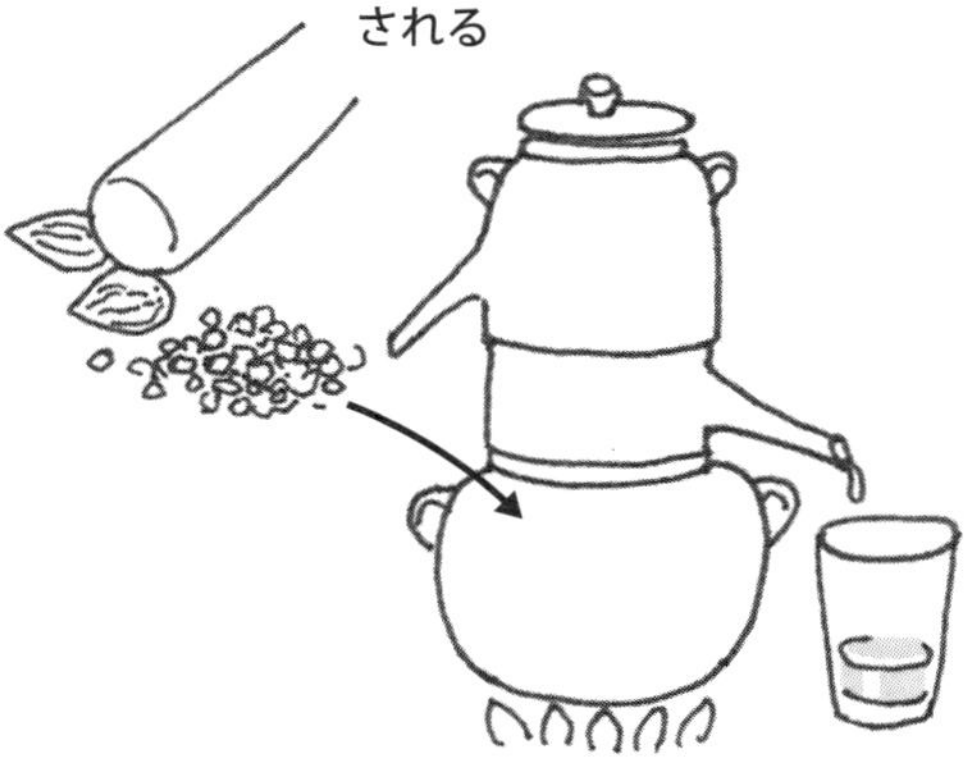

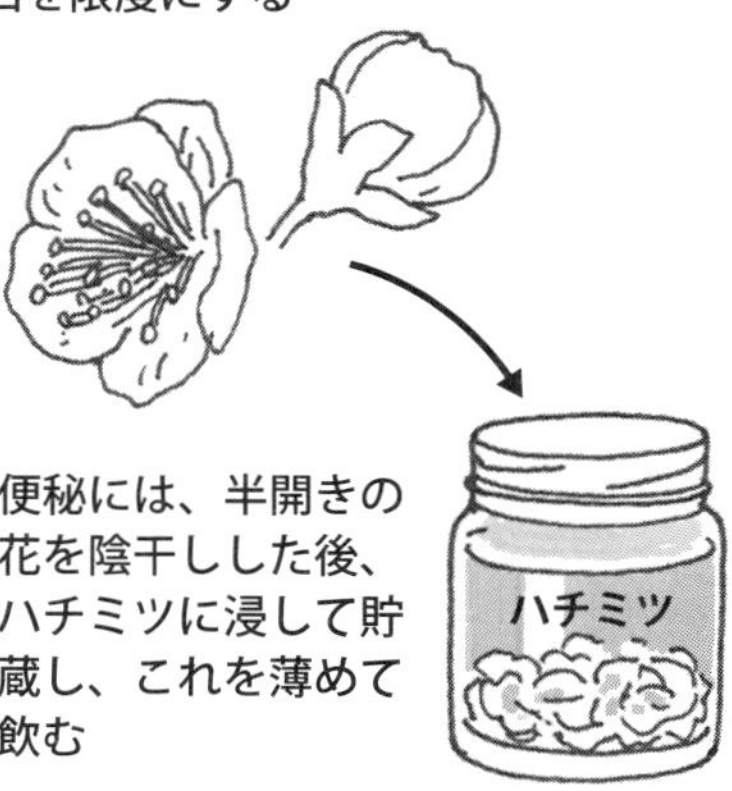

便秘には、半開きの花を陰干しした後、ハチミツに浸して貯蔵し、これを薄めて飲む

5 イカ

タコと並ぶ日本人の大好物

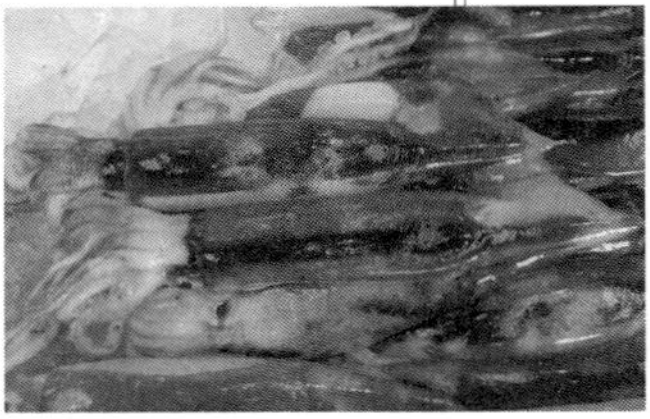

イカとタコは、日本人の大好物です。するめ、たこ焼きは食欲をそそる匂いにつられ、つい食べ過ぎてしまいます。また、イカとタコは、二日酔いに効くので、お酒のつまみにも最適です。

わが国は世界第一のイカの消費国であり、その消費量は世界の年間漁獲量のほぼ半分ともいわれます。また、イカの一種であるスルメイカは、わが国で最も多く消費される魚介類です。スペインやイタリアなど地中海の国でも常食されますが、欧米諸国ではタコと同様に不吉な生き物とされ、食べない地域もあります。

主な薬効

肉：高脂血症の予防、動脈硬化・心筋梗塞の予防、コレステロール低下、肝機能亢進、貧血、二日酔い

甲：子宮出血、帯下《たいげ》（おりもの）、胃・十二指腸潰瘍

旬・採取時期

鮮魚店などで購入しますが、旬はイカの種類により異なります。

特徴と来歴

世界各地からきてわが国の近海・沿岸などに生息する海生軟体動物のイカ科の一群で、日本近海には１００種以上のイカ（烏賊）が知られていて、コウイカ（甲烏賊）、モンゴウイカ、スルメイカなどの総称です。スルメイカなど食用になる種類が多く、わが国では軟骨やクチバシを除くほぼ全身を食べます。クチバシも周囲の肉は「とんび」と呼ばれ珍味とされます。料理・加工法も刺身、焼き物、揚げ物、カレーやパスタの具を含めた煮物・炒め物、塩辛、干物などと多彩です。酒の肴《さかな》としても好まれ、イカ焼きはお祭りの屋台の定番となっています。イカそうめんやイカめしは、収穫量の多い地域の特産品となっています。

同じく軟体動物のタコ（蛸）は、イカと同様にタウ

リンが豊富で、肝機能強化や疲労回復に有効です。わが国では、イカと同じように世界で消費されるタコの半分以上を食べるといわれるほど、タコが好きです。ビタミン類ではビタミンEやビタミンB_2、ナイアシンが多く、亜鉛を含み、豊富に含むコラーゲンと共に皮膚や粘膜、髪を保護し、美容に役立ちます。食物繊維の豊富な野菜やキノコと組み合わせると、生活習慣病の予防効果が増します。

成分と薬効・利用法

良質のタンパク質が多く、タウリン、ビタミンB_{12}、ビタミンE、ナイアシン、亜鉛、セレンなどを含み、糖質、脂質が少ない低カロリー食材です。不飽和脂肪酸のドコサヘキサエン酸（DHA）、n-3系脂肪酸のエイコサペンタエン酸（EPA）も豊富で、高脂血症を予防し、動脈硬化や心筋梗塞、脳梗塞を予防します。コレステロール値を下げ、肝機能を高めるタウリン、細胞の再生に働く亜鉛、二日酔いに効くナイアシンなどもバランスよく含むため、ダイエットにも最適です。ホタルイカにはビタミンB_{12}が多く、貧血によいです。

漢方では、肉は気を益し、志を強くし、月経を通じるとされて食されます。甲は一般にセルロイド質ですが、コウイカ類の甲は炭酸カルシウムを主とする石灰質で、「烏賊骨《うぞくこつ》」（性味は鹹、微温）といい、古くから薬用にされ、婦人の子宮出血などに用いられる代表的な収れん薬のひとつです。潰瘍や産後のカルシウム剤として粉末にして飲みます。

食べ方・一口メモ

必須アミノ酸のうちリシンが多くバリンが少ないので、イカめしのように、その逆の米とあわせると補い合えます。買ってきたらすぐに内臓を抜き、皮をはがして水洗いした後、水気を拭き取ってラップに包み冷蔵庫で保存します。

イカはアニサキス寄生虫の宿主ですので、食材として用いる際は、加熱またはマイナス20℃以下の環境で24時間以上冷凍するのが望ましく、生食する場合は、目視で確認し、かつ刃物で切れ目を入れてから食べます。内臓は生食してはいけません。

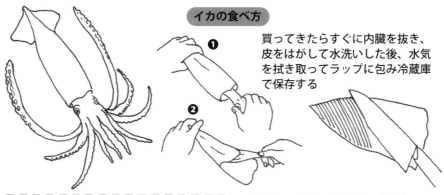

イカの食べ方

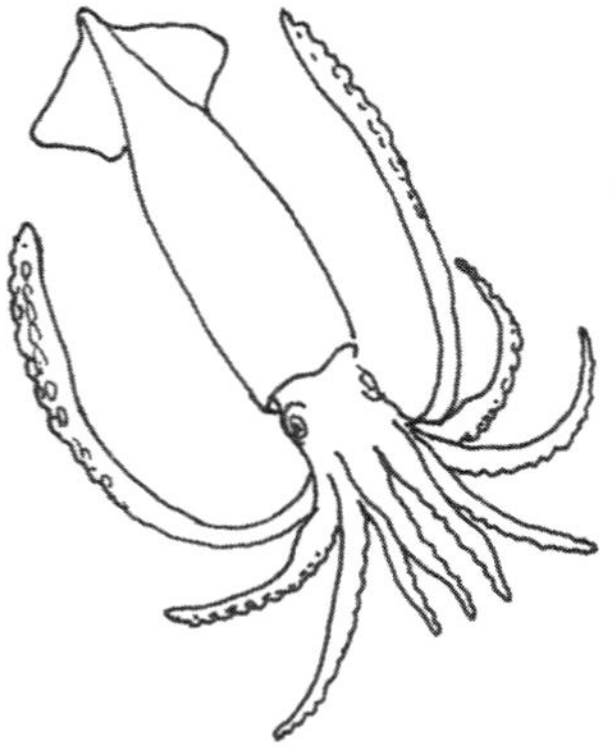

買ってきたらすぐに内臓を抜き、皮をはがして水洗いした後、水気を拭き取ってラップに包み冷蔵庫で保存する

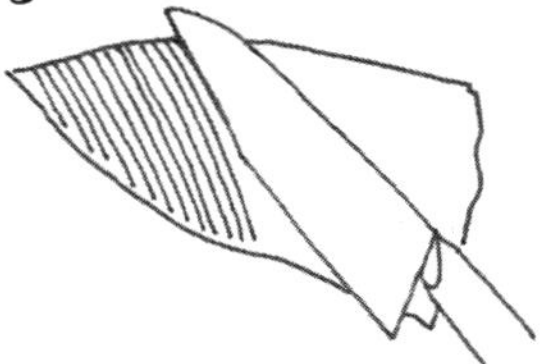

イカはアニサキス寄生虫の宿主なので、食材として用いる際は、加熱またはマイナス20℃以下の環境で24時間以上冷凍するのが望ましく、生食する場合は、目視で確認し、かつ刃物で切れ目を入れてから食べる。内臓は生食してはいけない

コウイカの甲の収れん効果

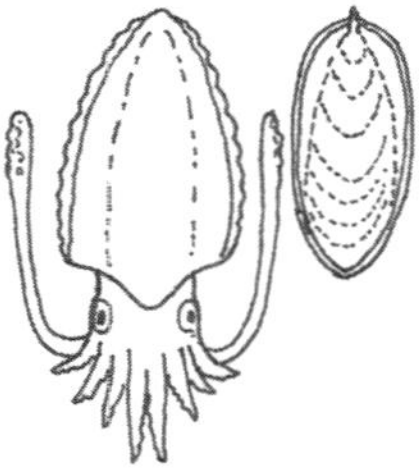

コウイカ類の甲は、古くから婦人の子宮出血などに用いられる代表的な収れん薬のひとつ

帯下、潰瘍には、コウイカの甲を日干しした後、粉末にして、1日3~12gを服用する

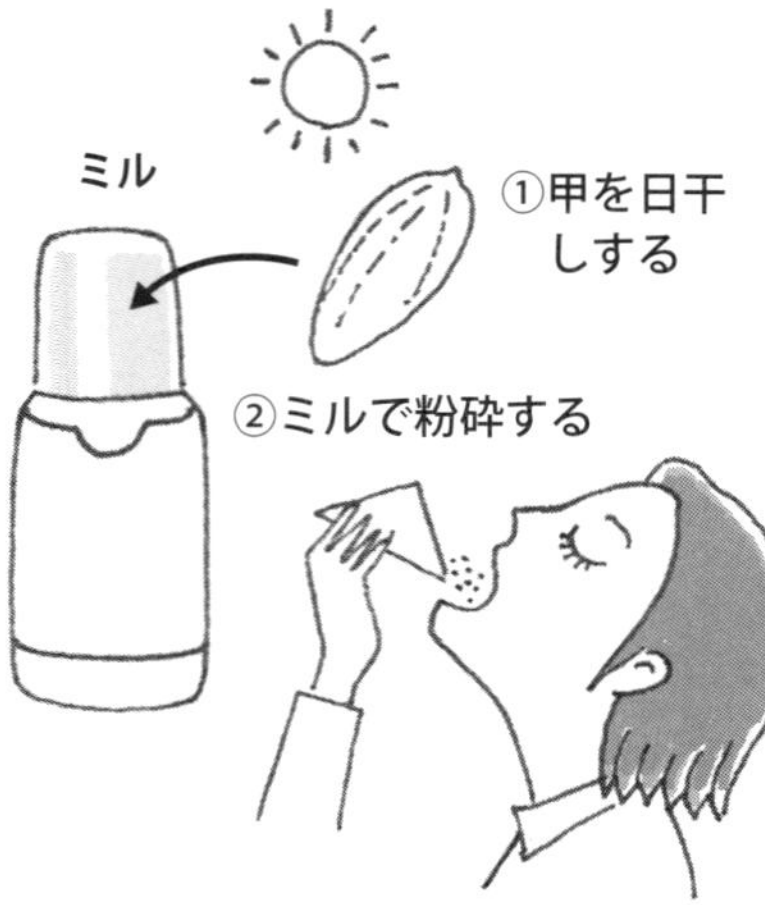

あたりめ漬け

効能 高脂血症の予防、動脈硬化・心筋梗塞の予防、コレステロール低下、肝臓機能亢進、貧血、二日酔い

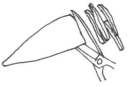

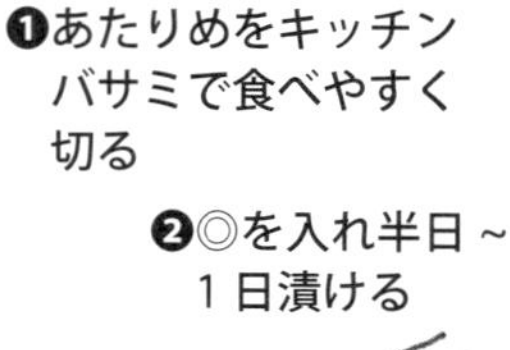

材料（2人分）
乾燥スルメイカ（あたりめ）…1枚
◎めんつゆ…適量
◎日本酒…適量
◎水…適量

❶あたりめをキッチンバサミで食べやすく切る

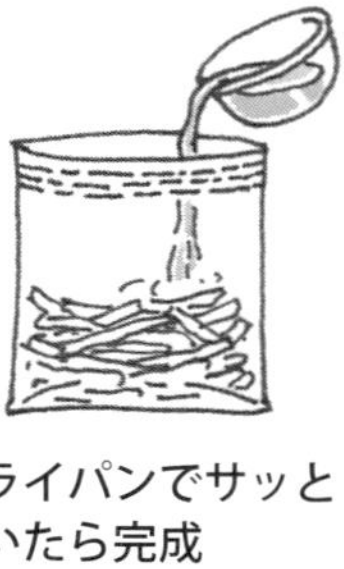

❷◎を入れ半日~1日漬ける

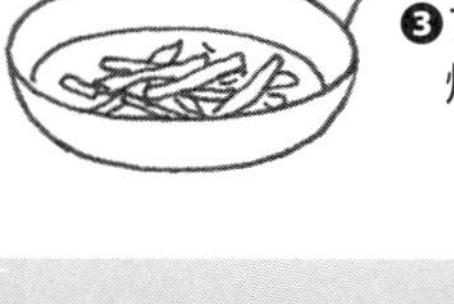

❸フライパンでサッと焼いたら完成

6 イチゴ

ビタミンCたっぷりの果物の女王

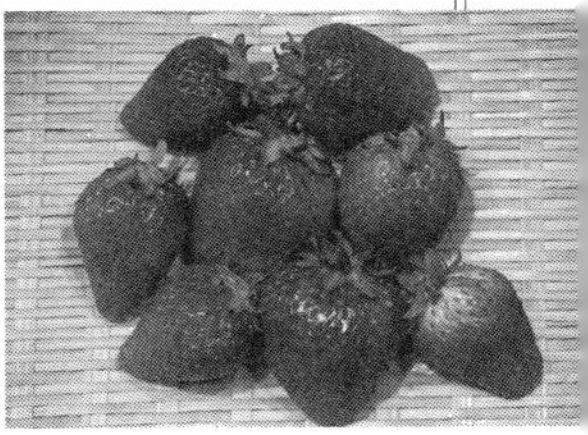

美肌を作り、免疫力を高めるビタミンCたっぷりの果物の女王といえば、やっぱりイチゴ（苺）です。４～5粒食べれば1日の必要量の半分が摂れます。

一般にイチゴと言いますが、その植物名は「オランダイチゴ」です。江戸時代末期（１８４０年）にオランダ人が初めてわが国にもたらし、長崎で栽培したのでこの名がつきました。『草木図説』（１８５６年）には、オランダイチゴを蛇苺の一種とし、食用、薬用に供し、やや強心の効ありと図とともに紹介しています。

わが国の古い時代のイチゴは別物で、キイチゴ類やナワシロイチゴでした。『本朝食鑑《ほんちょうしょっかん》』（１６９７年）には、「近代、苺を食べるのに、必ず砂糖をかけて食べるが、やはり佳いものである」と述べられています。

和名は、『日本書紀』には「伊致寐姑《いちびこ》」、『和名抄《わみょうしょう》』には「伊知古《いちご》」とあり、「イチビコ」が転じて「イチゴ」になったと考えられます。

主な薬効

果実：滋養、強壮、風邪の予防、眼精疲労・視力の回復、美肌、整腸

旬・採取時期

露地物の旬は3～4月ですが、今ではほとんどのイチゴがハウスで促成栽培されるようになっています。ただ今でも、4月の旬の露地物は安く、しかも甘さが強く、おいしいものが多いです。

特徴と来歴

南アメリカ原産のバラ科の多年草で、ヨーロッパに渡りワイルドストロベリーが改良され、今日イチゴとして流通しているものは、ほぼ全てオランダイチゴ属の栽培種オランダイチゴです。ストロベリーとも呼ばれます。可食部は花托《かたく》の発達したものであり、表面に分布する粒々がそれぞれ果実です。独特の芳香があり、

甘味があるため果物として位置づけられることが多いのですが、野菜として扱われることもあります。海外ではフルーツとして扱われます。

流通しているイチゴの多くはハウス栽培によるものです。近年では、農家の方たちの努力によりハウス栽培の技術や品種改良がなされ、「あまおう」「紅ほっぺ」「とちおとめ」「さちのか」「さがほのか」などの多くの品種が開発されていて、甘酸っぱいイチゴがだんだんと少なくなってきています。

一方、イチゴと名のつく**ナワシロイチゴ**や**モミジイチゴ**などの木本性のキイチゴの仲間の果実も食用や薬用にされます。**ヘビイチゴ**類は食べてもまずいことから の名ですが、有毒ではありません。

成分と薬効・利用法

一般的なイチゴの可食部の約90%は水分ですが、糖質約10%、タンパク質、食物繊維のペクチン、糖アルコールのキシリトール、ビタミンCなどが豊富です。そのほかに、カリウムなどのミネラル、ナイアシンなどのビタミン類、アスパラギン酸などのアミノ酸類、アントシアニンなどを含みます。ビタミンCは風邪の予防や疲労の回復、肌荒れなどに効果があります。アントシアニンには抗酸化作用があり、眼精疲労の回復や視力回復に有効です。整腸作用のあるペクチンも豊富です。

滋養、強壮に生食しますが、イチゴ酒を飲用してもよいです。イチゴ酒は、旬のイチゴ600gを洗って水切りしてヘタを取り、砂糖200gとともにホワイトリカー1・8ℓに漬けて密閉、冷暗所に2〜4か月置いてから布で濾します。1日20〜30㎖を飲みます。

食べ方・一口メモ

生食が定番ですが、ジャムにしてヨーグルトに混ぜて食べたり、アイスクリームやショートケーキなどの洋菓子、いちご大福などの材料としても用いられます。

ヘタが新鮮で、果実は全体的に赤くツヤがあり、つぶつぶがくっきりしているものを選びます。早めに食べきることですが、あまった場合には、洗わずにヘタをつけたまま冷蔵庫または野菜室で保存します。

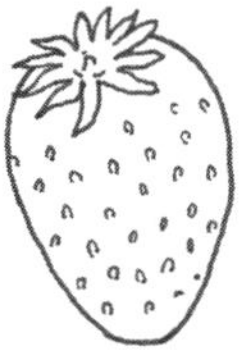

滋養、強壮に生食するが、イチゴ酒を飲用してもよい
イチゴ酒は、旬のイチゴ600gを洗って水切りしてヘタを取り、砂糖200g とともにホワイトリカー1.8 ℓに漬けて密閉、冷暗所に2~4か月置いてから布で濾す。1日 20~30 mℓを飲む

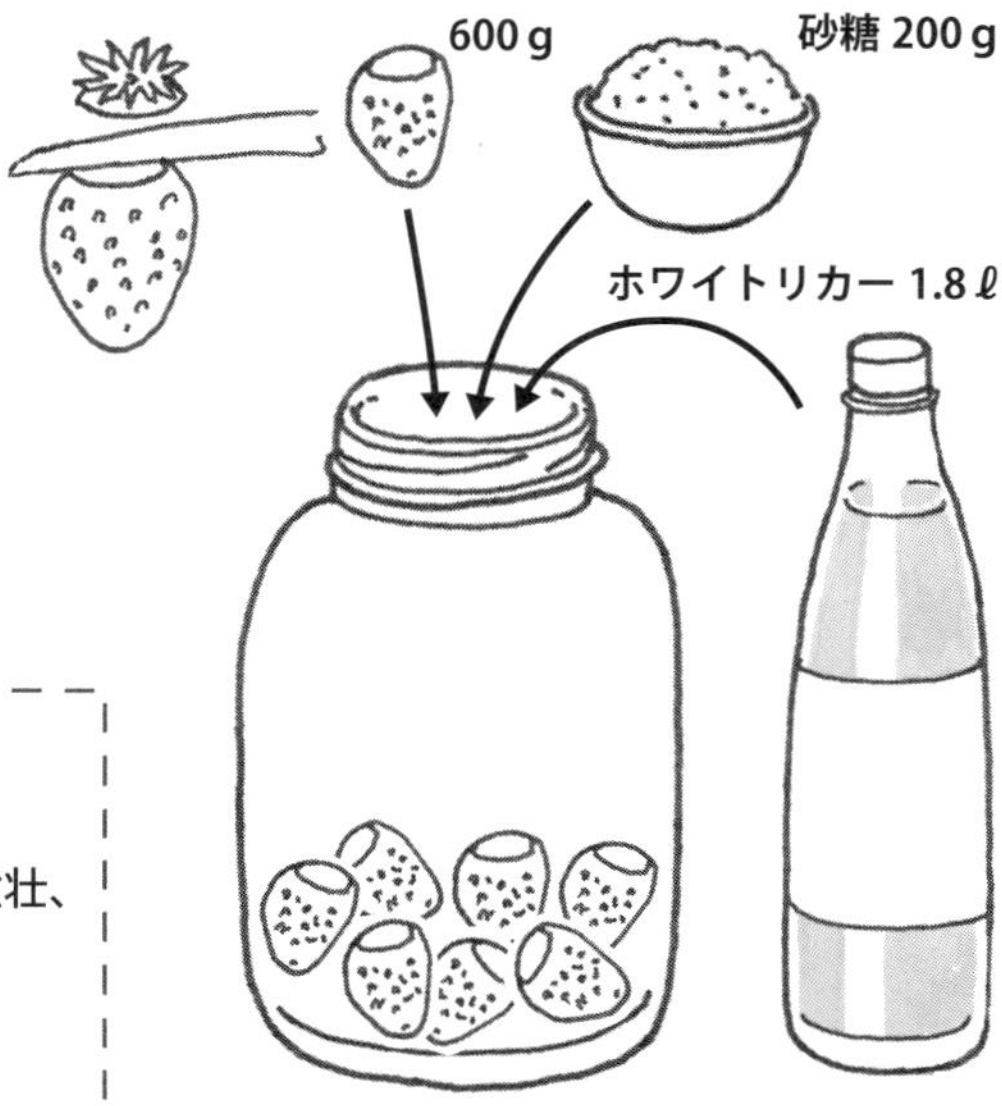

イチゴとクコの実ジュース

効能 眼精疲労、視力の回復、滋養強壮、風邪の予防、美肌、整腸

材料（4 人分）
イチゴ…1 パック
クコの実…20g

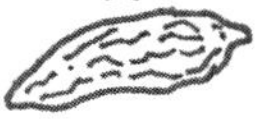

❶イチゴはヘタを取り、クコの実と一緒にミキサーにかける。クコの実の粒々がなくなるまでミキサーにかける

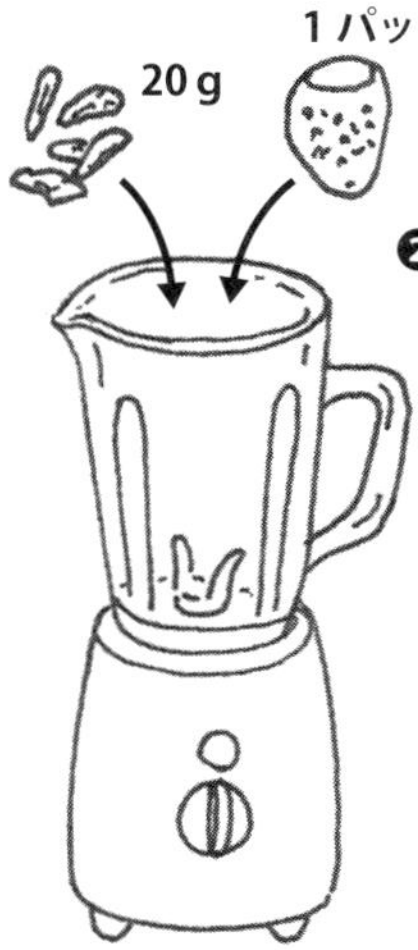

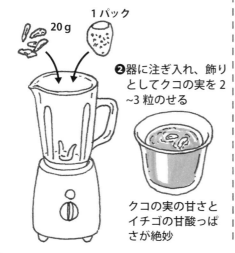

❷器に注ぎ入れ、飾りとしてクコの実を 2 ~3 粒のせる

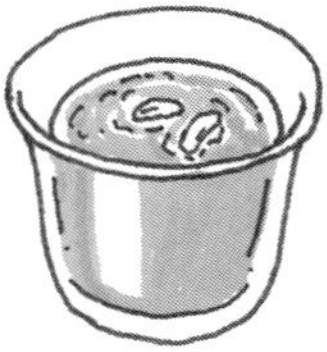

クコの実の甘さとイチゴの甘酸っぱさが絶妙

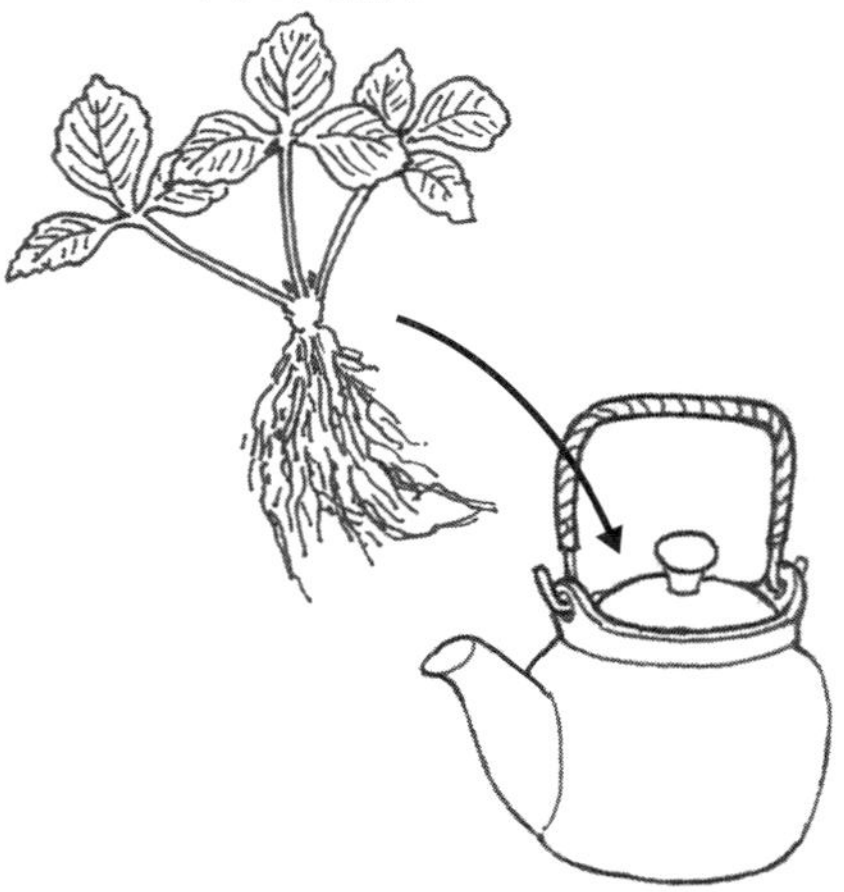

打撲傷やリウマチの痛みには、日干し乾燥した根 20~30g または日干しした地上部 20~40gを水400~600 mℓで約半量まで煎じて 1 日 3 回服用すると痛みが緩和する

7 イチジク

アダムとイブは痔であった!?

旧約聖書のアダムとイブの絵を見ると肝心な部分をイチジクの葉が覆っています。それは痔を治すという薬効と関係があって、古い時代からの薬用植物ということが窺えます。

不老長寿の果物とも呼ばれ、原産地のペルシャ（イラン）・テヘランの市場を散策すると、至る所でドライフルーツのイチジクが売られていて、皆さんよく食べています。

イチジクは「無花果」の名の通り、花は外から見えず、花が咲かないのに突然実が結ぶように見えます。これは花托《かたく》の部分が肥大して花をぐるりと包んだ状態で、本来は上のほうに雄花、下のほうに雌花があります。食用とする部分は果肉ではなく小果と花托です。

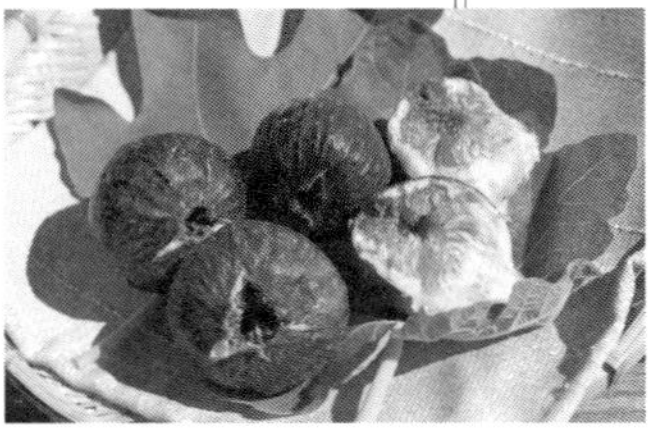

主な薬効

果実：便秘、痔、咽頭痛、吐血、鼻出血
葉：高血圧、痔、神経痛、腰痛、冷え性（症）
葉や枝の乳液：いぼ、痔疾

旬・採取時期

9～10月頃に熟した果実を食し、また採取して天日乾燥したものを無花果《むかか》、真夏に葉を採取して水洗いし、天日乾燥したものを無花果葉《むかかよう》として用います。葉や枝の乳液は必要時に採ります。

特徴と来歴

江戸時代の寛永年間（1624～1645年）に中国から長崎に渡来し、現在では各地で果樹として栽培されているイチジク（無花果）は、アラビア半島から小アジア原産のクワ科の高さ2～4mの落葉小高木で、雌雄異株です。葉は互生し、掌状に3～5裂し、葉裏には粗毛が生えています。葉や茎を傷つけると白い乳汁が出ます。初夏、花軸が肥大化した花嚢《かのう》の内面に無数の花（小果《しょうか》）をつけ、果実は花序全体が肉質化したもので、熟すと多くは暗紫色となります。わが国で栽培されるのは雌株のみで、雄株はほとんど見られませんが、受粉しなくても花嚢が熟す品種です。

この花序を持つものには、イヌビワ、ガジュマルなどがあり、イヌビワは関東以西に分布し、果実はイチジクに似ていて食べられますが、薬用とはされません。

成分と薬効・利用法

果実には果糖やブドウ糖などの糖分、クエン酸、ベンズアルデヒド類などが含まれ、葉にはクマリン類のベルガプテン、プソラレンなどが含まれます。

漢方では清熱解毒（熱証の改善）、潤腸（腸を潤すこと）の効能があり、咽頭痛や便秘、痔に用いられます。民間療法では、便秘、痔、吐血、鼻出血などに乾燥したイチジク10g（3〜4個）を1日量として、600㎖の水で約半量になるまで煎じ、3回に分けて服用します。特に便秘や痔には、生の果実を1日に2〜3個または乾燥した果実を3〜5個食べると効果があります。食べすぎると下痢を起こすことがあります。

高血圧、痔、神経痛、腰痛、冷え性（症）などには、乾燥した葉20gを600㎖の水で半量まで煎じ、1日3回空腹時に服用します。また、よく乾燥した葉100gほどを布袋に詰め、鍋に入れて適量の水を加えて半量くらいまで煮詰めたものを浴槽に入れて入浴します。冷え性（症）の人はイチジクの乾燥した葉とヨモギの乾燥葉（艾葉《がいよう》）それぞれ100gを布袋に詰め、同様に煮詰めて浴槽に入れて入浴すると体が温まり、保温効果もあって肌がきれいになります。肌をきれいにする作用は、白い乳液に含まれるタンパク質分解酵素の働きです。痔の治療には前述の乾燥した葉の煎じ液で洗浄する方法がよく知られています。

葉を取ったときに出る白い乳液を皮膚のいぼに塗ると効果がありますが、いぼ以外の皮膚に付くとアレルギー体質の人はかぶれやすいので注意してください。

食べ方・一口メモ

イチジクは青果店などで購入できます。乾燥果実を購入してもよいでしょう。胃下垂など、胃腸が弱い人はイチジク酒がお勧めです。

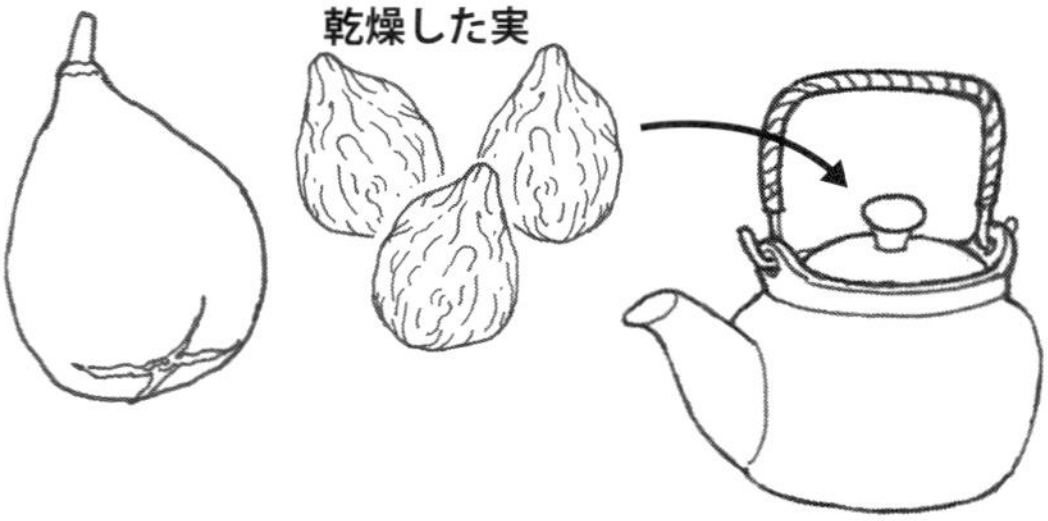

便秘、痔、吐血、鼻出血などに、乾燥した実 10g（3~4 個）を 1 日量として、600 ㎖の水で約半量になるまで煎じ、3 回に分けて服用する。特に便秘や痔には、生の果実を 1 日に 2~3 個、または乾燥した果実を 3~5 個食べると効果がある

高血圧、痔、神経痛、腰痛、冷え性（症）などには、乾燥した葉 20g を 600 ㎖の水で約半量まで煎じ、1日3回空腹時に服用

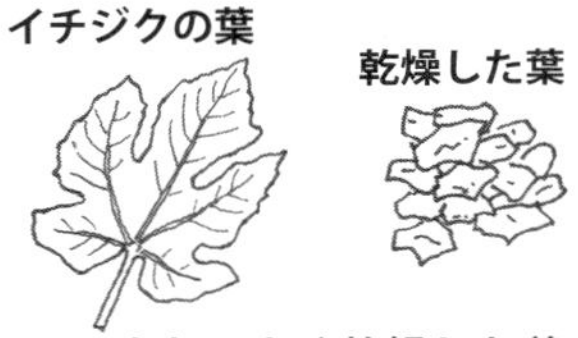

また、よく乾燥した葉 100g ほどを布袋に詰め、鍋に入れて適量の水を加えて約半量まで煮詰めたものを浴槽に入れて入浴する

冷え性（症）の人はイチジクの乾燥した葉とヨモギの乾燥葉（艾葉）それぞれ 100g を布袋に詰め、鍋に入れて適量の水で約半量まで煮詰めて浴槽に入れて入浴すると体が温まる

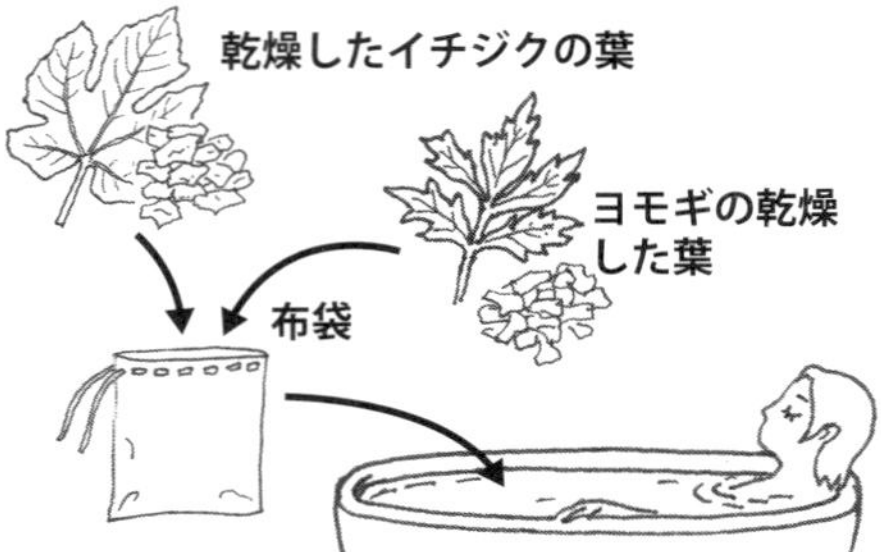

イチジク酒

効能 便秘、貧血

完熟前のイチジク 500g、レモン2個、氷砂糖100ｇをホワイトリカー 1ℓに漬けて3か月保存した後、寝る前に盃 1 杯（30 ㎖）ほどを飲む

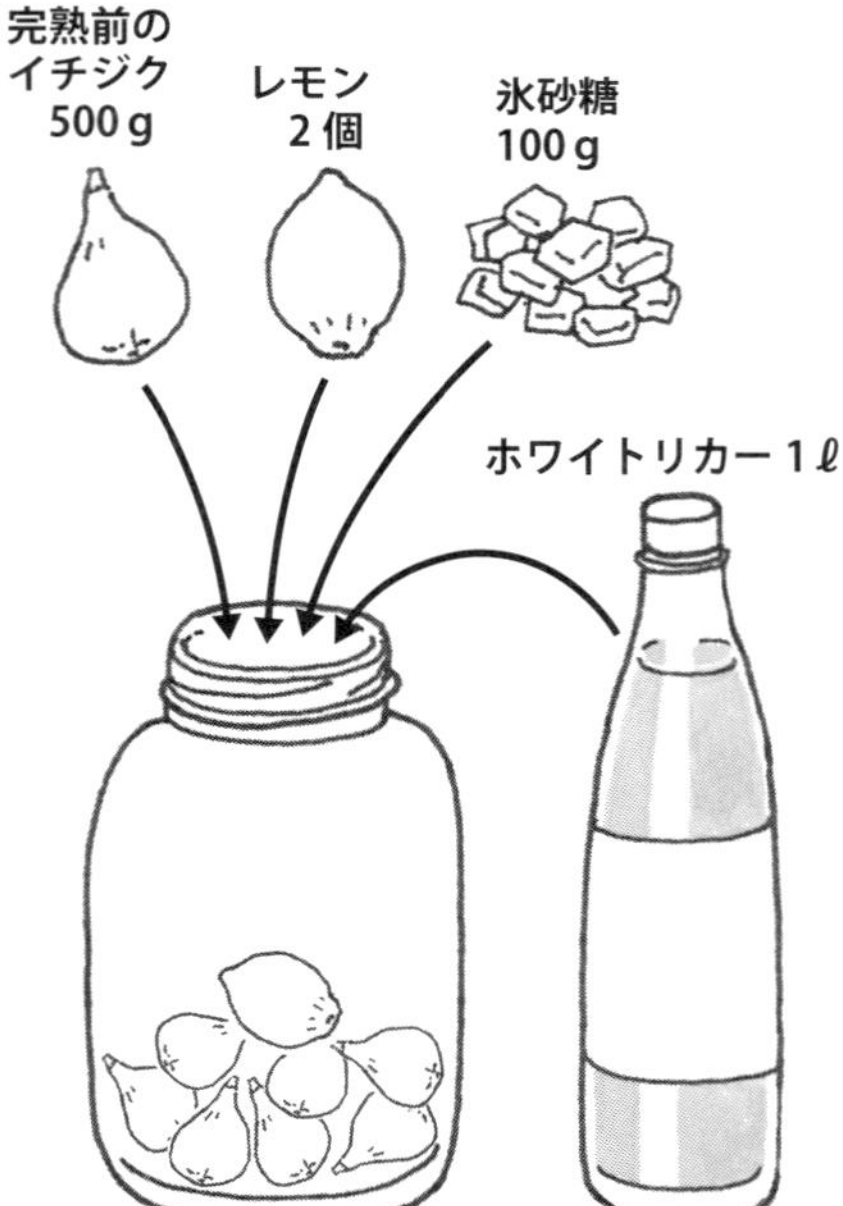

8 ウナギ

古くから日本人の生活に密着した魚

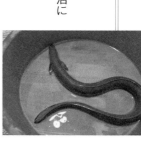

ウナギは、わが国ではすでに縄文時代から食用とされ、日本人の生活に密着した魚です。古くから栄養食品とされてきました。

現在、土用の丑《うし》の日にウナギ（鰻）を食べる習慣があるのは、夏の土用丑の日だけですが、『五行論』の土用とは、暦での季節の変わり目を指し、春夏秋冬のそれぞれにあります。その中でも、夏の土用は脾《ひ》胃を重んじています。

江戸時代、本草学者の平賀源内は、「丑の日に因《ちな》んで、〝う〟から始まる食べ物を食べると夏負けしない」と発案し、うなぎ屋は大繁盛になったそうです。

健康志向の高まった今日では、夏以外の土用丑の日にもウナギを食べる習慣を作ろうといわれています。

主な薬効

肉身：生活習慣病の予防、疲労回復、美肌、老化防止、帯下《たいげ》（おりもの）、疳《かん》の虫

旬・採取時期

天然物は冬が旬ですが、年間を通して購入できます。

特徴と来歴

ウナギ（鰻）とは、世界中の熱帯から温帯にかけて分布するウナギ科に属する魚類の総称で、ニホンウナギ、ヨーロッパウナギなど世界で19種類（うち食用となるのは4種類）が確認されています。一般的に淡水魚として知られていますが、海で産卵・孵化を行ない、淡水にさかのぼってくる「降《こう》河《か》回遊《かいゆう》」という生活形態をとります。

わが国では重要な食用魚の一つで、主にニホンウナギでかば焼きや鰻丼などの調理方法が考案されて、日本料理の食材としても重要で、鰻屋と呼ばれるウナギ料理の専門店も多くあります。古くから食文化に深い関わりを持つ魚で、漁業、養殖ともに広く行なわれ

てきましたが、20世紀後半頃には養殖技術が確立され、養殖に必要となる稚魚の輸入も行なわれるようになりました。さらに、近年は国外からの加工ウナギの輸入が増えています。

縄文時代の遺跡からは、食用としたウナギの骨が出土しており、また奈良時代の『万葉集』にはウナギの古称である「武奈伎《むなぎ》」としての記述が見られます。夏バテを防ぐためにウナギを食べる習慣は、わが国では古くからありました。

一方、小川や田などに棲む淡水魚のドジョウ（鰌）は、脂は少ないがウナギに匹敵する栄養分を含み、日本人には古くから食されてきました。現在ではドジョウを食用にする習慣は少なくなっていますが、ドジョウは昔から俗に「ウナギ一匹、ドジョウ一匹」ともいわれるほど、高い栄養価を得られる食材です。中国では、「水中の薬用人参」と称することもあるほど薬膳に用いられています。豊富なカルシウムやビタミンDは内臓を温めて代謝を活発にしてくれます。

近年では、食用魚として養殖も盛んに行なわれて、ドジョウ料理の栄養価が再認識されています。

成分と薬効・利用法

肉身の性味は、甘、平で、良質なタンパク質や脂質、豊富なビタミンA・B_2・D・E、DHA（ドコサヘキサエン酸）、EPA（エイコサペンタエン酸）の他、鉄、亜鉛、カルシウム、銅などのミネラルをバランスよく含みます。免疫力を高めるビタミンAは特に多く、ビタミンB_2・Eとともに生活習慣病を予防し、疲労回復、美肌、老化防止に役立ちます。ヌルヌルに含まれるムコ多糖類が胃腸の粘膜を守ります。できもの、婦人の帯下、子どもの疳の虫によいとされ、また腰膝を温めます。胆はミネラルの鉄分、ビタミンAのレチノール、葉酸を多く含み、貧血気味の人や妊婦さんにお勧めの食べ物です。

食べ方・一口メモ

夏のスタミナ源として食されます。かば焼き、白焼きは、長すぎず幅広で身がふっくらとして反り返っていないものを選びます。かば焼きに欠かせない山椒は、香りを添えるだけでなく、消化を助ける働きもあります。胆はきも吸い、肝焼きとして食べられます。

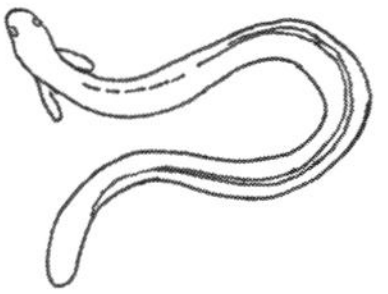

ウナギの黒焼き

効能 肺結核、生活習慣病の予防、疲労回復、美肌、老化防止、帯下、疳の虫

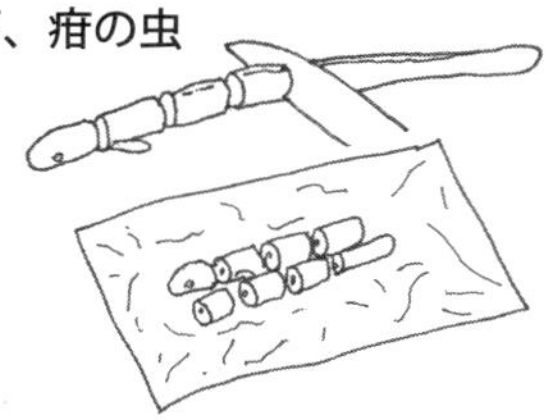

❶ウナギをぶつ切りにして、アルミホイルで空気を絞り出すようにして二重か三重に包み、密封状態にする

❷それを蓋のできる土鍋に入れ、ガスコンロなどで、弱火で 5~6 時間加熱する

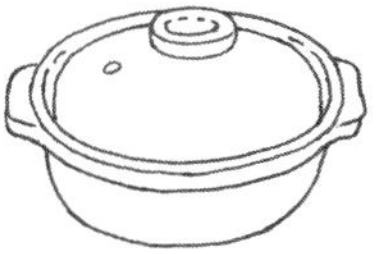

❸炭化状態になったらでき上がり

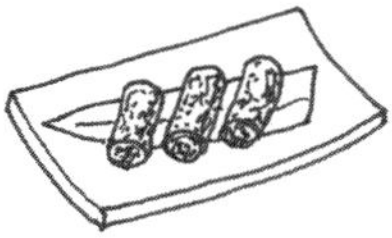

ウナギと野菜の卵豆腐

効能 口角炎、口内炎

材料（8 ㎝ ×12 ㎝ × 高さ 4.5 ㎝の流し箱 1 個分）
ウナギのかば焼き（市販）…100g
生シイタケ…2 個
ニンジン…10g
糸ミツバ…10g
牛乳…2/3 カップ
塩…小さじ 1/2
しょう油…小さじ 2/3
溶き卵…4 個分

①牛乳は塩、しょう油を加えて火にかけ、塩を溶かして冷ます
溶き卵と混ぜ、濾し器で濾す

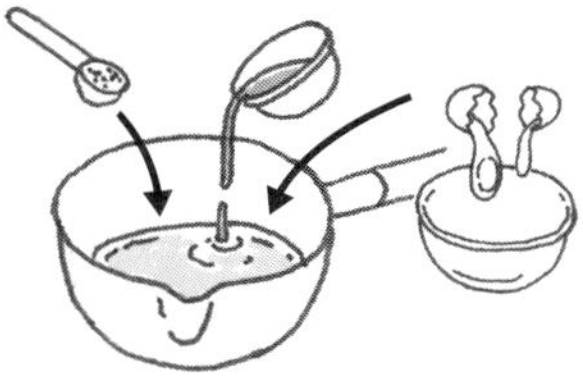

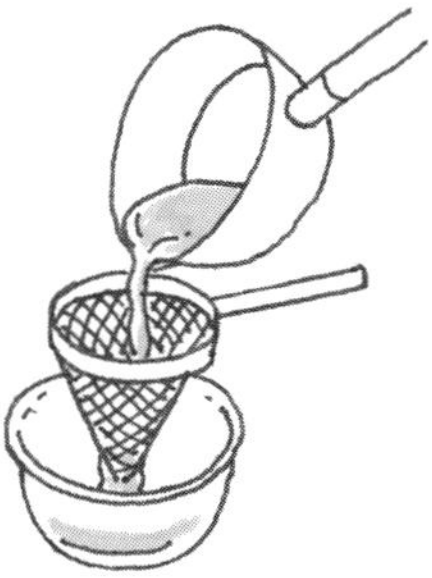

②かば焼きは短冊切りにする。生シイタケは薄切りに、ニンジンはせん切りに、糸ミツバは 3 ㎝長さに切る

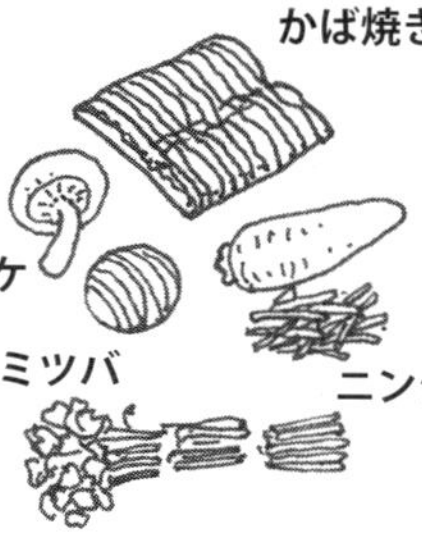

③流し箱に①、②を入れる。蒸気の出た蒸し器に入れ、中火で 2~3 分、弱火で10~15 分、卵液が固まるまで蒸す。蒸し上がったら粗熱をとり、冷やす

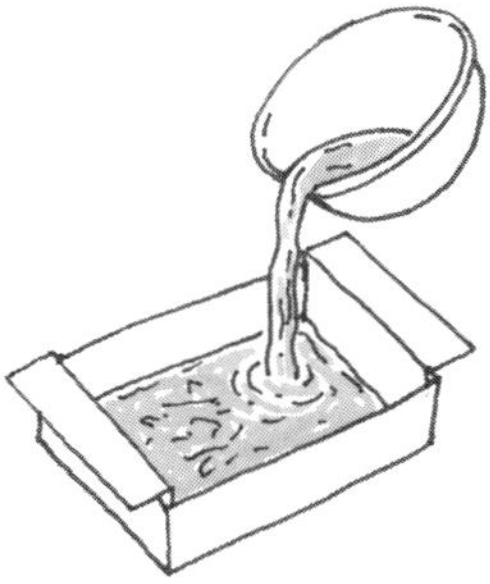

④流し箱のふちに沿って包丁を入れて抜き、板ごと取り出し、底も包丁を入れて切り離す。食べやすく切って器に盛る

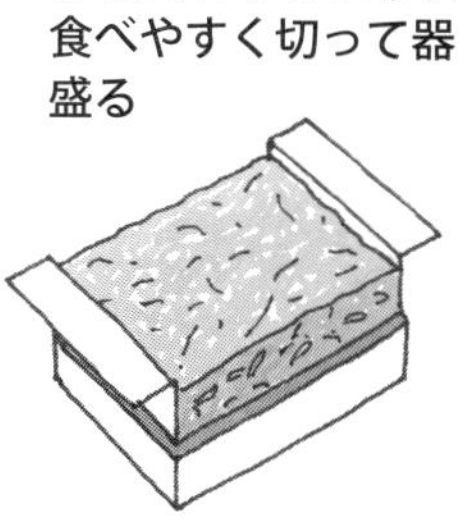

9 ウメ

加工して日本人の食のベースに

子どもの頃、ウメ干しを竹の皮に包んでしゃぶったり、楽しみにしていた弁当を開けると日の丸弁当だったりと、これほど思い出深い実もありません。

今日では、お花見といえば桜ですが、万葉の時代は梅の花に人気があったようです。中国から渡来したウメは、「百花の魁《さきがけ》」といわれ、春まだ浅い頃に清楚で気品の高い白い花を咲かせ、ほのかに甘い香りが芳《かんば》しいので、日本人の郷愁をそそる木ともいえます。

わが国には樹木のウメより先に薬として烏梅《うばい》（未熟なウメの実をくん製にして干したもの）が渡来しましたが、実のなる木をウメ（ウメの木）と呼ぶようになったのは、烏梅の中国音の「ウメイ」が訛ってウメとなったからです。日本人の感性はこんなところにもあります。

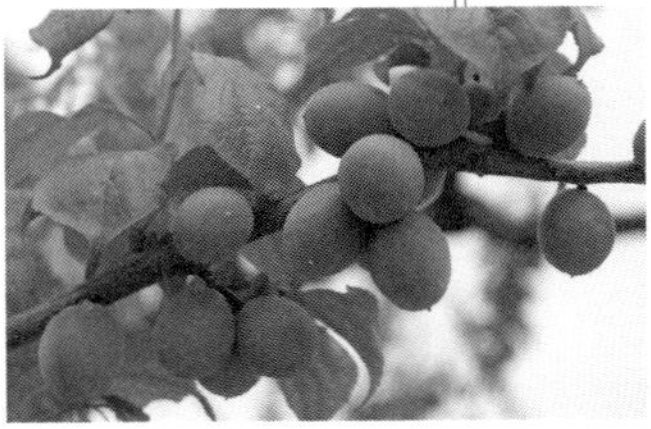

主な薬効

未熟果実（烏梅）：解熱、鎮咳、去痰
果肉：腹痛、下痢
花蕾（白梅花）：解毒、健胃、去痰、鎮静

旬・採取時期

5～6月頃に黄熟する直前の青い果実を採取し、くん製にしてから乾燥したものを用います（烏梅）。ウメ干しには黄熟した果実を用います。

特徴と来歴

ウメ（梅）は、中国の長江流域が原産といわれるバラ科の落葉小高木で、東アジア地域に限られて分布する核果類で、英語名は日本アンズを意味します。早春2月、葉の出る前に香りある5弁の白または淡紅色の花を咲かせ、果実は5～6月頃に黄熟し、球形で酸味の強い核果です。

わが国へは稲作とともに渡来したと考えられ、『魏《ぎ》志倭人伝《しわじんでん》』や『古事記』『日本書紀』などの書物にも記載されています。また『万葉集』にはウメを詠んだ歌がサクラの3倍に近い118首におよんでいます。古代は一重咲きの白梅が主流で、もっぱら観賞用でしたが、食用にも栽培されるようになり、江戸時代にはかなりの品種が作られました。

明代の李時珍の『本草綱目《ほんぞうこうもく》』には、烏梅は解毒、健胃、去痰、鎮静作用があり、口渇を抑えて頭や目の痛みを和らげると記載されています。江戸時代の『本《ほん》朝《ちょう》食鑑《しょっかん》』には、白梅花の煎湯で顔を洗うと肌がつややかになるとともに、ほくろやにきびの類を取り去ると記されています。このほか、梅核仁（種子）は日射病や夏バテなどの暑病を治療し、目を明らかにする解毒効果もあると伝承され、今日まで梅肉エキスやウメ酒も健康食品や健康酒として広く利用されています。

今日では植物学的にコウメ、ミウメ、ブンゴウメなどの多種多様な品種があり、果実用（実梅）には200品種、観賞用（花梅）は400品種に達するといわれています。

成分と薬効・利用法

果実にはクエン酸やリンゴ酸、コハク酸、クロロゲン酸などの有機酸、ウルソール酸やアミリンなどのトリテルペノイド、カリウムやカルシウムなどのミネラル、食物繊維などが含まれ、種子には青酸配糖体のアミグダリンなどが含まれます。

『神農本草経《しんのうほんぞうきょう》』の中品に収載されている烏梅は、熟しきっていないウメ果実（青ウメ）を果肉が黒くなるまで弱火で炒り乾燥したもので、性味は酸・渋、温で、止渇、止瀉（下痢止め）などの効能があり、漢方では解熱、鎮咳、去痰、慢性下痢、寄生虫駆除などに処方されます。たとえば、烏梅に陳皮、山査子《さんざし》、紫蘇《しそ》葉などを加えた酸梅湯《さんめいたん》は、甘酸っぱくて非常に飲みやすい飲料で、暑気あたりや消化不良に効果があり、お茶代わりに飲みます（ウメサワージュース）。ウメは酸味の代表ですので、血液の浄化と心臓の働きを安らかにし、呼吸器官や大腸などの働きを助け、腎を補います。

アミグダリンには抗菌・抗真菌作用、クエン酸には清涼・収れん作用（組織や血管を縮める作用）があります。民間療法では、解熱、鎮咳、去痰、腹痛、食あたりなどに烏梅1～2個を200㎖の水で半量ほどに煎じ、熱いうちに飲みます。二日酔いにも効きます。

江戸期の『いろは救民救薬の歌』にもありますが、ウメ干しや未熟果をすりおろした汁を煮詰めた梅肉エキスを用いるのもよいでしょう。

咳、解熱には、ウメ干し1～2個をホイルに包んでフライパンで蒸し焼きにして、これを茶碗に入れて熱湯を注ぎ、崩しながら飲みます。下痢には梅肉エキスを湯で薄めて飲みます。ウメ酒は1日1回盃1杯ほどを飲むと疲労回復、滋養、強壮や暑気あたりに効果があります。

青ウメを生食すると中毒を起こすのは、未熟果には種子や葉と同様に微量ながら青酸が含まれるからです。熟すると毒性はなくなり、また砂糖漬けにしたり、酒や塩に1か月以上漬けたりすることで毒性が消えます。

食べ方・一口メモ

ウメの実は、生食よりもウメ干しやウメ酒、梅肉エキスなどに加工される場合が多く、風味だけでなく薬効を期待しているように思われます。わが国独特の食文化としてのウメ干しは、1日1回食べると健康維持によいといわれるように、かつては日本の各家庭に常備されており、食あたりによる腹痛や下痢の治療に用いられていました。ウメ酒にすると、カリウムなどウメの有効成分が酒に溶け出して効率よく摂取できます。作り方は、青ウメ1kg、氷砂糖500gをホワイトリカー1・8ℓに漬けて冷暗所に置き、6か月以上経ってから飲みます。

ウメ干しは、有機酸やビタミン、ミネラルが類を見ないほど豊富で、強い酸味に殺菌・防腐効果があるため、食品の保存に用いられ、また胃腸の働きを促すので食欲増進や便秘、肌荒れにも効果があります。作り方は、黄熟した果実2kgを洗って水気をふき取り、焼酎で殺菌した後、果実の20％の重さの塩で下漬けし、カビが生えないように気をつけながら、ウメ酢が上がってくるのを待ちます。塩で揉み、あく抜きした赤ジソ300～350gを加えてさらに漬け、梅雨が明けて晴天の続く土用の頃、3日間ほど天日に干して仕上げますが、着色に赤ジソを使うことは江戸元禄年間に開発されました。近年では、塩分控えめで赤ジソを用いないウメ干しやハチミツ漬けウメ干しが多くなってきました。

ウメ干し湯

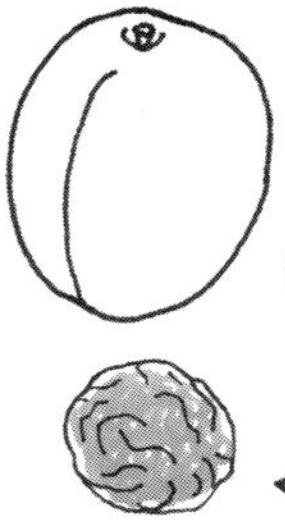

効能 咳、解熱

❶ウメ干し 1~2 個を
ホイルに包む

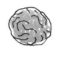

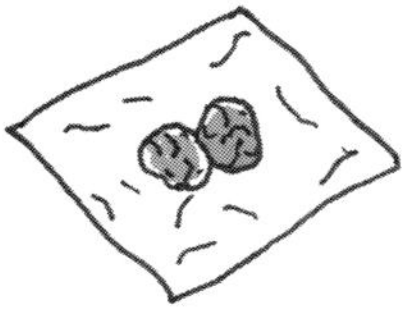

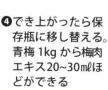

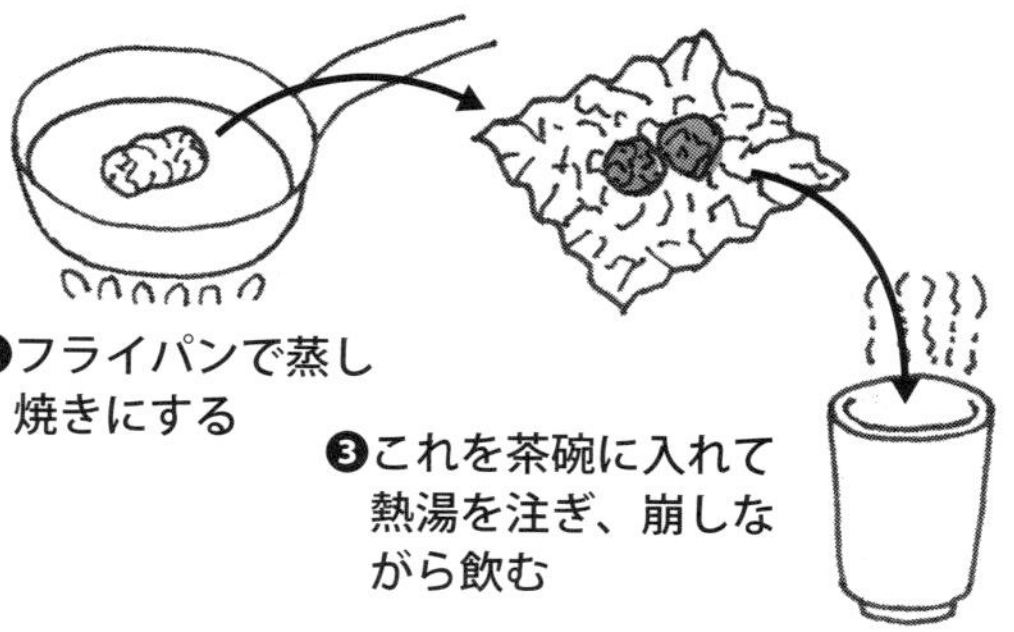

❷フライパンで蒸し
焼きにする

❸これを茶碗に入れて
熱湯を注ぎ、崩しな
がら飲む

梅肉エキス

効能 腹痛、下痢

❶青ウメ 1kg を
洗ってヘタを
取り除く

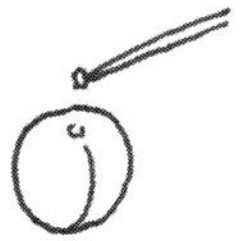

❷おろし器で
擦り潰す

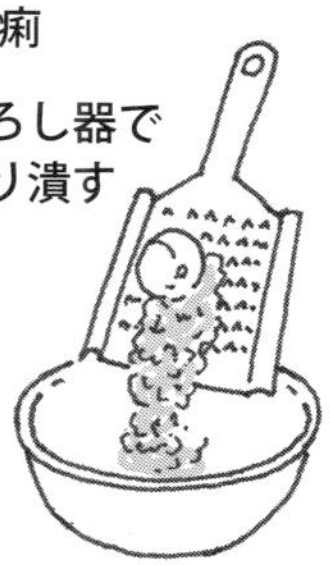

❸擦り潰したものを
布で包んで絞り、
青い液汁をとる。
ホーロー鍋か土鍋
で、弱火でよくか
き混ぜながら１時
間ほどどろっとす
るまで煮詰める

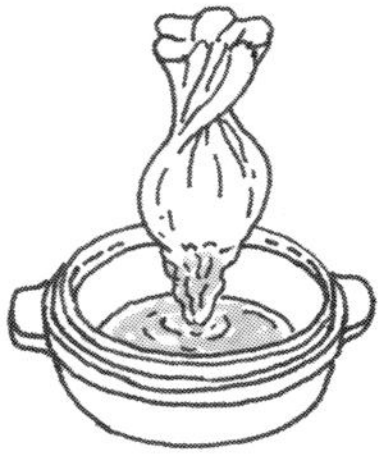

❹でき上がったら保
存瓶に移し替える。
青梅 1kg から梅肉
エキス20~30mℓほ
どができる

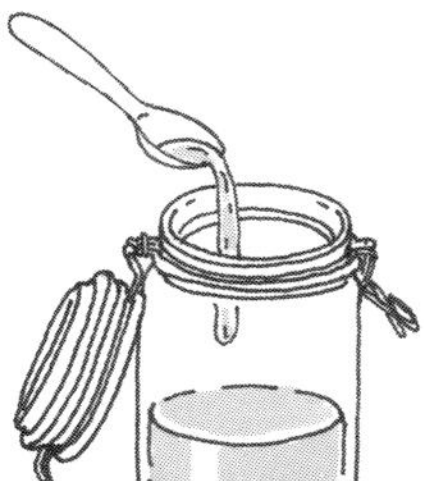

ウメ酒にすると、カリウムなどウメの有効成分が酒に溶け出して効率よく摂取できる。作り方は、青ウメ1kg、氷砂糖 500g をホワイトリカー1.8 ℓに漬けて冷暗所に置き、6か月以上経ってから飲む。1日1 回盃１杯ほどを飲むと疲労回復、滋養、強壮や暑気あたりに効果がある

ウメ干し

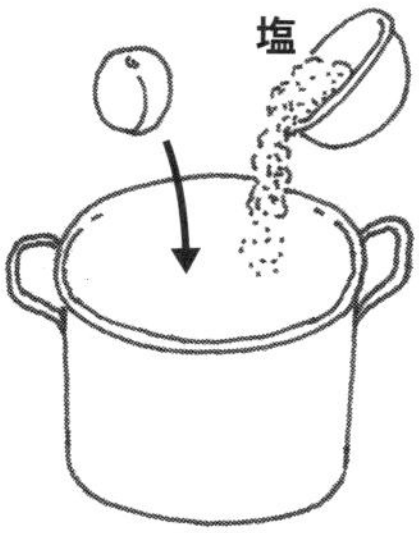

①黄熟した果実 2kg を
洗って水気をふき取
り、焼酎で殺菌した
後、果実の20% の重
さの塩で下漬けし、
カビが生えないよう
に気をつけながら、
ウメ酢が上がってく
るのを待つ

②塩で揉み、あく
抜きした赤ジソ
300~350g を加
えてさらに漬け
る

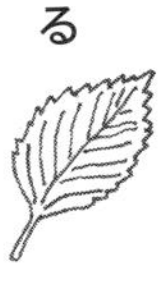

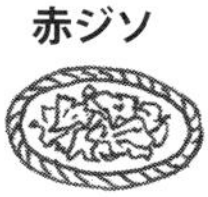

③梅雨が明けて晴天の
続く土用の頃、3日間
ほど天日に干して仕
上げる

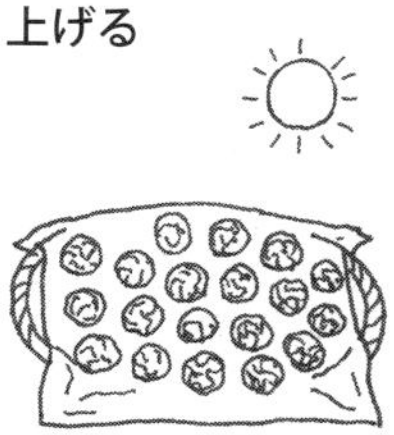

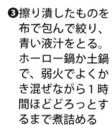

10 エノキタケ

野生のものと栽培品はまったく違う

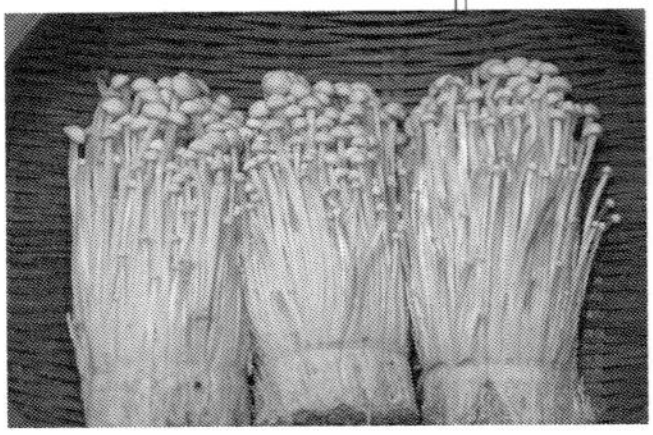

食用になる野生のキノコが少ない晩秋から早春にかけて発生することが、エノキタケ（榎茸）の大きな魅力のひとつです。古くから食用にされ、以前はほだ木栽培が主流でしたが、近年ではおが屑《くず》によるびん栽培が広く行なわれ、暗所でもやし状に作られた栽培品が多く出回っています。野生のものと栽培品がこれほど違うキノコも珍しく、栽培品は姿形から風味、栄養分まで野生のものには遠く及びません。

主な薬効

子実体：内臓脂肪率低下

旬・採取時期

野生品は晩秋から春が旬ですが、栽培品は通年生産・販売されています。

特徴と来歴

世界に広く分布し、秋、エノキ、コナラ、カキなど種々の広葉樹の枯れ木や切り株に多数束生するタマバリタケ科のキノコですが、エノキダケ、ナメタケなどとも呼ばれ、しばしば「えのき」と縮めて呼ばれます。子実体の傘は径2～8㎝、始めはピンの頭のようですが成長すると皿状になり、表面は粘性が強く、黄褐色から茶褐色です。積雪の中でも発生することがあるので、ユキノシタとの別名もあります。

成分と薬効・利用法

子実体は、タンパク質、不溶性食物繊維、カリウム、リンなどのミネラル、ナイアシンやパントテン酸などのビタミン類を含み、野生のものは加熱すると粘りが出るため、それを活かした料理に適し、鍋物、炒め物、煮物に使われます。中国では便秘の特効薬として使われます。生のエノキタケに含まれるタンパク質のフラムトキシンには強心作用や溶血作用があるといわれますが、加熱により分解しますので、必ず加熱して食べる必要があります。エノキタケの熱水抽出物とその残渣をアルカリ処理して得られた成分のキノコキトサンに、内臓脂肪率の低下などを示す研究成果が報告されています。

シイタケなどほかのキノコ類と同様に、栽培用培地の成分により発生する子実体に含まれる栄養成分は変動するため、栄養価として一般に公開されている成分は目安です。

今日、工場におけるびん栽培（菌床栽培）によって1年中出回るキノコですが、これらはモヤシ状態に育てられたもので、野生のエノキタケと非常に異なる姿となっています。そのため、野生、あるいはほだ木栽培（原木栽培）のエノキタケと、びん栽培のエノキタケでは味覚も極端に異なります。シイタケには及びませんが、日本でもっとも多く生産されるキノコです。

びん栽培したものを煮てぬめりを効かせて味付けしたものが、「なめ茸」「ナメコ」などの名称でびん詰めなどにして市販されています。

一方、名前が紛らわしい**ナメコ**（滑子）は、わが国や台湾などに分布するモエギタケ科のキノコの一種で、秋、ブナやナラなどの枯れ木や切り株などに単独または群生します。茶色のひだは粘液性糖タンパク質が分泌してぬめりがあるため、ナメタケ、ヌメリタケと呼ぶ地域もあります。天然のものと人工栽培のものがあり、近年は広く人工栽培が行なわれ、一般に市場に流通しているのは菌床栽培品です。みそ汁やそばの具、炒め物をはじめとする料理に多用されて、つるつるとした喉越し感があります。ぬめりが乾いた状態では、天然のエノキタケに似ています。

食べ方・一口メモ

ぬめりが強く、甘い香りがあり、歯切れも舌触りもよく、ナメコと同様に日本人好みのキノコです。こっくりとしたうま味が持ち味で、みそ汁、和え物、てんぷら、鍋物などの日本料理によくあいます。

エノキタケを天日乾燥したものは、生の重量の約1／10になり、有効成分が濃縮され、またビタミンDも増加します。調理して食べると健康機能性もアップして、肥満などにより効果的です。

干しエノキタケ

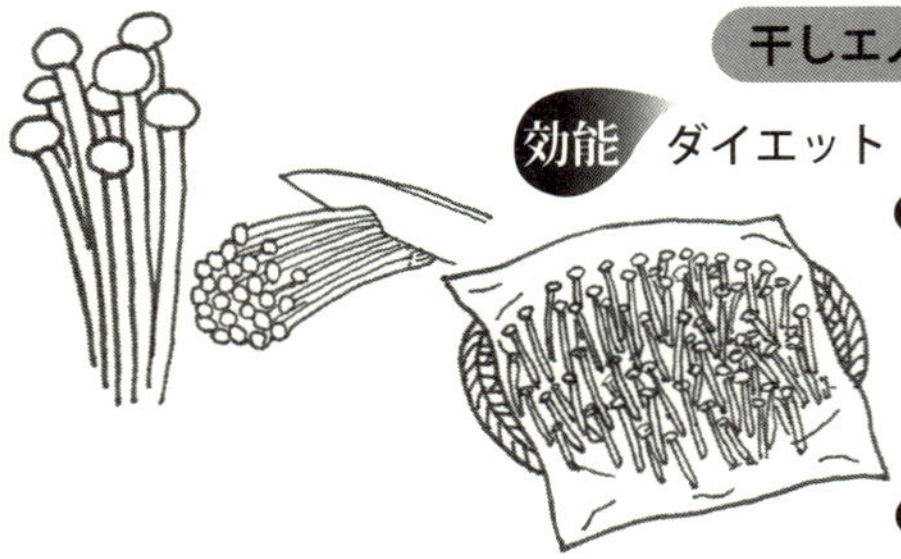

効能 ダイエット（内臓脂肪率低下）

❶市販のエノキタケの根元（石づき）を取り、バラバラにして、ザルかトレーにキッチンペーパーを敷いたものに重ならないようにして広げて干す。ザルやトレーは、2~3 個必要かもしれない

❷日の当たる場所で丸 1 日干すと、カラカラの状態になる

❸干しエノキを細かくはさみで切る（5 g）

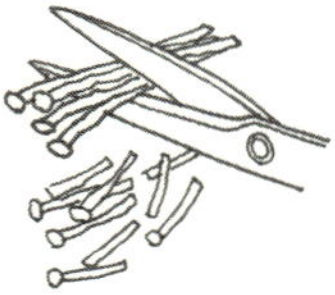

❹沸騰した水を数分おいて95℃にし、保温ポットに❸を入れて500 mℓ注ぎ入れる

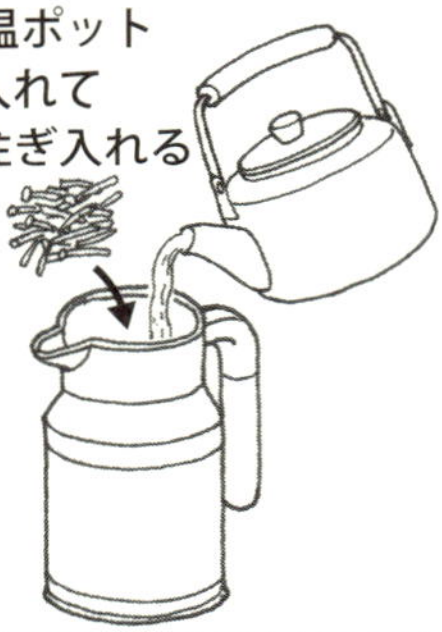

❺ふたをして 30 分おく

❻30 分おいた後は、冷やしても効果は変わらないのでお好みに応じて 1 日500mℓ飲む。ポットに残っている干しエノキは、そのまま食べるかしぼり汁を飲む

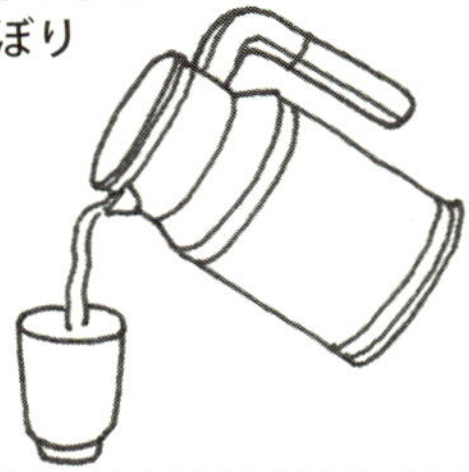

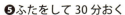

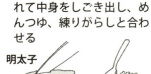

エノキタケの明太子あえ

効能 月経不順

材料（2 人分）
エノキタケ…200g
明太子…40g
めんつゆ（3 倍濃縮）…小さじ 1
練りがらし…小さじ 1/2
青ジソせん切り…6 枚分

①エノキタケは根元（石づき）を取り、バラバラにほぐす。鍋に入れ、強火にかけてサッと空炒りして粗熱をとる

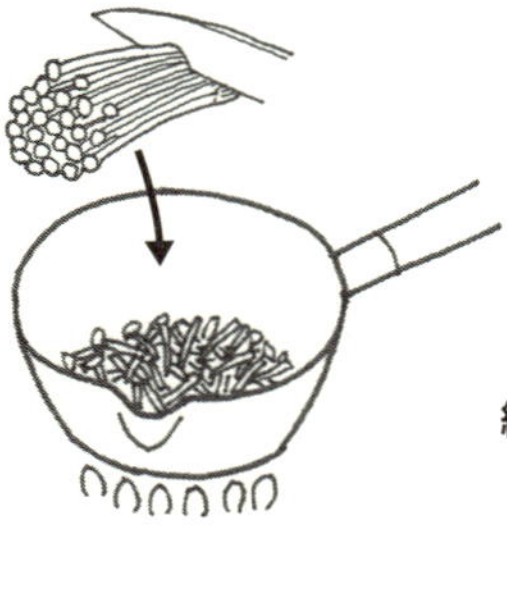

②明太子は薄皮に切り目を入れて中身をしごき出し、めんつゆ、練りがらしと合わせる

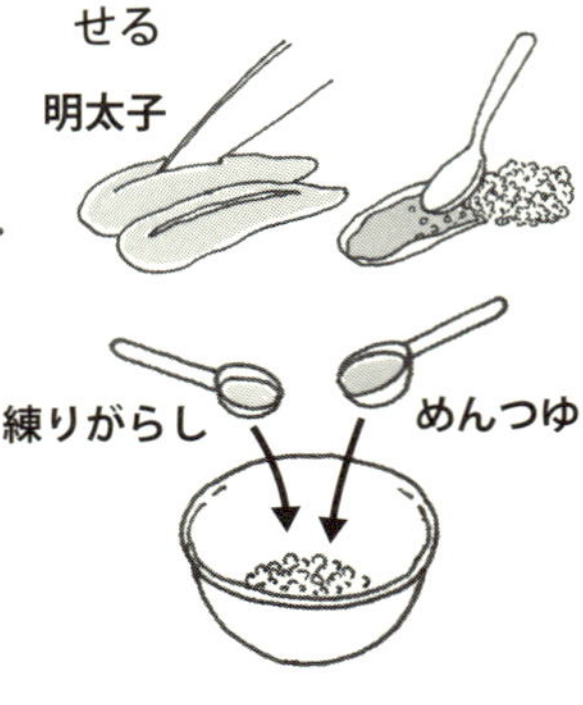

③エノキタケを②であえて器に盛り、青ジソをのせる

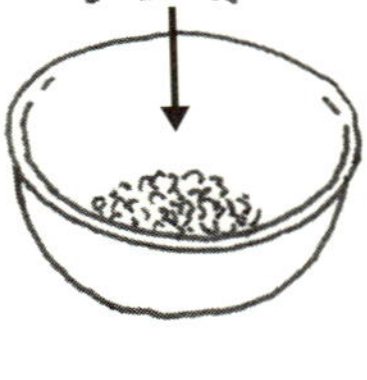

11 エビ

殻ごと食べると万病に効果

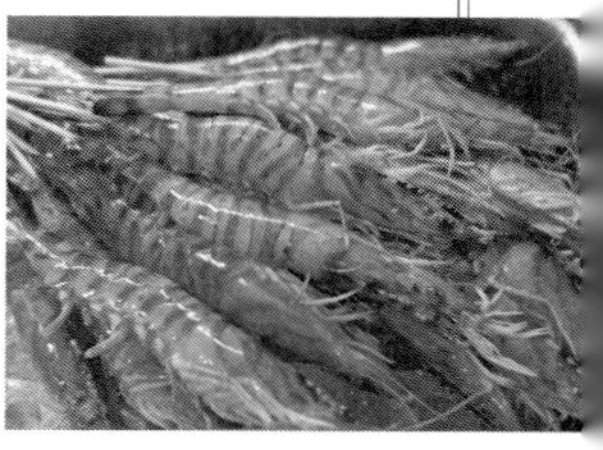

「海老で鯛を釣る」などと何気なくいっているエビですが、和名の由来は、日本語の「えび」はもともとは葡萄《ぶどう》、あるいはその色のことでしたが、エビが葡萄の色に似ていることから、蝦・海老のことを「エビ」と呼ぶようになりました。現在でも「葡萄色」と書いて「えびいろ」とも読みます。また、漢字表記の「海老」や「蛯」の字は、曲がった腰と長い髭《ひげ》を老人に見立てたものです。

子どもの頃、近くの沼で「スルメでザリガニを釣る」ことに興じたことがありましたが、このアメリカザリガニはエビガニと呼ばれることからも広範囲のエビの一種と本で知って驚いたことがあります。

動植物の分類学では、系統解析があまり進んでいない分野もありますが、和名の由来にはますます興味がそそられます。

主な薬効

肉身：糖尿病の予防、アンチエイジング、産後の乳汁不足、インポテンツ

殻：皮膚掻痒《そうよう》（皮脂の欠乏や皮膚の乾燥が原因のかゆみ）、疥癬《かいせん》（ダニによって起こる感染症）、がん予防

旬・採取時期

旬は一般には冬ですが、クルマエビは5～11月です。

特徴と来歴

エビ（海老・蝦）は、節足動物のエビ目（十脚目）の甲殻類の一群の総称で、体表はキチン質の殻に覆われ、頭胸部と腹部に大きく分けられます。テナガエビ、クルマエビ、サクラエビ、ブラックタイガー、イセエビなど約3000種が知られています。河川から深海まであらゆる水環境に生息し、古くから食用や観賞用として人との関わりが深く、ほとんどのエビが食用にされ、大小さまざまなエビが漁獲・消費されています。

海底を歩行するイセエビなどの大型のエビ類を「海老」または「蛯」、サクラエビなどの海中を泳ぐ小型のエビを「蝦」と漢字表記するといわれていますが、実際にはそこまで厳格に区別しているわけではありません。なお、英語のロブスター（lobster）やシュリンプ（shrimp）は大きさによる区別です。

成分と薬効・利用法

中医学では、蝦（テナガエビ）、海蝦（コウライエビ、クルマエビ）、龍蝦（イセエビ）を指します。性味は甘、平で、いずれも腎気を補う効能があり、腎の働きを高め、スタミナを増強し、造血機能を盛んにする作用があるため、補腎強壮薬として産後の乳汁不足やインポテンツなどに用いられます。脳卒中の後遺症である半身不随には、エビと他の補腎薬や血行改善薬などを一緒に用いることもあります。皮膚掻痒、疥癬、頭瘡《ずそう》（頭部脂漏性湿疹）には、殻の粉末を患部に塗布すると効果があります。エビの卵を乾燥した蝦子《えびこ》（シャーヅ、性味：甘、温）は、体を温めて活動を活発にする作用があるとされ、調味料として用います。

タンパク質に富み、ビタミンEや骨を丈夫にするカルシウム、リンなどのミネラルも多く含まれます。コレステロールが多めですが、悪玉コレステロールを排出するアミノ酸のタウリン、肩こり、便秘を改善し、生活習慣病や老化の予防に効果のあるアミノ多糖のキチン・キトサンが豊富です。エビの甘味成分のベタインにもコレステロール値、血糖値を下げる作用があり、糖尿病の予防に有効です。殻に多い色素のアスタキサンチンは強い抗酸化力でがんを予防します。

エビには川エビと海エビがありますが、中医学では薬効が高いのは海エビで、コレステロールが少ないのも海エビです。

食べ方・一口メモ

エビを使った料理は、刺し身、寿司、天ぷら、エビフライ、焼エビ、エビチリなど多種多様であり、スナック菓子としても煎餅などがあります。

アレルギー症状を起こしやすい食品のひとつで、エビを原材料として含む製品を販売する場合には、エビを原材料に使用している旨を表示する義務があります。

エビの香り茹で黒酢添え

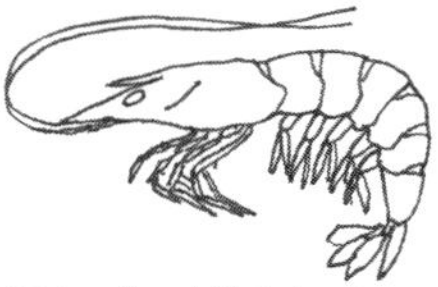

効能 糖尿病の予防、アンチエイジング、産後の乳汁不足、インポテンツ、皮膚掻痒、疥癬

❶シバエビは水で洗って背わたを取る

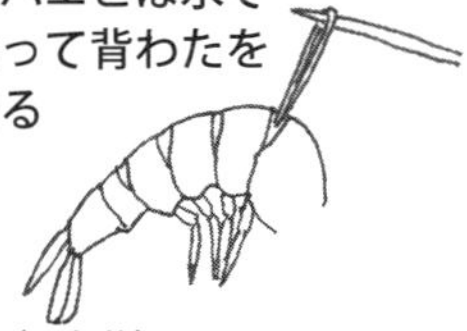

材料（4人分）
シバエビ…500g
水…1000 mℓ
黒酢…40 mℓ
ショウガ…10g
◎サンショウ…1g
◎白ネギ…30g
◎ショウガ…30g
◎レモン…15 g（輪切り 2 枚）
◎食塩…10g
◎酒…15 mℓ

❷鍋に水を入れ、◎を加え調味し、❶を入れて加熱する

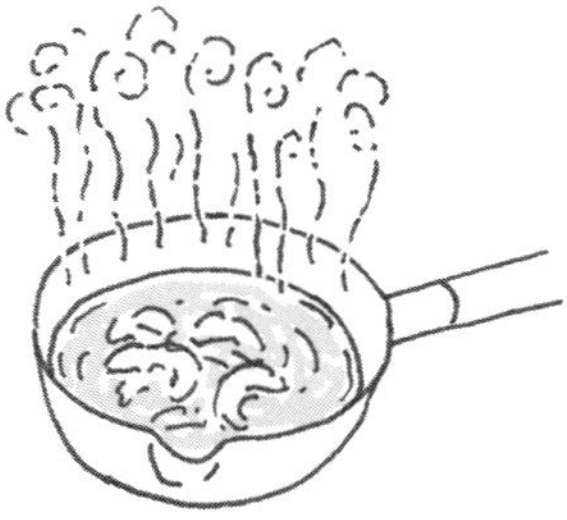

❸❷の調味料が沸騰してエビが赤くふっくら茹であがったら、火を止める

❹❸を皿に盛り、黒酢にショウガをきざんだタレを添える

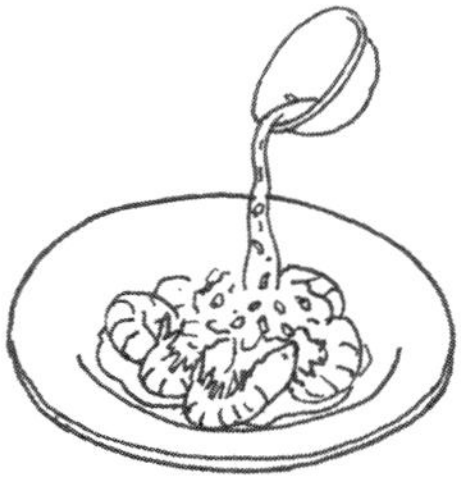

豆腐とエビのザーサイ炒め

効能 肥満予防

豆腐

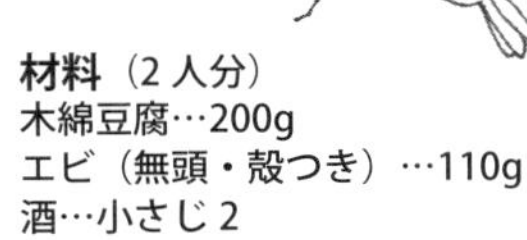

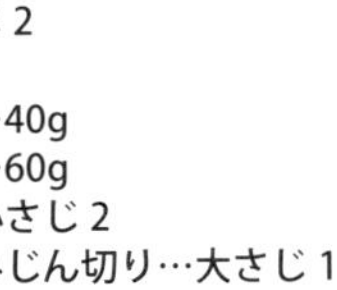

材料（2人分）
木綿豆腐…200g
エビ（無頭・殻つき）…110g
酒…小さじ 2
塩…少々
ザーサイ…40g
ピーマン…60g
ゴマ油…小さじ 2
長ネギのみじん切り…大さじ 1
ショウガのみじん切り…小さじ 1/5
◎酒…大さじ 1/2
◎しょう油…小さじ 1
◎コショウ…少々

①豆腐はキッチンペーパーで包み、5分おいて水気をきり、8つに切る。エビは殻と背わたを除き、酒、塩をふる

②ザーサイは洗い、水に10 分つけて塩出しし、粗く刻む。ピーマンはせん切りにする

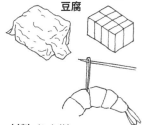

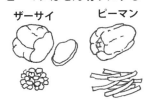

ザーサイ

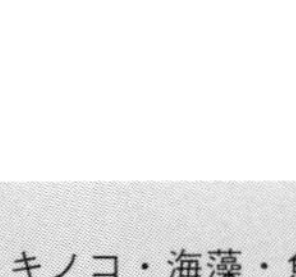

ピーマン

③フライパンにゴマ油を熱し、エビ、長ネギ、ショウガを入れて強火で炒め、火を通す
豆腐を加え、ざっと混ぜて②を炒め合わせ、ピーマンがしんなりしたら◎で調味する

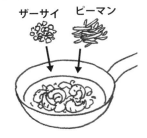

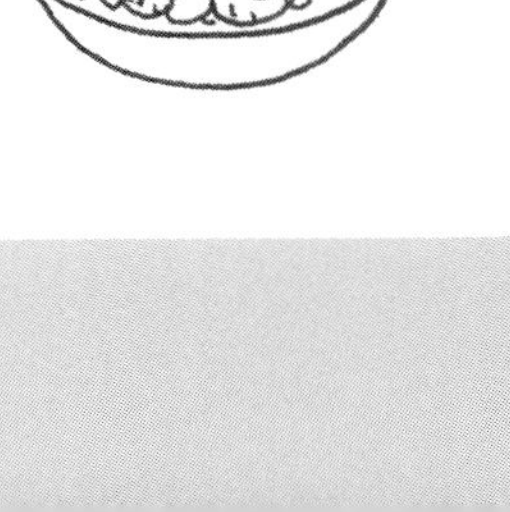

12 エリンギ

淡白な味と独特の歯ざわりが人気

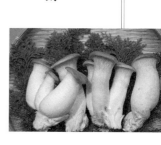

淡白な味と独特の歯ざわりが人気で、肥満や生活習慣病の予防に期待されています。

わが国では、本種の自生はなく、市場において見られるものは全てが栽培産品です。学問上定着した和名はなく、普段呼んでいる名称は学名のエリンギで、広く認知されています。

主な薬効

子実体：肥満・生活習慣病の予防、風邪、動脈硬化予防、二日酔い

旬・採取時期

栽培品が通年生産・販売されています。

特徴と来歴

イタリア、フランスなどの地中海性気候地域を中心として、ロシア南部、中央アジアなどのステップ気候地域までを原産地とするヒラタケ科のキノコの一種で、主にセリ科エリンギウム植物の枯死した根部を培地として自生することから命名されました。

原産地域ではもともと人気のある食用キノコで、フランス料理やイタリア料理などの定番食材のひとつです。わが国においては、１９９３年に愛知県林業センターで初めて人工栽培が行なわれ、太くて大きいエリンギが開発されました。その後、栽培技術が普及するにともなって、各地で大量の商業栽培が行なわれるようになりました。

歯ごたえがよく、食感はマツタケや加熱したアワビによく似るとされています。食材そのものの香りは乏しいため、種々の味付けや香りづけを施して調理されるのが普通です。現在では大量栽培が普及したため、価格も手ごろな食材として人気が定着しています。わが国では暗室栽培で伸ばした柄の部分が好まれますが、イタリアなどでは開いた傘が好まれます。

栽培は、主に菌床栽培で行なわれ、培地の主材として広葉樹全般が使用されています。コーンコブミール（トウモロコシの芯の粉末）なども積極的に使用され、栄養材として米糠やトウモロコシ糠、おからなどの食品副産物も利用されています。わが国での栽培の歴史が浅いため、食品副産物の利用研究と共に栽培技術が発展していますが、害菌抵抗性が弱く、湿度不足や湿度過多はさまざまな生育障害を起こしやすいのが難点です。

成分と薬効・利用法

子実体は90%以上が水分で、不溶性食物繊維、カリウム、リン、マグネシウムなどのミネラル、ビタミンD、ナイアシン、パントテン酸などのビタミンを含みます。もち風味の食感を生む豊富な食物繊維が腸内環境を整え、余分な脂肪や老廃物を排出し、肥満や生活習慣病を予防します。ビタミンでは特にナイアシンが多く、糖質の代謝や二日酔いの解消に役立ちます。美肌や風邪、動脈硬化予防に有効なパントテン酸も豊富です。

食べ方・一口メモ

加熱しても効果が失われない栄養成分が多いので、ソテーやスープの具材として用いる南欧料理のほか、鍋物などの和食や中華料理の具材としても広く使われます。歯ごたえを楽しむため、縦に走る繊維と直角に切ったものを用いた中華スープや、食べやすい大きさに手で裂いて炒めたバターソテー、煮込んで佃煮にするなど手軽な調理法が種々考案され、人気の食材のひとつとなっています。ただ、食用に際しては、加熱は必須で、生食により食中毒を起こす場合があります。

軸が白くて太く、張りがあってしわのないもの、傘が割れたり、裏側が変色したりしていないものを選びます。水分がつくと傷みやすいので注意し、ラップに包んで冷蔵庫の野菜室で保存します。

天日乾燥した干しエリンギは、有効成分が濃縮され、またビタミンDも増加します。じっくり水でもどすと良いダシを取ることができ、さらにザクッとした食感は生にも増して引き立ち、濃厚なうま味が感じられます。煮物やスープに入れるとよく、長時間煮込んだ干しエリンギは、ホタテ貝柱のような食感です。

干しエリンギ

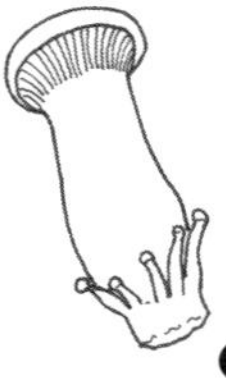

効能 肥満・生活習慣病の予防、風邪、動脈硬化の予防、二日酔い

❶エリンギは縦に4~6 等分に切るか、輪切りにする形で切る。縦切りはパスタや炒めものに、輪切りは、煮物などに向いている

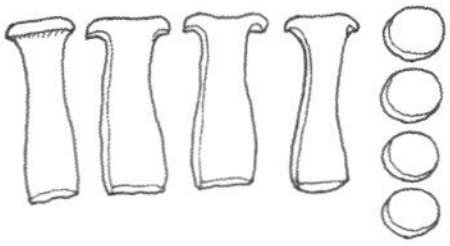

❷干し野菜ネットやザルなどに入れて、日光が当たる風通しのよい場所で干す。均等に乾燥させるために、エリンギ同士が重ならないようにていねいに並べるのがコツ

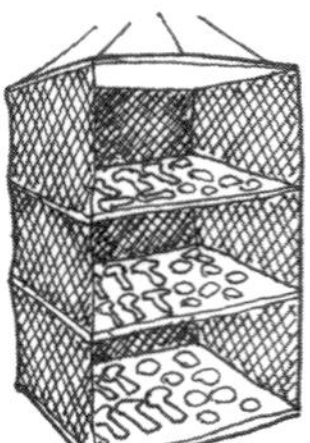

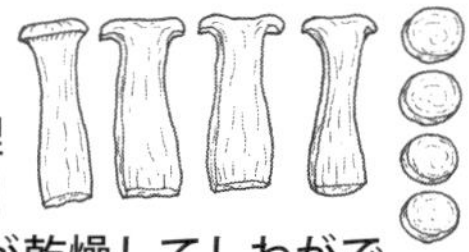

❸セミドライ（調理用）の場合は半日程度干す。表面が乾燥してしわができ、全体的にまだしっとりしている感じ。さっと水洗いすればそのまま料理に使える

❹フルドライ（保存用）の場合は、3~5 日間干す。全体が茶色に色づき、水分が全て飛んだ感じ。調理の際は、さっと水で洗った後に10~20 分程度水かぬるま湯でもどす

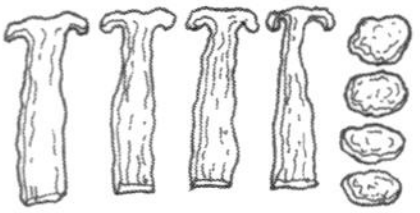

❺フルドライの干しエリンギは、保存用の袋や容器に入れておけば、常温で約 3 週間保存できる。セミドライの干しエリンギは、5 日ほど保存できる

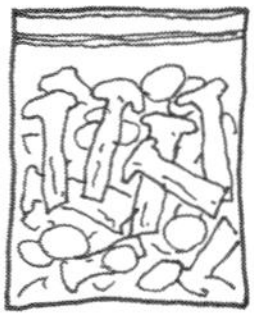

エリンギの中華浸し

効能 むくみ

材料
もどした干しエリンギ（フルドライ）…2 本
キュウリ…1 本
ショウガ…1 片
炒りゴマ…少々
◎赤トウガラシ…1 本
◎酢・しょう油…各大さじ 1
ゴマ油…小さじ 1
砂糖…大さじ 1

①もどした干しエリンギとキュウリを 1 ㎝幅程度に細長くなるように切る

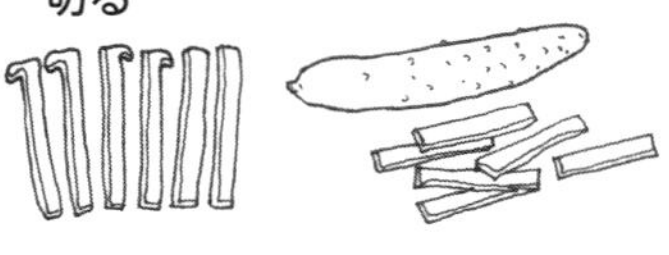

②フライパンにゴマ油を入れ、干しエリンギとキュウリを入れ、軽く色がつく程度に焼く

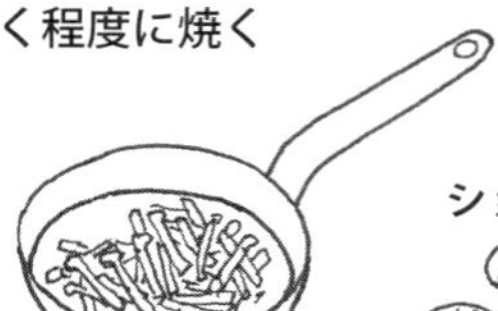

③◎を合わせておき、そこに②を入れあえる

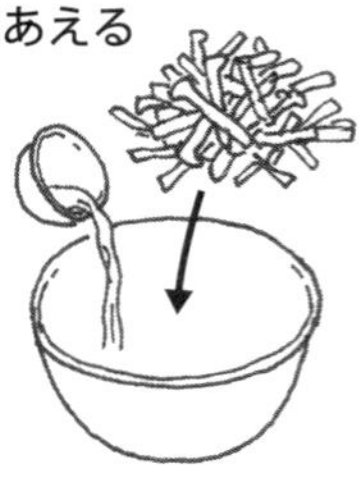

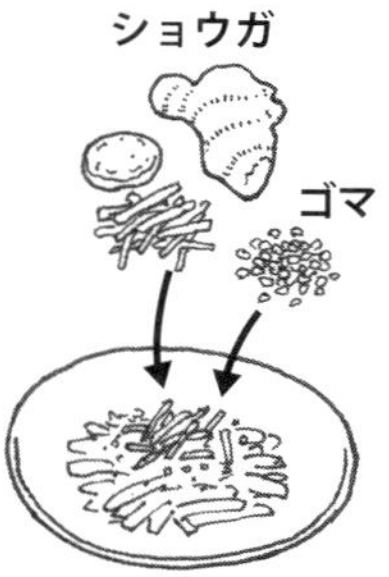

④ショウガの千切りと炒りゴマをふる。調理時間わずか10 分程度

13

カキ（柿）

秋の味覚の王者で
しゃっくり止めの妙薬

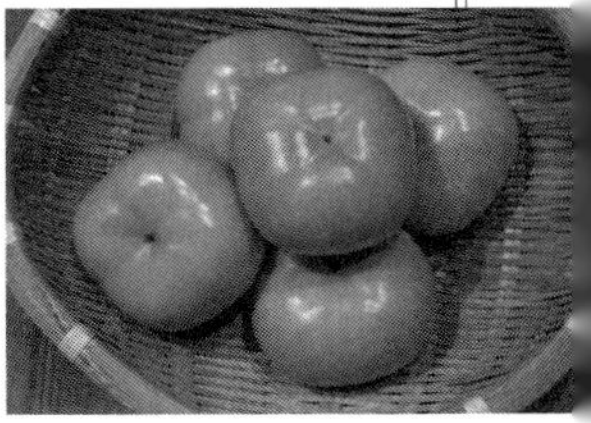

「柿くえば鐘がなるなり法隆寺」という子規の句を知ってか知らずか、私は小さい頃から柿が大好物で、柿の木に登っては安達太良山を眺めながらたくさん食べたものです。渋柿を食べてひどく便秘したこともあります。また、渋柿の皮をむいて軒下に干して干しガキを作り、むいて乾かした皮はたくあんの糠漬けに甘味を出すために使いました。

　猿蟹合戦の昔話、「柿が赤くなれば医者は青くなる」や「貧乏の子たくさん貧乏柿の核《たね》たくさん」といった諺など、カキは古くから私たちの生活と強く結びつき、日本人の心のふるさとを象徴する果物ともいえます。

　わが国独特のカキは、古い時代に渡来した原種が改良されて今のようなカキになりましたが、今日ではわが国を代表する果樹とされ、ヨーロッパでも「Kaki」という名で売られています。

主な薬効

果実（生、干しガキ）：風邪予防、咳止め、止渇、がんの予防、老化防止、吐血、下血、子どもの軟便止め

果実のへた（柿蒂《してい》）：しゃっくり、咳、痰

葉・渋：高血圧予防、二日酔い、痔、外傷の止血、鼻血

旬・採取時期

　9～11月が旬です。秋に熟した果実を採取し、へたの部分を天日干しし、柿蒂と称して用います。葉は6～7月頃に蒸して陰干しにし、細かく刻みます。渋を採取するには、未熟な渋ガキの果実をすり潰して水を加え、1か月発酵させてから分離した滓《かす》を取り除き、できた褐色の液体を用います。

特徴と来歴

　古い時代に中国から朝鮮半島を経て渡来し、食用と

して品種改良されたカキノキ科の落葉高木で、北海道を除いた全土で広く栽培されています。樹高3～9m程度、6月頃に葉腋に小さな黄緑色の花を開きますが、雌雄異花です。秋に球形または卵形の多肉の液果が実り、橙赤色に色づきます。富有《ふゆう》ガキ、刀根早生《とねわせ》カキ、平核無《ひらたねなし》カキなどが有名ですが、甘ガキの代表の富有ガキは、甘ガキ生産量の約80%を占めています。渋ガキでは、平核無が同じく80%を占めています。野生のものは全て渋ガキです。

平安時代の『延喜式《えんぎしき》』には、「干柿子《ほしがき》何連」の記録があり、当時の天皇の食事を司った役所では干しガキを料理の甘味料に用いていたと考えられます。

また、江戸時代に小石川御薬園に栽培された代表的な薬木にカキノキがありますが、古書にも「胃を開き、腸を渋し、痰を消し、渇を止め、吐血を治し、心肺を潤し、肺痿（肺結核）、心熱の欬嗽《がいそう》（せき）を療し、声喉を潤し、虫を殺す」と記されているように、カキは食用と共に薬用にも用いられてきました。

和名は、赤き（赤木）が変化して「カキ」になったものらしく、実も葉も赤いということからのようです。

成分と薬効・利用法

果実のへた（柿蒂）にはトリテルペノイドのオレアノール酸、ウルソール酸など、フラボノイドのケンフェロール、ケルセチンなど、葉にはオレアノール酸、ウバオールなど、渋にはタンニンのシブオール、ジオスピリンなどが含まれます。果実には、炭水化物、β-カロテン、ビタミンC、カリウム、マンガンなどが含まれます。

柿蒂の性味は苦・渋、温で、横隔膜のけいれんを鎮静する効能があるので、民間療法では、しゃっくりに柿蒂8gとショウガ5gを300㎖の水で半量まで煎じて服用します。葉にはビタミンCが緑茶の数倍も含まれ、タンニンも含みますので、高血圧や消化器官の潰瘍、虚弱体質には乾燥した葉10～20gを1日量としてお茶として飲みます。毎日盃1杯のカキ渋をダイコンおろしと混ぜて飲むのも高血圧予防に効果があります。痔や外傷には、盃1杯のカキ渋にミョウバン3gを混ぜて患部に塗ります。カキ渋は渋味の強い青ガキのへたから作りますが、褐色で渋味と特異な臭気があります。

干しガキはβ-カロテンや食物繊維が豊富で風邪やがんの予防、老化防止に役立ちますが、多食は体を冷やします。干しガキは吐血や下血に食しますが、子どもの軟便止めにも効を奏し、湯に戻して柔らかくしたものを1日1個食べれば3日ほどでよくなります。果実にはアルコールの分解を促進するタンニンがあるので、二日酔いの際は果実を生食するとよいでしょう。

食べ方・一口メモ

渋ガキと甘ガキがありますが、渋ガキを干しガキにするとおいしく食べられます。渋は熟するにつれて酸化されて渋味が減り、元来含まれている甘味が勝って甘味を感じるようになります。皮をむくと果肉にゴマ様の黒い斑点が見られるのは、このタンニンの酸化物です。

「富有はあごで食べ、次郎は歯で食べ、たねなしは舌で食べる」といわれていて、富有ガキは果肉が柔らかく、次郎ガキは硬めで、平核無はねっとりとした食感をしているところからこういわれてきたようです。

購入に当たっては、果皮がつややかで赤みがあり、形のよいものを選びます。干しガキにすると甘味が増します。保存する場合は、へたの上に湿らせたティッシュをのせ、ビニール袋に入れて冷蔵庫の野菜室へ入れます。

干しガキは渋ガキから作りますが、渋味のもとである水に溶けるタンニンは、干すと水に溶けないタンニンに変わり、渋味がなくなります。一方で、甘味（糖度）は生の甘ガキの3〜4倍にもなるといいます。また、100g中の栄養価を生の甘ガキと比べると、ビタミンCは減りますが、ビタミンAは生の3倍近くに増えます。β-カロテンは3倍強、ミネラルのカリウムは4倍ほど、食物繊維は9倍近くも含まれています。表面の白い粉はマンニトールという果糖の結晶でうま味のもとです。

なお、普通の干しガキは黒ずみますが、あんぽガキは皮をむいた後、硫黄を燃やした煙でいぶして果肉の酸化を抑えて変色を防いだものです。

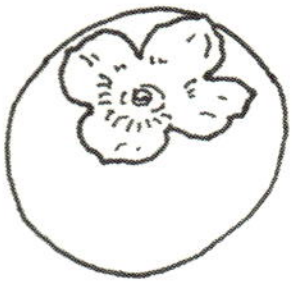

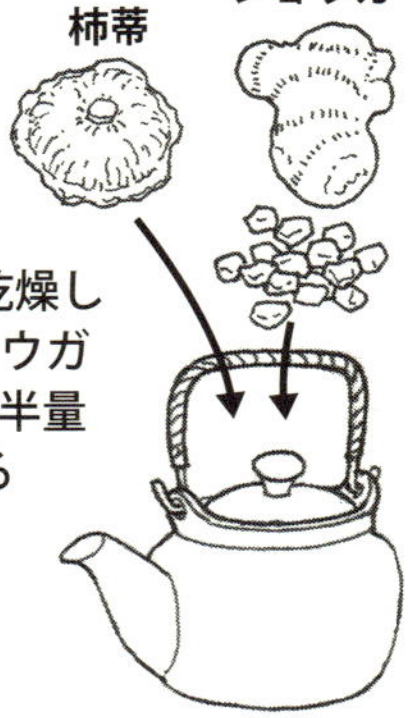

●しゃっくりには、乾燥した柿蒂 8g と、ショウガ 5g を 300 mlの水で半量まで煎じて服用する

●葉にはビタミン C が緑茶の数倍も含まれ、タンニンも含まれるので、高血圧や消化器官の潰瘍、虚弱体質には乾燥した葉 10~20g を 1 日量としてお茶として飲む

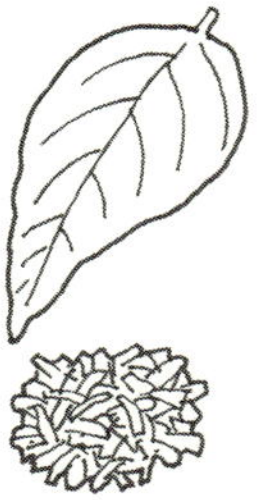

●毎日盃 1 杯のカキ渋をダイコンおろしと混ぜて飲むのも高血圧予防の効果がある

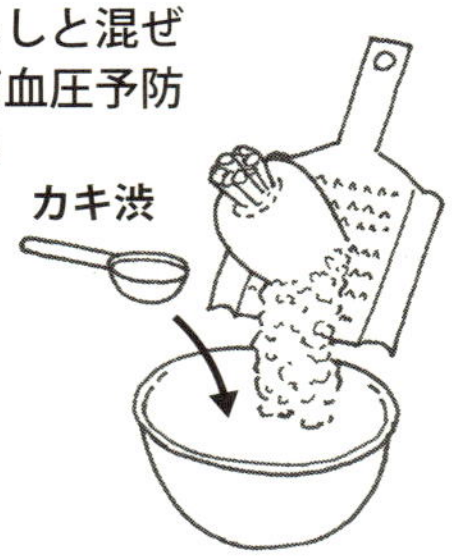

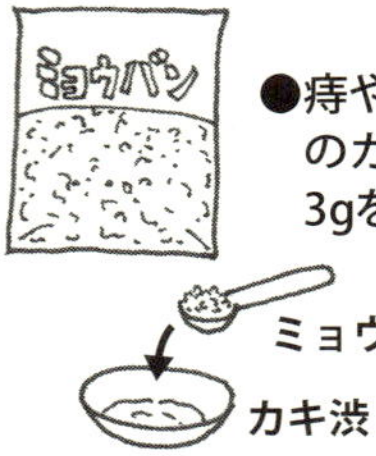

●痔や外傷には、盃 1 杯のカキ渋にミョウバン 3gを混ぜて患部に塗る

簡単なカキ渋の作り方

①8 月中旬頃のまだ青い渋ガキ2~3kgを水洗いする

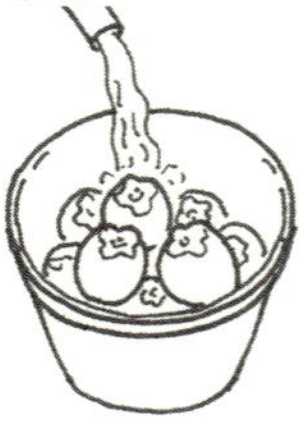

②へたごと適当な大きさに切る

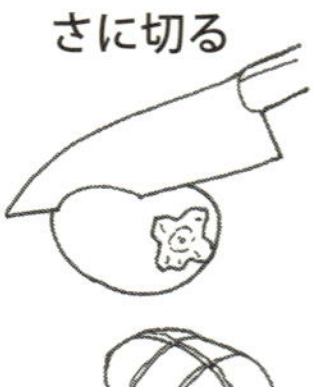

③適量の水（材料と同量くらいだが、水を入れすぎると薄まってしまう）を加えてミキサーで攪拌する

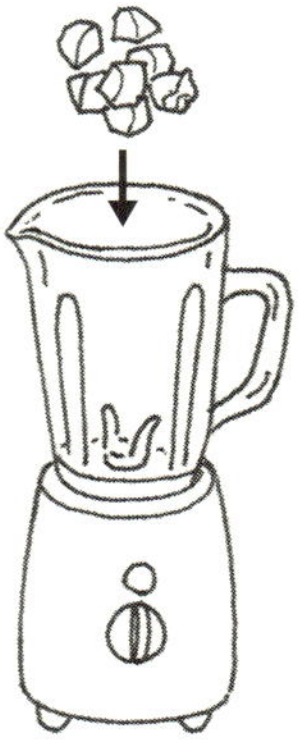

④ガラスかポリの容器に入れる

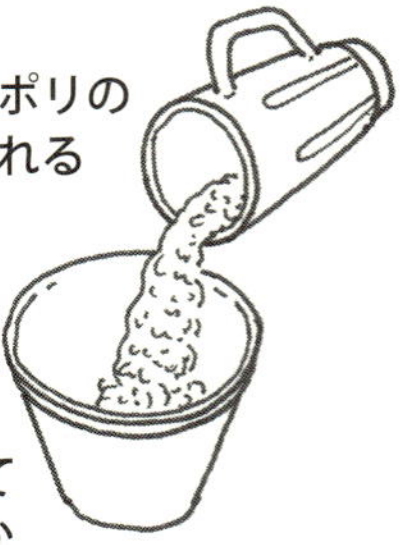

⑤2~3 日後に布で濾して絞り、ガラスのビンかペットボトルに入れて冷暗所で保存する

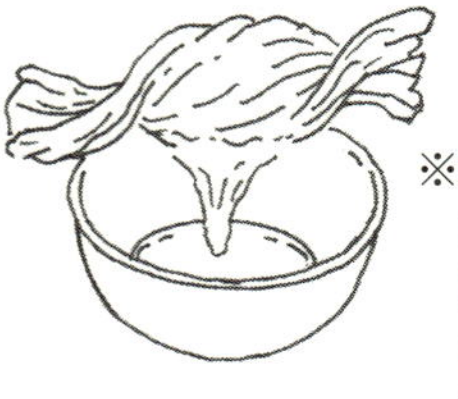

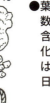

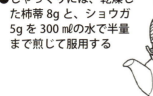

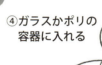

※蓋をきつく締めてはいけない。作業から取り扱いまで、ゴム手袋を使用し、直接触れないように気をつける

14 牡蠣

滋味豊かな海のミルク

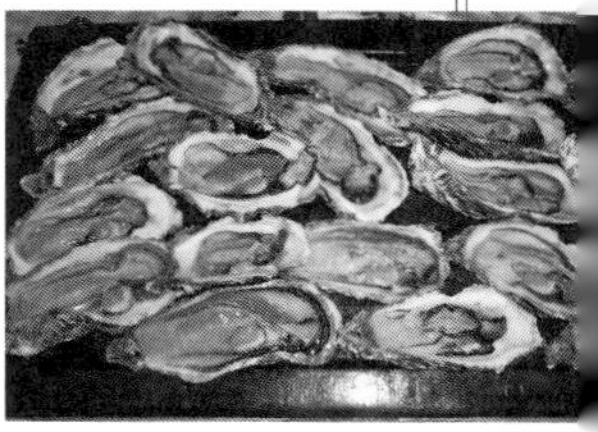

「海のミルク」と呼ばれる牡蠣《かき》の特徴は、貝の中でもタンパク質、グリコーゲン、タウリン、亜鉛が多いことにあります。シジミと同様に肝臓食であると同時に、豊富なグリコーゲンは子どもの成長や体力回復に役立ち、亜鉛は毛髪の栄養となり、インスリン生合成、精子の増殖に必須のミネラルです。

主な薬効

牡蠣肉：不眠、精神不安、肝臓病、貧血、血糖値低下、免疫増強

貝殻：動悸、不眠、鎮静、発汗過多、制酸

旬・採取時期

マガキの場合は、グリコーゲン含量が増える10～3月が旬ですが、春から夏に旬を迎える**イワガキ**と呼ばれる種類の牡蠣もあり、それぞれ養殖も盛んであることからマガキに限らないならば通年食べることができます。

特徴と来歴

牡蠣（牡蛎）は、主にイタボガキ科に属する二枚貝の総称で、マガキ、イワガキ、イタボガキなどがあり、食用としての歴史は非常に長く、世界中で食され、人類が親しんできた貝の一つです。食用のほか、薬品や化粧品、建材（貝殻）としても利用されています。中でも、マガキ（真牡蠣）は最も一般的な種で、潮線上にも生息し比較的大きな礁《しょう》（浅い海底の高まり）を形成し、わが国で牡蠣といえば本種です。

わが国では縄文時代頃から食べていたようで、多くの貝塚から殻が発見されており、ハマグリに次いで多く食べられていたと考えられています。江戸時代より養殖が行なわれ、現在、海中にぶら下げる養殖方法が主流となっていますが、古代ローマ時代は地蒔きによる養殖方法で行なわれていたそうです。

和名は、海の岩から「かきおとす」ことに由来するといわれ、英語の「oyster」は日本語の「牡蠣」より広義に使われます。

本来は冬が旬ですが、大型で夏でも生殖巣が発達しない品種が開発され、市場に出回っています。広島、宮城や岡山県産が有名ですが、韓国からの輸入品も相当量あります。

日本人が牡蠣を生で食べるようになったのは、欧米の食文化が流入した明治時代以降で、生食文化が欧米から輸入された珍しい食材です。

成分と薬効・利用法

牡蠣肉には、グリコーゲンのほか、タウリンをはじめとする必須アミノ酸をすべて含み、さらにタンパク質やビタミンB_{12}、カルシウムやマグネシウム、亜鉛、鉄、銅などのミネラル類など、さまざまな栄養素が多量に含まれています。

うま味のもとのグリコーゲンは効率よくエネルギーに変わり、肝機能を強化します。特に亜鉛が多く、含有率は全食品中で最も高く、新陳代謝を促し、味覚などの維持にも働きます。貧血に有効な鉄、銅も豊富です。

貝殻はボレイ（牡蠣）と称し、炭酸カルシウムを主成分として、性味は甘、鹹、微寒で、漢方では制酸、止渇、止汗、鎮静薬として胃酸過多症、盗汗、遺精(病的に精液をもらすこと)、精神不安症などに用います。

食べ方・一口メモ

カキフライのような揚げ物や鍋物の具にして食べたり、新鮮なものは網焼きや生で食べたりすることができます。ビタミンCが鉄の吸収を高めるので、レモン汁をかけて食べるのがお勧めです。国内で流通している生食用の牡蠣は、食中毒を極力回避するために生産・流通段階でいくつかの対策がとられています。

牡蠣豆腐

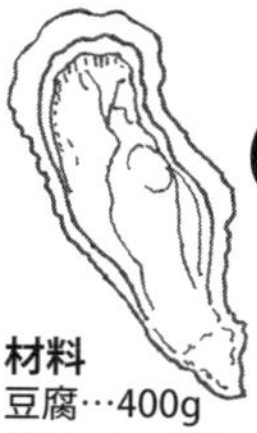

効能 不眠、精神不安、肝臓病、貧血、血糖値低下、免疫増強

材料
豆腐…400g
牡蠣（むき身）…200g
卵…2 個
みそ…小さじ 1
片栗粉…大さじ 1/2

❶豆腐に重しをのせ、1 時間程度しっかり水切りをする

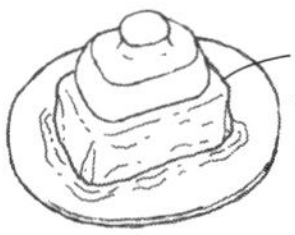

❷牡蠣は塩水（分量外）で洗い、湯通しをしたらザルにあげ、❶と一緒にフードプロセッサーで滑らかになるまで攪拌する

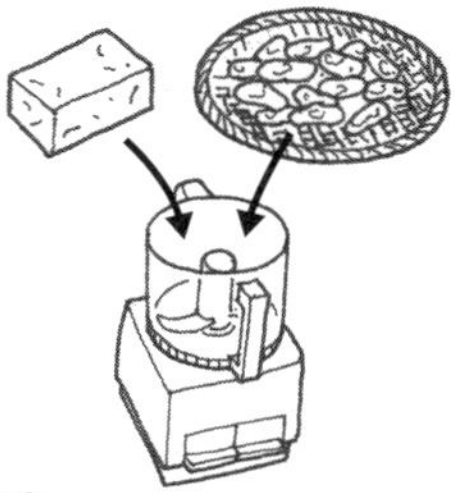

❸❷に卵、みそ、片栗粉を加え、さらに攪拌する

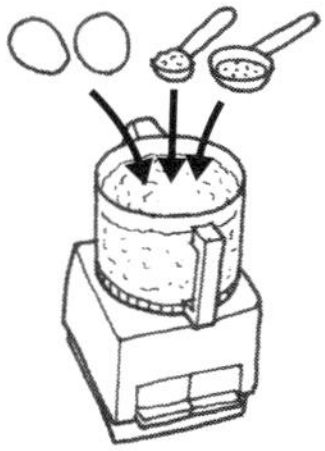

❹❸を耐熱用器に入れ、蒸し器で強火で 5 分蒸す

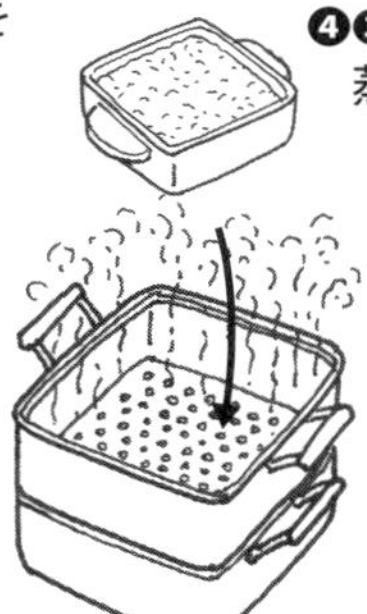

❺❹を蒸し器から出し、粗熱をとって冷蔵庫で冷ましたら、お好みの大きさに切り分けて器に盛る。しょう油、だししょう油などの調味料でいただく

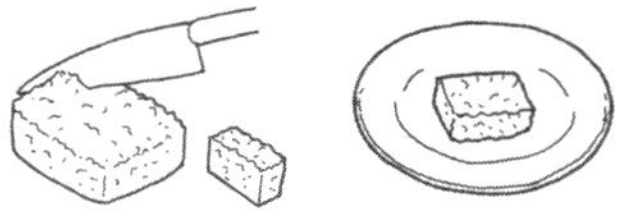

牡蠣のチャウダー

効能 不眠、イライラ、盗汗

①牡蠣は塩水で振り洗いする

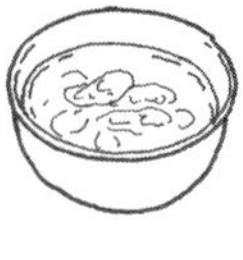

②ベーコン、タマネギ、トマト、ジャガイモは 1 ㎝の角切りにする

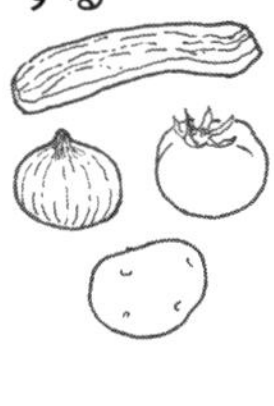

③鍋にバターを入れ、ベーコンとタマネギを入れて炒め、小麦粉を加え、ブイヨンを入れる

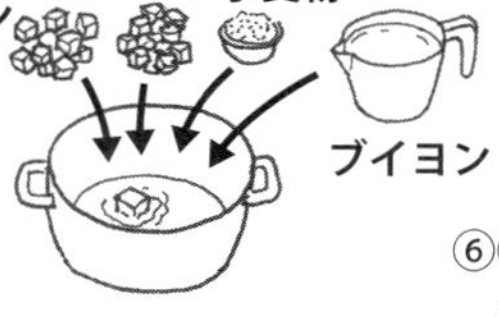

④③にトマト、ジャガイモを入れて、15 分間煮る

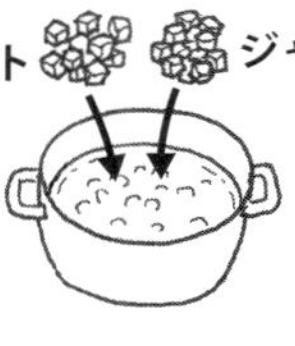

⑤④に温めた牛乳と生クリームを加え、塩、コショウを入れて味を調える

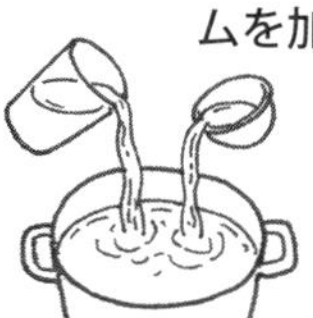

⑥⑤を器に盛り、パセリのみじん切りをかけ、ソーダクラッカーを添える

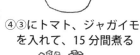

材料（4 人分）
牡蠣（むき身）…150g
ベーコン…15g
タマネギ…80g
トマト…80g
ジャガイモ…80g
バター…15 ㎖
小麦粉…20g
ブイヨン…600 ㎖
牛乳…300 ㎖
生クリーム…40 ㎖
食塩…6g
コショウ…1g
パセリ（みじん）…少量
ソーダクラッカー…8 枚

15 カニ

殻が栄養豊富な冬のごちそう

北アルプスの山岳登山では、ときどき断崖絶壁の中腹にあって足を交互に出せないほど細いルートがあり、カニのように横歩きで進むことがあります。若かりし頃は何ともありませんでしたが、絶景を楽しんだのだろうかなと、ふと思い出すことがあります。

英語でがんをcancer、潰瘍をcankerといいますが、これは腫瘍とその周辺の血管その他の組織が作り出す形状がカニに似ることから、ラテン語の「カニ：cancer」が語源となっています。

主な薬効

肉身：動脈硬化予防、便秘改善、がん・生活習慣病予防、老化予防

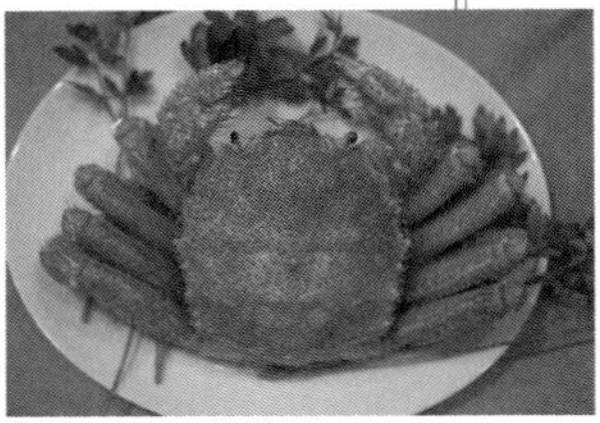

旬・採取時期

カニの旬は一般には11～5月です。

特徴と来歴

カニ（蟹）は、節足動物の十脚目短尾《たんび》下目《かもく》（カニ下目）に属する甲殻類の総称で、大部分が頭胸部からなり、体表はキチン質の甲羅に覆われます。熱帯から極地まで、世界中の海に６５００種を超すさまざまな種類が生息し、一部は深海や沿岸域の陸上、また、淡水域にも生息します。

ズワイガニ、毛ガニ、上海ガニなどが食用として知られていますが、分類学的に異なるヤドカリ下目に属するタラバガニやヤシガニなども食用とされます。漁業・流通などの産業上、食用となるものはすべて「カニ」として扱われています。生のほか、冷凍品（まるごとのもの、脚・爪などの部位に分けたものなど）、缶詰などがあります。また、雑炊の素など、他の食材と組み合わせて乾燥した身を入れているものや、カニの茹で汁を素にしたダシなども販売されています。

エビと同様に、アレルギー症状を起こしやすい食品

の一つで、カニを原材料として含む製品を販売する場合には、原材料に使用している旨を表示する義務があります。

食用以外には、カニやエビの殻からキチン、キトサン、グルコサミンなどが製造されています。

成分と薬効・利用法

肉身はタンパク質に富み、低脂肪で、独特のうま味や甘味はグルタミン酸などのアミノ酸によるものです。コレステロールや血圧を抑制して動脈硬化を予防するタウリンも豊富です。ビタミンB群や骨を丈夫にするカルシウム、生殖能力に重要な亜鉛、銅などのミネラルも多く含まれ、筋肉や骨を強化し、老化を防ぎます。便秘を改善し、免疫力を高めて生活習慣病や老化の予防に効果のあるアミノ多糖のキチン・キトサンが豊富です。殻に多い色素のアスタキサンチンは強い抗酸化力でがんを予防します。

中医学では補気、清熱涼血、利湿の効能があるので、エネルギーを補い、血の巡りを改善し、肩こりの予防となり、骨折した場合に食べるとよいとされます。

冷やす性質が強い寒性の食材ですので、鍋物にするなど温かいものと一緒に食べるとよいとされます。寒性のカニを温性の酢で食べる「カニ酢」は、おいしいというだけでなく、中医学的にも理にかなっています。アスタキサンチンを含むカニの栄養素の多くは殻に含まれていますので、肉身をそのまま食べるより、鍋物にするほうがよいとされています。

食べ方・一口メモ

しゃぶしゃぶ、刺身、焼き物、カニ汁、鍋料理など多種多様に食べられます。カニの甘味成分は酢が加わるとその効果が増しますので、茹でて三杯酢で食べるのがお勧めです。

古くからの食べあわせでは、「水を飲みながらカニを食べると下痢をする」といわれます。寒性の食材は胃腸の負担になりやすく、大量に食べると胃腸を傷め、湿をためやすくなり、水が加わるとその症状が進んで下痢や腹痛が起きると考えられます。

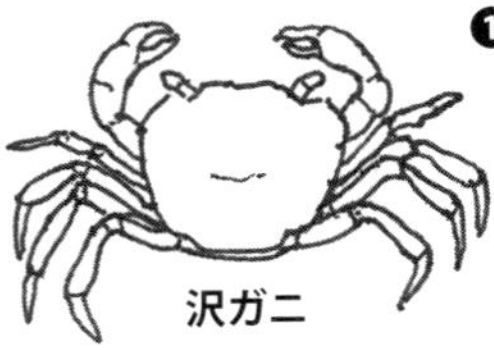
沢ガニ

❶すり鉢で生きた沢ガニ（5匹くらい）をすりつぶす

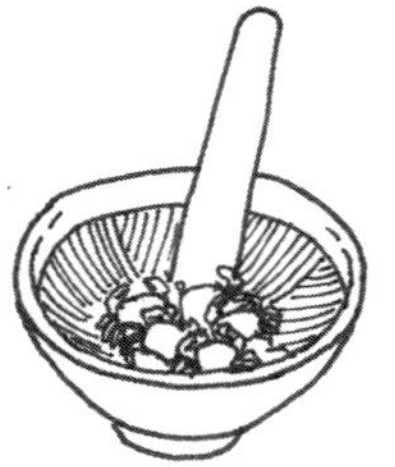

❷黄卵1個分と小麦粉を加えてよく練り合わせる

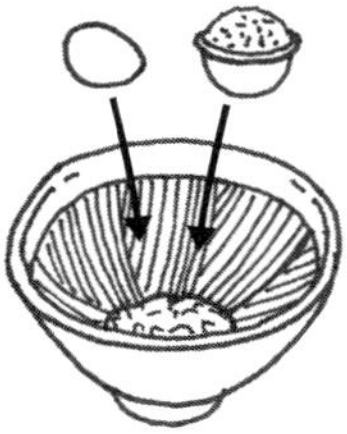

❸これを打ち身の部分に貼る

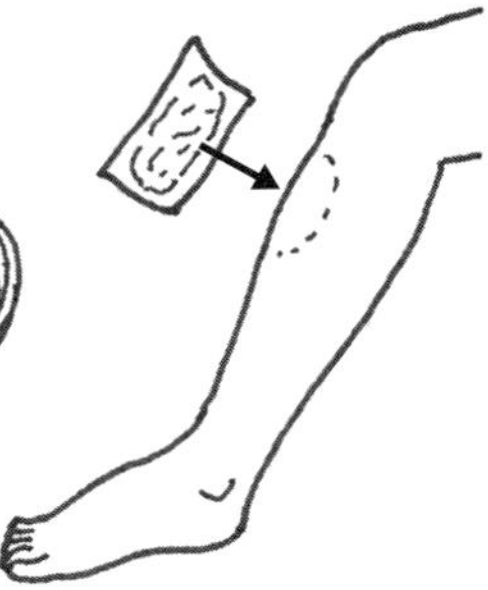

ワタリガニの豆板醤炒め

効能 動脈硬化予防、便秘改善、がん・生活習慣病予防、老化予防

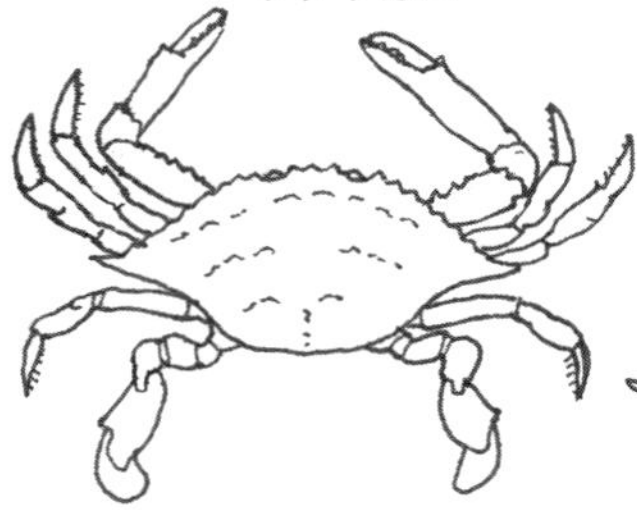

材料（4人分）
ワタリガニ…2匹
酒…30 mℓ
小麦粉（薄力粉）…適量
油…適量
ニンニク…20g
ショウガ…20g
青ネギ…30g
赤トウガラシ…2本
◎豆板醤…15g
◎酒…15 mℓ
◎しょう油…15 mℓ
◎ケチャップ…30 mℓ
◎コショウ…少量
◎チキンスープ…150 mℓ
ゴマ油…少量
香菜…適量

①カニは甲羅と胴に分けてぶつ切りにして、酒をかけておく

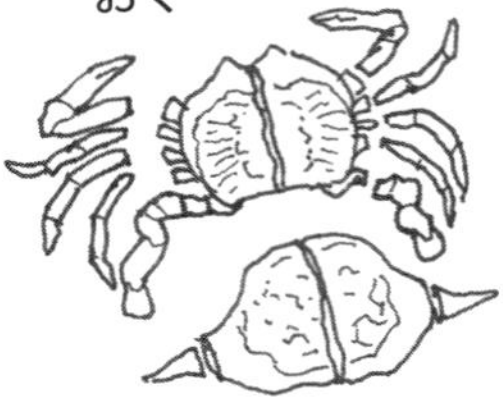

②①に薄力粉をまぶして、170℃の油でカリッと揚げる

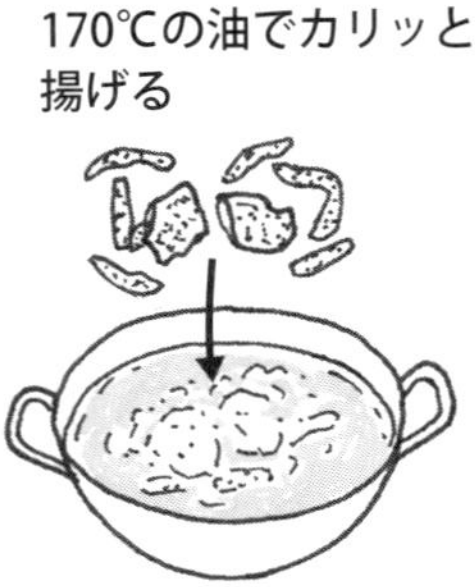

③鍋に油を入れて、みじん切りのニンニク、ショウガ、青ネギ、赤トウガラシを入れ炒めて香りをつけ、◎を入れる

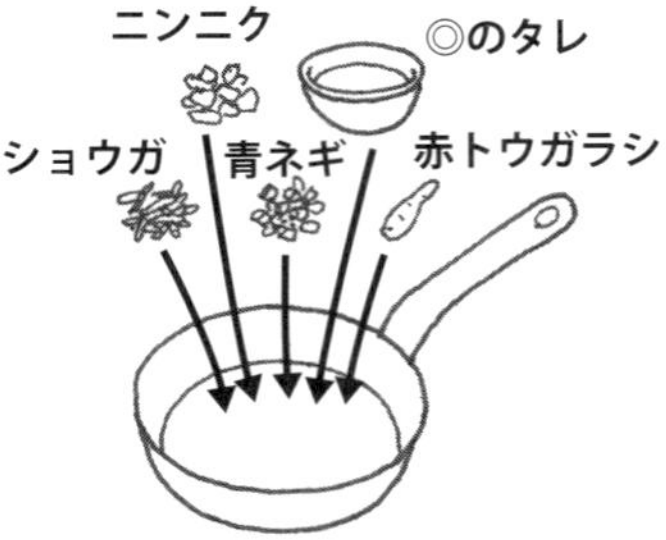
ニンニク
◎のタレ
ショウガ
青ネギ
赤トウガラシ

④③に②を加え、カニに味を含ませ、汁気がなくなるまで煮る。ゴマ油を落として香りをつけ、香菜を飾る

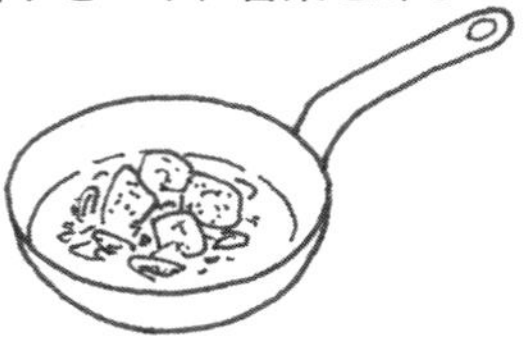

16 キウイフルーツ

美容と若返り効果が期待される果物

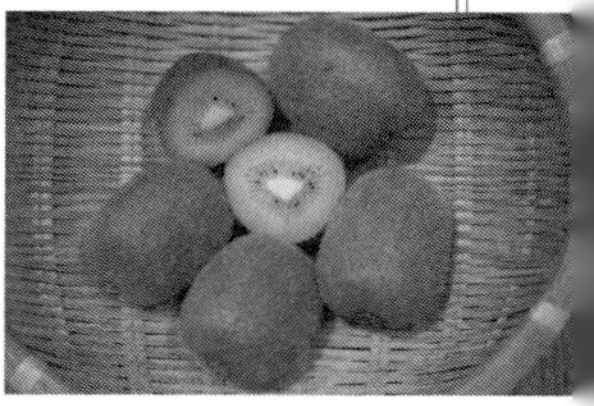

キウイフルーツの花が咲く頃になると、飼い猫がやって来ては枝を引っかいたり、根元にちょこんと座ったりすることがあります。「猫にマタタビ」という猫にとってマタタビの効果が著しいことを喩える諺があって、マタタビはネコの万病薬として知られていますが、キウイフルーツもサルナシもマタタビ科の植物なので、効能が似ているのです。

主な薬効

果実：高血圧の予防、健康増進、疲労回復、美肌、便秘解消、胃もたれ

旬・採取時期

10～11月が旬ですが、輸入物をあわせると通年安定して出荷されているので、あまり季節感を感じさせない果実のひとつです。国内では秋から冬にかけて収穫されています。キウイは洋ナシなどと同様に追熟する果実ですので、食べ頃のおいしい時期は収穫時期とその後の1か月程度です。

特徴と来歴

中国の揚子江沿岸が原産地といわれ、山中に自生するマタタビ科のシナサルナシが、ニュージーランドで品種改良により、果実の大形のものが作り出され、ニュージーランドに生息する翼のない鳥キウイに果実が似ていることからキウイと呼ばれるようになりました。別名のオニサルナシの由来は、サルナシより数十倍大きく、毛が生えているので鬼の名がつきました。

雌雄異株の落葉つる性木本で、開花は5月下旬、上部の葉腋より1～3個の白色（雌花）、淡白褐色（雄花）の花をつけ、開花中は芳香があります。果実は液果で、長さ5～7㎝の卵形か長卵形、表面に褐色の毛を密生し、果肉は緑色で中に黒い小さな種が多数あります。雄株、雌株を同じ畑に植えないと結実しません。

品種は数十種ありますが、わが国ではヘイワード種が輸入され、各地で栽培されています。近年では、国内でも品種改良が進んで、果肉の色や酸味の少ない香《こう》緑《りょく》やゴールデンキウイなどの品種が生産、販売されています。

同属植物の**サルナシ**（猿梨）は、北海道から九州の山野の林内や林縁に自生し、花期は5～7月、上部の葉腋にキウイフルーツに似た白い花を下向きにつけます。果実は液果で、長さ2～2・5㎝の広楕円形、11月頃、緑黄色に熟します。名前は、ナシに似た味で山の果物の中で一番おいしく、猿も好んで食べることに由来します。

民間では古くから強壮薬とされ、解熱作用もあるので風邪気味のときに生のまま食べるとよいとされています。また、果実は健康酒（サルナシ酒）として飲用します。利尿には、陰干しした樹皮1日量10～15ｇに水600㎖を加え、約半量に煎じて3回に分けて食前または食間に服用します。完熟果実は生食し、料理に使用します。春の新芽は、和え物、天ぷらなどにして食べます。徳島県の祖谷のかずら橋の材料はサルナシの茎でできています。

成分と薬効・利用法

果実はビタミンCやカリウムを多く含み、1日2～3個食べると1日のビタミンCの必要量が摂取できます。カリウムは他の果物に比べて突出して多く、体内のナトリウムを分解して体外に排出する作用があるので、高血圧の予防によく、健康の維持増進に積極的に食べるとよいとされています。ビタミンEも多いので、疲労回復、美肌、若返り効果が期待できます。便秘解消に役立つ食物繊維のペクチンも豊富です。さらに、タンパク質分解酵素のアクチニジンが肉や魚などを食べた後の消化を助けて、胃もたれに効果的です。

食べ方・一口メモ

果皮の茶色の毛が均一で密集しているものを選びます。朝食にヨーグルトと食べると腸の調子を整え、便秘解消に効果的です。貯蔵性が高いですが、未熟なものは室温で追熟させてから冷蔵庫の野菜室で保存します。

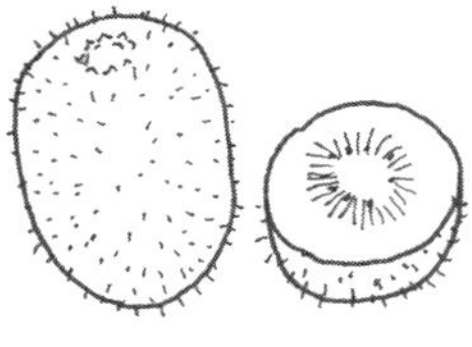

キウイ酒

❶硬めのキウイフルーツ7個をよく洗う

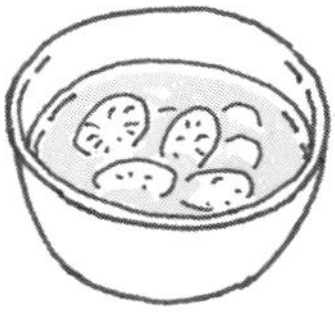

❷皮ごと輪切りにする

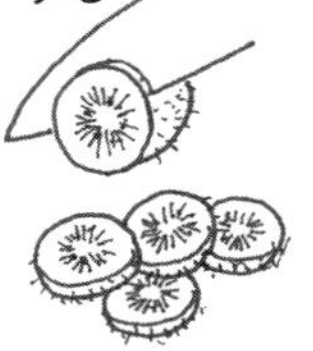

❸❷をガラスビンに入れ、氷砂糖300g、ホワイトリカー1.8ℓを加えて、2~3週間冷暗所に保存する

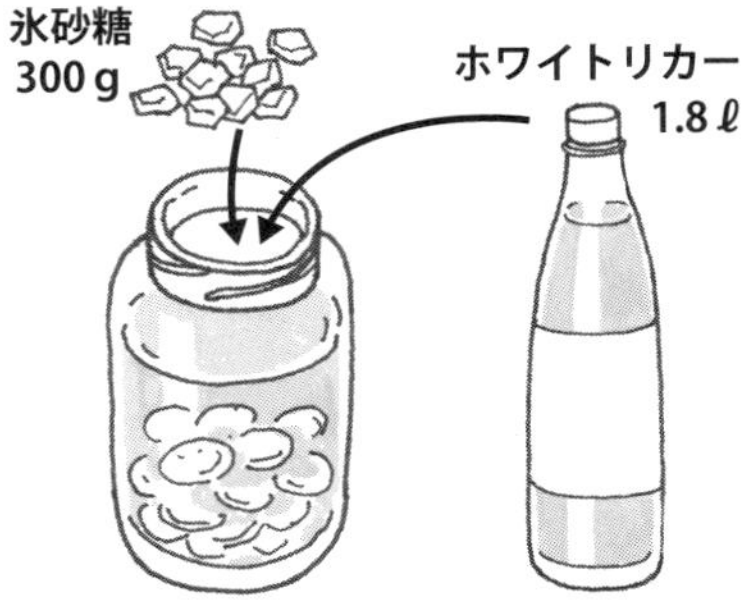

◉利尿には、陰干ししたサルナシの樹皮1日量10~15gに水600㎖を加え、約半量に煎じて3回に分けて食前または食間に服用する

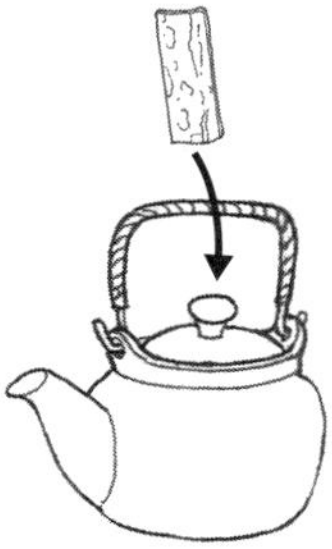

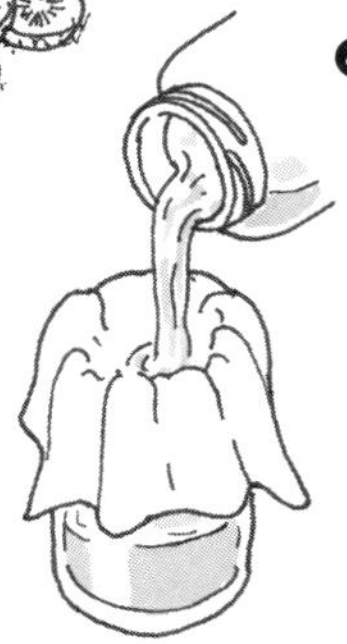

❹液体が薄いグリーンになったらキウイフルーツを取り出し、布濾しして別のビンに保存する。風邪の予防、疲労回復、美肌に1日盃1杯(30㎖)ほどを飲むとよい。血行促進、ストレス緩和作用もあり、老化や生活習慣病の予防にもよい

キウイとシソのジュース

効能 疲労回復、美肌

材料(1人分)
キウイ…2~3個
シソ…適量

①キウイは横半分に切って、スプーンで果肉を取り出す

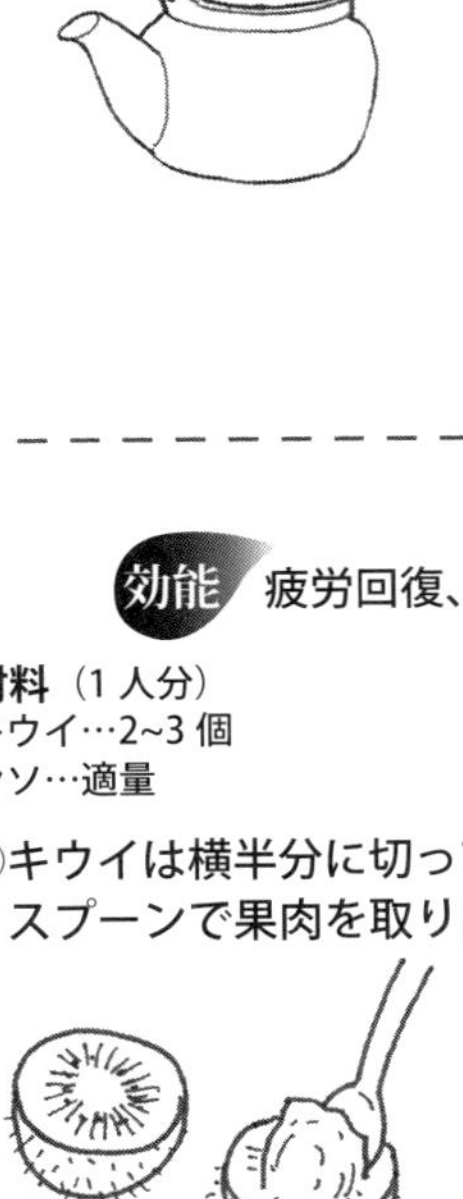

②シソは小さくちぎる

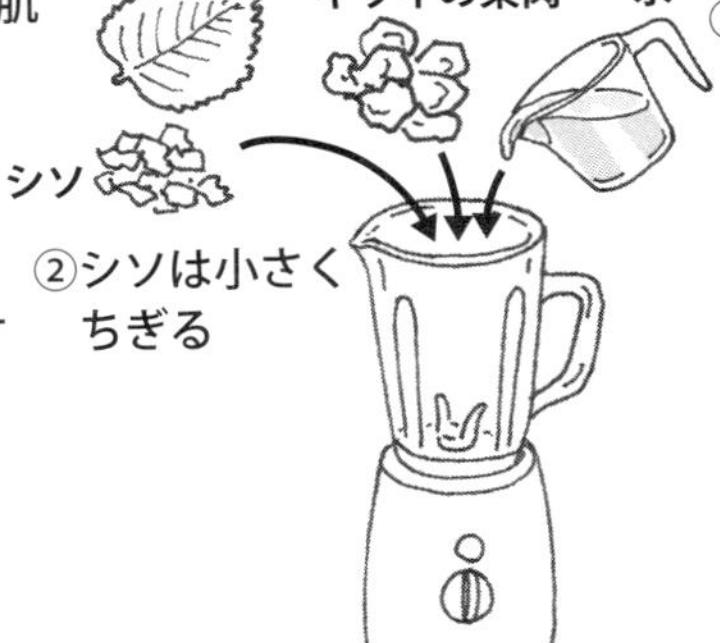

③シソと水をミキサーに入れてよく混ぜてから、キウイを加えて、軽くすり潰し、お好みでハチミツなどを加えればでき上がり

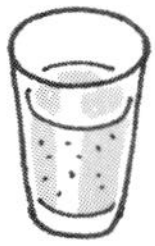

17 ギンナン

生きた化石は認知症の薬

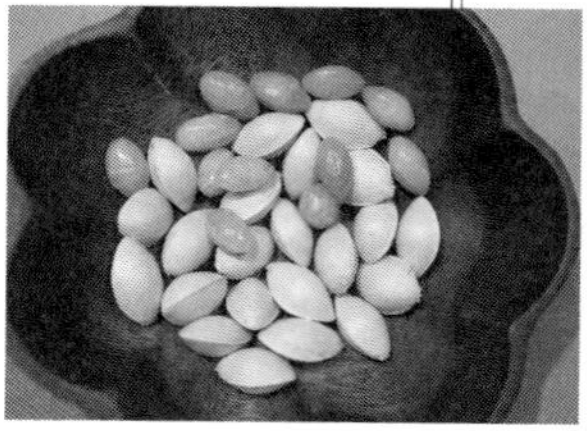

イチョウは1属1種の珍しい単独種で、2億5000万年以上にもわたる気候の変化に耐えて今日まで生き延び、生きた化石ともいわれます。

イチョウは高等植物で初めて精子を持つことが発見された植物で、種子植物には珍しく精子によって繁殖します。このことは1896年に平瀬作五郎によって発見されましたが、東京都の小石川植物園に行くと精子が発見されたイチョウの大木が植えられています。

秋に美しく黄変する葉は、熟れたギンナンを落とす前ぶれのサインでしょうか。その後の独特な臭いは、また格別な晩秋の贈りものです。

主な薬効

種子（仁）：咳、痰、頻尿、夜尿症、滋養、強壮

葉：めまい、耳鳴り、頭痛、血圧降下、老化防止、凍傷、いぼ取り

旬・採取時期

葉は初夏5〜6月、種子（銀杏《ぎんきょう》）は晩秋に採取して天日乾燥します。

特徴と来歴

中国原産のイチョウ科の裸子植物で、鎌倉時代から室町時代に中国から入ったものとされています。樹高30〜40mの落葉高木で、老木になると樹皮から「乳」と呼ばれる気根が垂れ下がることがあります。葉は扇形で中央が切れ込んでいます。雌雄異株で、4月頃にそれぞれが黄色の雄花、緑色の雌花をつけます。果実のように見える種子は外果皮が果肉質となったもので、秋に熟すと悪臭を放ちます。

和名は、葉の形が水鳥の足に似るため中国では「鴨《ヤー》脚《チャオ》」と呼ばれ、それが変化して「イチョウ」になったとされます。

落ちた実を拾い、土に埋めて果肉質の外果皮を腐ら

せ、洗って取り除き、残った白い内果皮に包まれた核を天日乾燥して保存します。内果皮を破った、中の種子（仁）が食用や薬用となるギンナン（銀杏）で、実の核が白いことから白果《はっか》とも呼びます。

成分と薬効・利用法

種子（ギンナン）は、デンプン、脂肪、レシチン、ビタミンB_1、ビタミンCなどを含み、高栄養価です。葉にはフラボノイドのケルセチン、ケンフェロール、ギンコライドなどを含みます。外果皮にはフェノール誘導体のギンコール酸類などを含みます。

銀杏は『本草綱目《ほんぞうこうもく》』に収載され、漢方では気管支喘息、咳、肺結核などに応用されます。

民間療法では、咳、痰、頻尿、夜尿症に、また滋養、強壮を目的として、種子（白果仁）10g（15粒程度）を400㎖の水で20分ほど煎じて服用するか焼いて食べます。咳や子どもの夜尿症には、茹でたり炒ったりした種子を3～5粒ほど食べます。種子を黒焼きにしていぼ取りに塗ります。

銀杏にはビタミンB_6の類似化合物が含まれており、多量に食べるとB_6欠乏となり、GABA（γ-アミノ酪酸）の生合成が阻害されてけいれんを起こします。高血圧予防や認知症予防には、乾燥した葉20gを600㎖の水で約半量まで煎じて1日数回に分けて飲みます。凍傷にはこの煎じ液を患部につけます。

近年、緑色の葉に、めまいや耳鳴り、脳梗塞後遺症などの脳機能障害の改善、血圧降下、うつ症状の改善、冷え性（症）などに効能が認められ、欧米では記憶障害やアルツハイマー病に一般的に処方されています。

食べ方・一口メモ

ギンナンは茶碗蒸しなど、日本料理にたびたび登場する食材です。ただし、果肉に含まれるギンコール酸類がアレルギーを引き起すことが知られています。また、食中毒の原因物質とされるメチルピリドキシンはギンコール酸と同じように果実のギンナンに多く含まれています。通常の食用でギンナン中毒を起こすことは考えにくいですが、小児やビタミンB_6欠乏症の人などは注意が必要です。

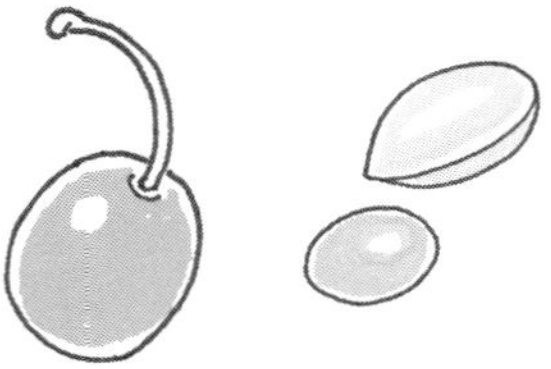

◉咳、痰、頻尿、夜尿症に、また滋養、強壮を目的として、殻を取った種子 10g（15 粒程度）を400㎖の水で20分ほど煎じて服用するか焼いて食べる

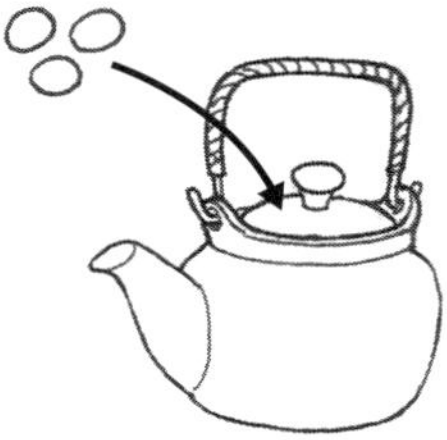

◉咳や子どもの夜尿症には、茹でたり炒ったりした殻を取った種子を 3~5 粒ほど食べる

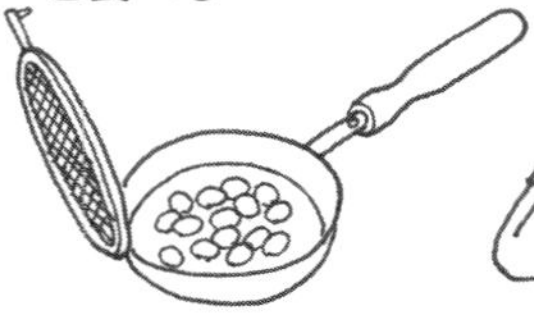

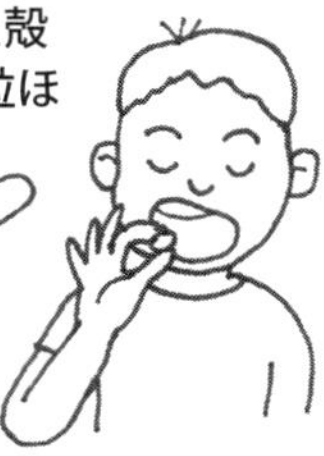

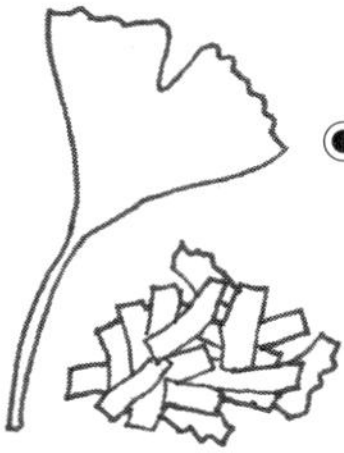

◉高血圧予防や認知症予防には、乾燥した葉 20g を600 ㎖の水で約半量まで煎じて 1 日数回に分けて飲む。凍傷には、この煎じ液を患部につける

ギンナンの油漬け

材料
ギンナン…約 100 粒
ゴマ油…1 カップ

効能　喘息、夜尿症、低血圧

❶ギンナンは生のままで殻を割る

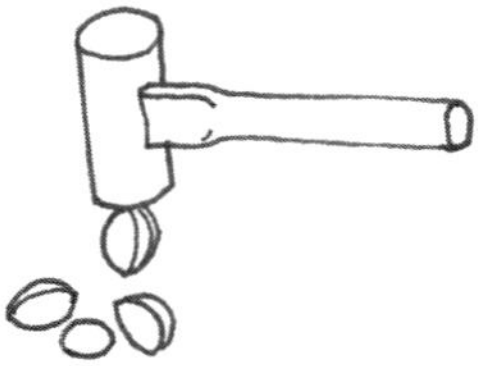

❷殻を割ったら、実の薄い皮をむく。フライパンでから炒りすると、簡単にむける

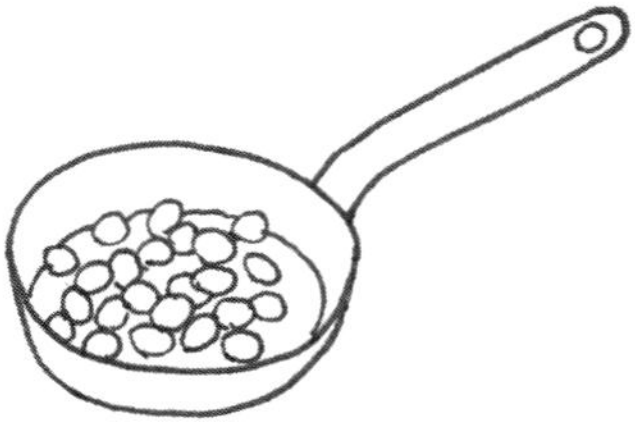

❸水気のない広口ビンに❷のギンナンを洗わずに入れ、ゴマ油を注ぐ

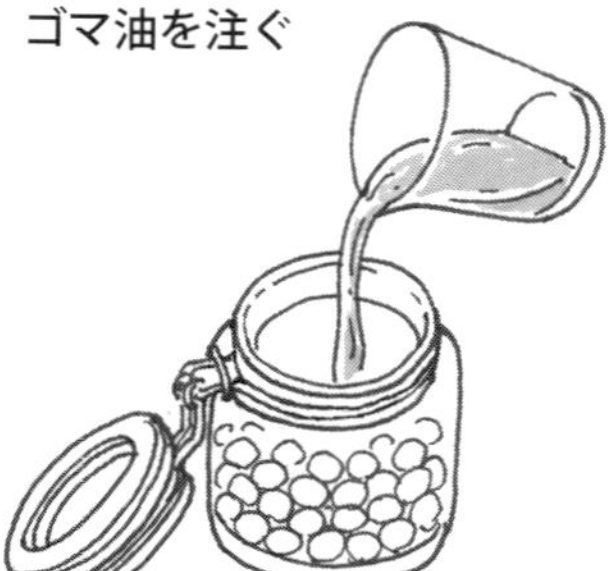

❹ギンナンの実が隠れるくらい、ヒタヒタに入れるのが目安。完全密封して冷暗所に置けば半年くらいもつ

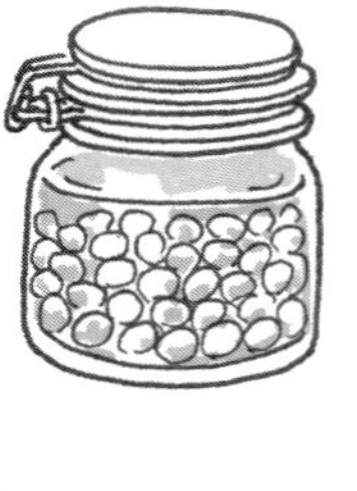

食べ方
100 日たつと食べられる。大人なら 1 日 4~5 粒、子どもなら 1 日 1 粒が限度

18 クリ

秋の味覚の優等生

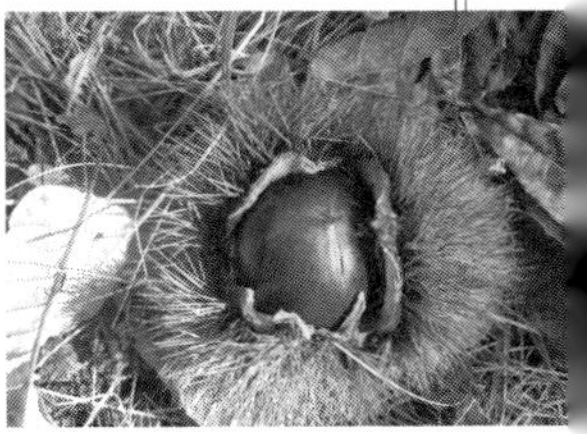

子どもの頃、秋の日に森に出かけてクリの実を拾い、いがから実を取りその場で生のままで食べたり、家に持ち帰ってクリご飯で食べたりしました。秋になるとカキを食べ、山に入ってのキノコ狩りや山グリ拾いと、今思うと身近にたくさんの秋の味覚があったような気がします。子どもから大人まで、そんな日本の恵まれた自然のおいしさを楽しんでいました。

秋の味覚として親しまれるクリ、クリといえば「丹波グリ」といわれるように、京都の丹波地方で採れるクリは有名です。これは品種名ではなく、この地方で採れる大粒のクリをさす名称ですが、丹波地方では平安時代からクリが栽培されていたそうです。

主な薬効

果実（堅果）：高血圧の予防

樹皮・葉・いが：漆かぶれ、あせも、やけど

葉：口内炎、のどの痛み

旬・採取時期

食用には9～10月が旬の完熟果実を用います。樹皮は6～7月、葉は生い茂る8～9月の果実が熟す前、いがは秋に果実を収穫した後に採取して水洗いして天日乾燥します。葉を乾燥したものを栗葉《りつよう》、いがを乾燥したものを栗毛毬《りつもうきゅう》といいます。

特徴と来歴

主に本州、四国、九州および朝鮮半島中南部の山中に自生し、果樹として多く栽培されるブナ科の落葉高木で、雌雄同株です。花期は6月頃、雄花は10～15㎝の黄白色の尾状花序で、開花すると独特のくせのある臭いを放ちます。雌花は緑色で雄花の基部に1～2個つき、秋になって実が熟すといいがが割れて中から2～3個の堅果《けんか》が出てきます。

世界中に数多くの品種がありますが、大別すると日本グリ、中国グリ、ヨーロッパグリ、アメリカグリがあります。日本グリは山野に普通に見られる芝栗《しばぐり》を改良したものです。主な産地は、茨城県、愛媛県、熊本県で、この3つの県で全国の約35％を生産しています。

成分と薬効・利用法

『名医別録』の上品に「栗子《りつし》」と収載され、性味は鹹、温で、「筋骨の傷《いた》み、腰脚の不随によく、精力をつける。ただし子どもは多食してはいけない」と記載されています。

果実の可食部には、炭水化物、食物繊維、アミノ酸類、ビタミンB_1、ビタミンCを多く含み、カリウムも豊富で、高血圧予防などに効果があります。葉、樹皮、いがには、タンニンのアクチシミンAなどを多く含み、消炎効果や収れん効果（組織や血管を縮める効果）があります。漆や化粧品などによるかぶれ、あせもなどの皮膚炎、やけどには、葉ひとつかみ（20〜30枚）を500㎖の水で約半量になるまで煎じ、冷ましてから患部を洗うか、布に浸して湿布します。いが、樹皮を用いる場合は、いがなら2個ほど、樹皮はいがの半分量程度を使用し、500㎖で約半量になるまで煎じます。葉やいがを風呂に入れて、浴湯料としてもよいでしょう。山で漆にかぶれた場合は、クリの葉を揉んで汁を患部につけると効果があります。口内炎やのどの痛み、腫れには、前述の葉の煎じ液でうがいをします。渋皮を乾燥させフライパンで少し焦げ目がつくくらい炒り、茶さじ1杯を急須に入れて熱湯100〜150㎖を注いで飲むとアトピーの改善になります。

食べ方・一口メモ

堅果は食用となります。表面の硬い鬼皮が硬く張りがあり、艶々《つやつや》した光沢があるものを選びます。クリはとても季節感を感じさせてくれる食材ですので、シーズンに一度はクリご飯やクリおこわを頂きたいものです。また料理だけでなく、モンブランや甘露煮をはじめスウィーツの食材としても欠かせない存在です。

クリの渋皮煮（甘露煮）は、惣菜的にしょう油を加えるタイプと、加えずに甘めに仕上げるタイプがあります。

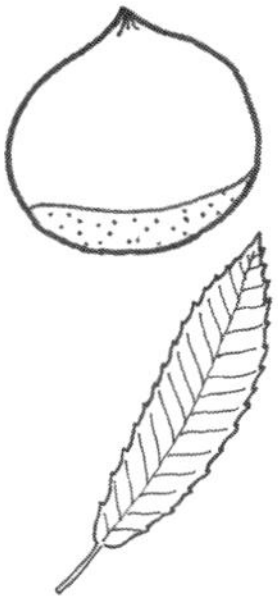

◉漆や化粧品などによるかぶれ、あせもなどの皮膚炎、やけどには、葉ひとつかみ（20~30枚）を500 mℓの水で約半量になるまで煎じ、冷ましてから患部を洗うか、布に浸して湿布する

◉皮膚炎ややけどに、いが、樹皮を用いる場合は、いがなら2個ほど、樹皮はいがの半分量程度を使用し、500 mℓで約半量になるまで煎じる。葉やいがを風呂に入れて、浴湯料としてもよい

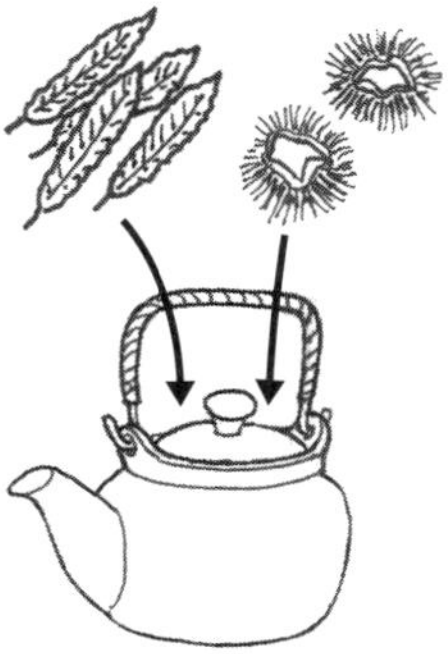

◉山で漆にかぶれた場合は、クリの葉を揉んで汁を患部につけると効果がある

◉口内炎やのどの痛み、腫れには、上述の葉の煎じ液でうがいをする

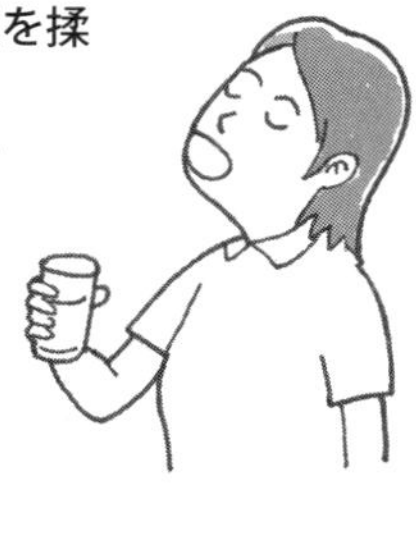

◉渋皮を乾燥させフライパンで少し焦げ目がつくくらい炒り、茶さじ1杯を急須に入れて熱湯100~150 mℓを注いで飲むとアトピーの改善になる

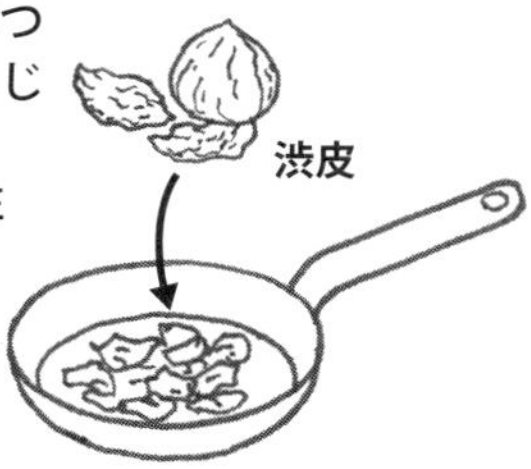

クリの牛乳羹《かん》

効能 高血圧、狭心症・動脈硬化の予防、骨粗しょう症の予防

❶むきグリを鍋に入れ、適量の水で20分ほど煮る

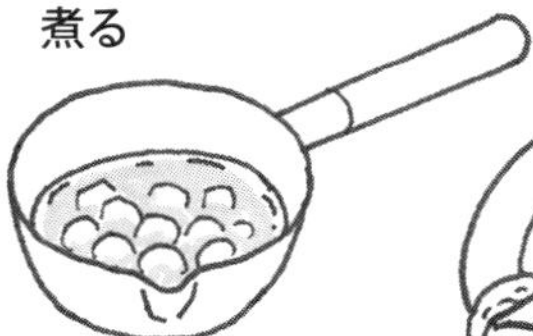

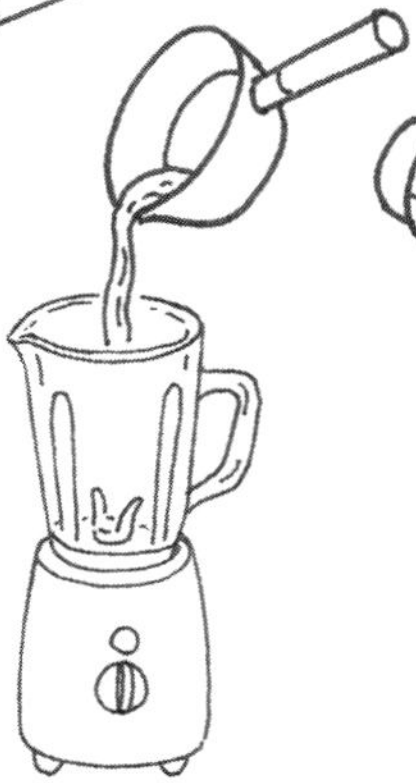

❷❶をミキサーに入れ、クリをペースト状にする

❸鍋に❷のクリと牛乳、コーン、クコの実、ギンナンを入れ、火にかける

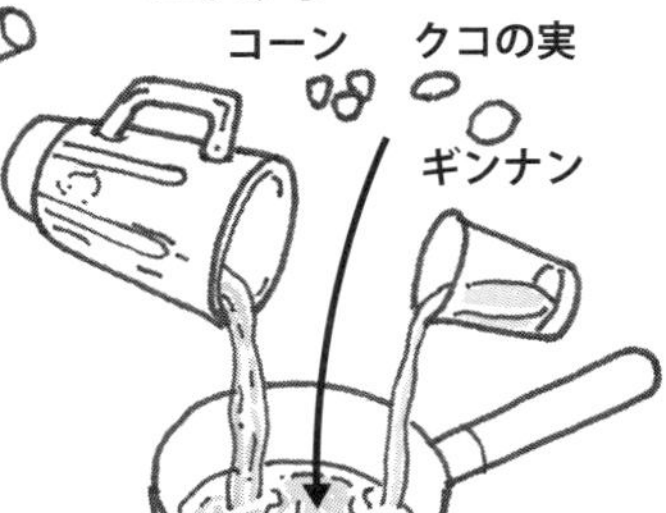

❹全体がなじんだら、お好みで砂糖を加え、火を止めて冷まし、容器に注ぐ。とろりとしたコロイド状になる

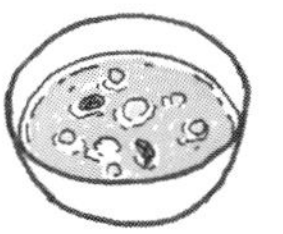

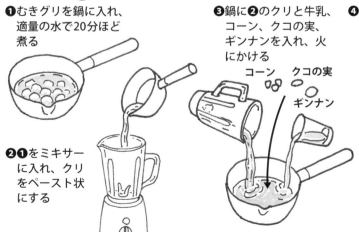

材料（1人分）
むきグリ…200g
コーン…30g
クコの実…15g
ギンナン…5g
牛乳…100cc

19 クルミ

古い時代からの健康食

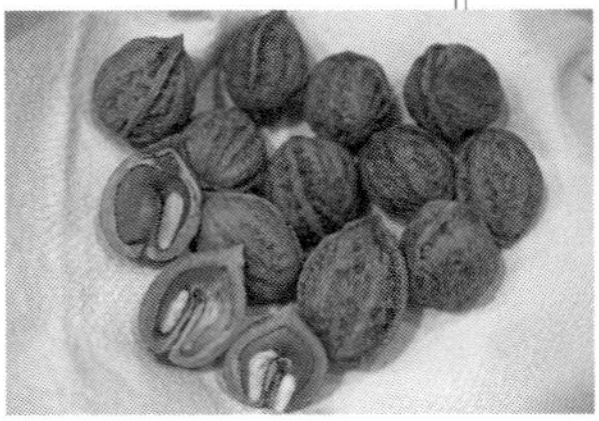

東北に遅い春が訪れ、野山の木々が芽吹くと、山菜のおいしい季節です。オニグルミの新芽は美味で、その天ぷらは何ともおいしい春の味です。タラノメ、コシアブラ、ハリギリの新芽など、春の野山の木々はおいしい自然の風味を私たちに届けてくれます。

史跡からクルミの殻が多量に出てくることがあり、古い時代にはかなりクルミを食用にしていたのではないかと思われます。縄文人は新芽も食べていたかもしれませんね。わが国に自生するクルミ科のうち、食用となるものはオニグルミ（鬼胡桃）とその変種のヒメグルミ（姫胡桃）が主ですが、いずれも殻が硬くて割りにくいので、土中でも残っていたものと思われます。

クルミは久留実とも書きます。幾久しく美しさを留めるという縁起の良いものなので、自然の健康食品としてお菓子などにも愛用されています。

主な薬効

子葉（胡桃仁《ことうにん》）：疲労回復、病後の回復、コレステロール値降下、動脈硬化の予防

未熟果肉：水虫、寄生性の皮膚病

旬・採取時期

秋、熟した果実を集めます。土中に埋めて果実を腐らせ、水洗いして外果皮を除き、硬い殻（内果皮）ごと鍋などで炒り、殻が割れたら中の子葉を取り出して乾燥します。未熟果の採取期は夏です。

特徴と来歴

わが国で一般にクルミといえば主にオニグルミを指します。山地の谷川沿いの斜面などに自生するクルミ科の落葉高木で、幹は直立し樹皮に縦の裂け目が見られます。葉は互生する奇数羽状複葉で、花期は5～6月頃、緑色の雄花穂は前年枝から垂れ下がり、雌花は少し遅れて今年の若い枝につきます。大きな羽状複葉

の間から果実が覗き見られますが、果実は径3㎝ほど、黄緑色で細毛に覆われ、中にしわのある硬い核があり、その中に褐色の薄い種皮に包まれた白色の子葉（種仁）があり、これが食用となります。

ヨーロッパ東部からアジア西部が原産のカシグルミ（ペルシャグルミ）がシルクロードを経て4世紀に中国に伝来し、栽培化し淘汰されてテウチグルミ（胡桃）となりました。宋代の『開宝本草《かいほうほんぞう》』には、「これを食べれば肥え健やかになり、皮膚を潤し、髪を黒くし、多食すると小便を利し、痔を治す」とあります。『本草和名《ほんぞうわみょう》』や『和名抄《わみょうしょう》』では、オニグルミを和名で久留美と呼んで、これに中国の胡桃《ことう》の漢字を当てています。近年では、殻が薄くて割りやすく食用部分も多いテウチグルミ（カシグルミ）、シナノグルミなどが栽培され、また店頭に並んでいるものにはアメリカをはじめとする外国産のクルミも多くあります。

成分と薬効・利用法

子葉にはリノール酸やリノレン酸、オレイン酸などの脂肪油約50％、タンパク質、ブドウ糖、ビタミンB_1などが含まれ、仮果皮にはナフトキノンのユグロンなどを含みます。

脂肪油を多く含み栄養価が高いので、疲労回復や病後の回復には子葉を1日2～3個食べます。脂肪油中のリノール酸やリノレン酸は血液中のコレステロールを低下させる働きがあるので、子葉を1日2～3個食べると動脈硬化の予防になります。そのまま食べてもよいですが、擦り鉢で擦って味噌に混ぜたり、和え物にしたり、粗く刻んでサラダに振りかけてもおいしく食べられます。

水虫や痒みのある寄生性の皮膚病には、青い未熟な果実の果肉を皮ごと金属製以外のおろし器で擦りおろして汁を患部に塗布します。生のまま使用するので必要な時に採取します。

食べ方・一口メモ

料理を工夫して、1日量はわずかでも日常の食生活に取り入れるとよいでしょう。菓子用などに使われるクルミはもっぱらテウチグルミで、群馬県、長野県で栽培されています。

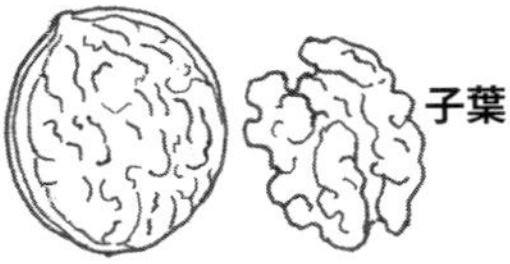

◉疲労回復や病後の回復には子葉を1日2~3個食べる。脂肪油中のリノール酸やリノレン酸は血液中のコレステロールを低下させる働きがあるので、子葉を1日2~3個食べると動脈硬化の予防になる

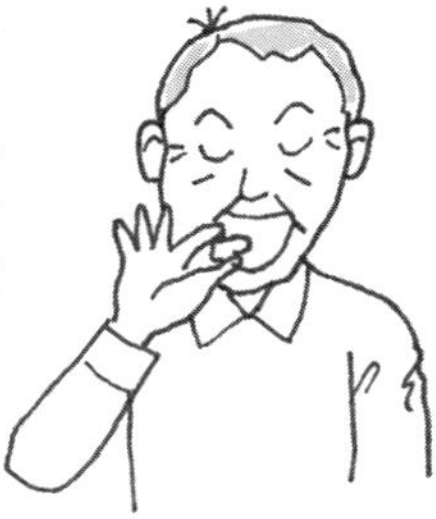

◉水虫や痒みのある寄生性の皮膚病には、青い未熟な果実の果肉を皮ごと金属製以外のおろし器で擦りおろして汁を患部に塗布する。生のまま使用するので必要なときに採取する

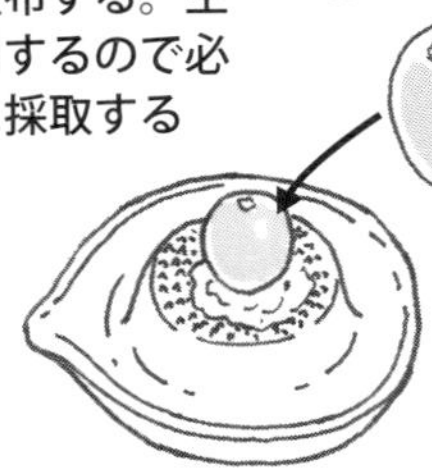

◉民間療法では、乾燥した果実の緑皮1日分10~15gを200 mℓの水に浸し、これを痛風薬として服用。タコ中毒の解毒には緑皮1日分5~10gを300~400 mℓの水で半量になるまで煎じ服用すると効果があるとされる

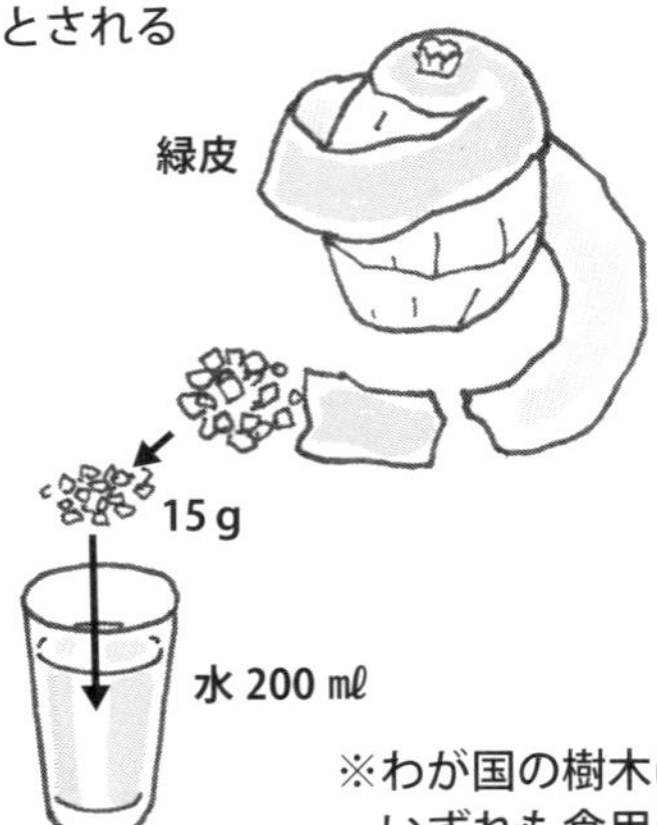

◉子葉をそのまま食べてもよいが、擦り鉢で擦ってみそに混ぜたり、和え物にしたり、粗く刻んでサラダに振りかけてもおいしく食べられる

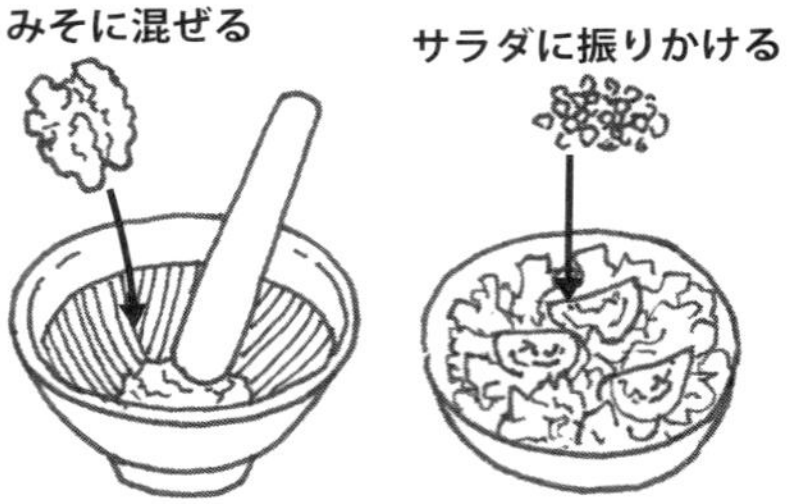

◉乾燥した葉、樹皮の煎汁（3gを300 mℓの水で半量になるまで煎じる）は凍傷や湿疹によく、湿布薬として使用。また毒虫の刺傷には煎液を塗布。葉の濃厚煎液は毛生え薬としても効果があるとされる

◉しもやけには青い未熟果肉を擦りおろして患部に塗布するとよい

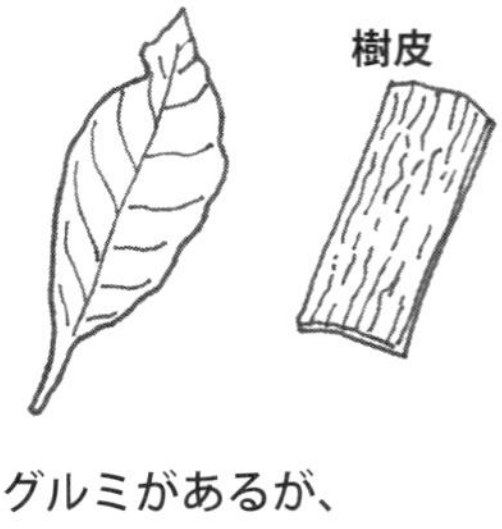

※わが国の樹木にサワグルミ、ノグルミがあるが、いずれも食用にはならない

20 グレープフルーツ

爽やかな酸味と淡い甘味に独特の苦味

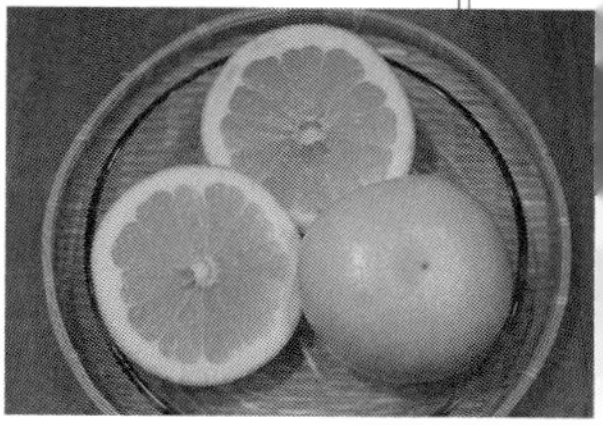

食べ物と医薬品の相互作用を書いた書物には、柑橘系の果物では、グレープフルーツとカルシウム拮抗剤のことが必ず載っています。

半世紀前までは、贈答用の果物として箱詰めされたものを見ましたが、輸入が自由化されてから、スーパーマーケットにも並ぶ身近な存在となりました。

主な薬効

果実：風邪予防、がん・動脈硬化の予防、美肌

旬・採取時期

アメリカで最もおいしいものが採れる時期である4〜5月が旬ですが、年中市場に安定して供給されているため、一般にはほとんど旬を意識しません。

特徴と来歴

グレープフルーツは亜熱帯を原産とするミカン科の常緑樹で、樹高5〜6ｍほどになります。1750年代に西インド諸島のバルバドスで発見されたものが最初とされ、ブンタンとオレンジが自然交配してできた品種とされています。爽やかな酸味と淡い甘味に独特の苦味を含んでいるのが特徴でさっぱりとした味わいが感じられます。皮は比較的薄いのですが、素手ではむきづらいです。

名前の由来は、果実が房なりに実った様子がブドウを思わせることからきているといわれています。現在では多くの品種がありますが、主に果肉がマーシュというホワイト系の品種とルビーというピンク系の酸味が少なく甘い品種が生産されています。ホワイト・マーシュは、一般に売られている普通のグレープフルーツです。果肉が白黄色で、果汁が多く、少し苦味を含んだ爽やかな味をしています。ルビー／ピンク・マーシュは、外見は普通のものと変わりませんが、果肉は赤みがかった色をしています。スタールビーは、皮もピンクがかっており、果肉は真っ赤な色をしてい

ます。国内で流通するグレープフルーツのほとんどは海外から輸入されたもので、7割近くをアメリカ産が占めています。

国内では、鹿児島や熊本など一部の温暖な地方で栽培されていますが、非常に量が少ないため一般の青果店などには並びません。

成分と薬効・利用法

果実にはクエン酸、ビタミンC、ナリンギン、フラノクマリン、カリウム、カルシウムなどを含み、精油のノートカトン、チオテルピネオールが特有の香りとなります。ルビー種にはリコピンが多く含まれます。

苦味成分のナリンギンは、血流を改善したり脂質の代謝を高める作用があり、血栓防止、血中コレステロール値の低下などに有効です。豊富なビタミンCとともに発がん物質を除去し、がん予防にも役立ちます。疲労回復や抗アレルギーなどの効果もあります。

果肉に含まれるフラノクマリンは、さまざまな医薬品と相互作用があることが報告されています。これは薬物代謝酵素（解毒酵素）のシトクロムＰ４５０サブタイプ３Ａ４を阻害する作用です。特に、カルシウム拮抗剤の高血圧治療薬を服用中にグレープフルーツを食べると、影響を強く受けることが知られています。シクロスポリン、ベンゾジアゼピン系鎮静薬でも阻害作用が現われるため、グレープフルーツジュースの摂取自体も禁止されています。フラノクマリン類はほかの柑橘類にも含まれますが、温州ミカンはほとんど含有しないとされています。

食べ方・一口メモ

甘さや酸味のほかに、ほろ苦さがあるのが特徴で、この苦味を好まない場合は、生食の際に砂糖をまぶして食べるとよいでしょう。生で食べるほかにジュースやさまざまな加工食品に用いられ、また、絞り汁はカクテルやサワーに使われます。グレープフルーツはミカンのようには皮がむけないので、ナイフを使います。

形が丸く整っていて表面に張りとツヤがあり、ずしりと重いものを選びます。風通しのよい冷暗所に置きます。夏季は洗ってからポリ袋に入れて冷蔵庫の野菜室で保存します。

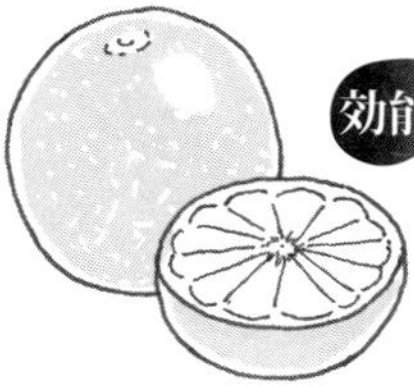

グレープフルーツのサフランゼリー

効能 気の巡りを良くし、うつ状態を改善

材料（1 人分）
グレープフルーツ、
オレンジ…各 1/2 個
100% オレンジジュース
…1 カップ
水…1/4 カップ
アガー（植物性のゼリーの素）
…5g
サフラン…少々

❶グレープフルーツ、オレンジは皮をむき、薄皮を取り、果肉をほぐしておく。果汁も、とっておく

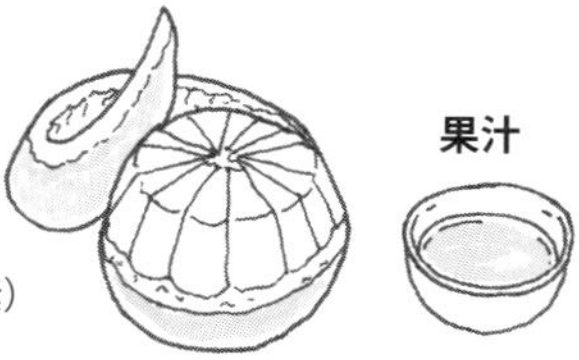

❷水 1/4 カップの中にアガーを入れ、よく混ぜる。火にかけ煮溶かしたら、オレンジジュースを加えよく混ぜる

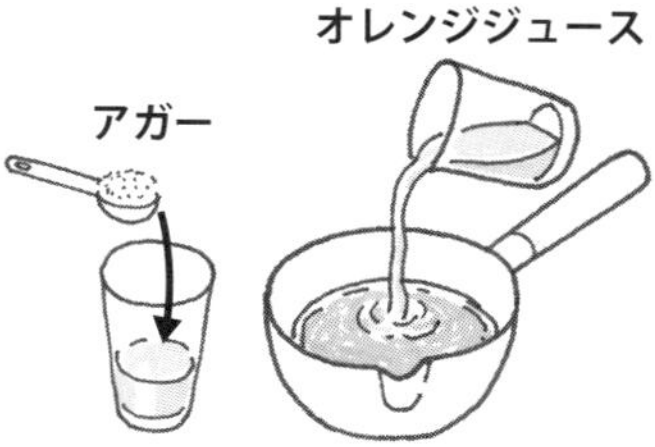

❸❷に果肉、果汁を加えよく混ぜ、器に入れ固める

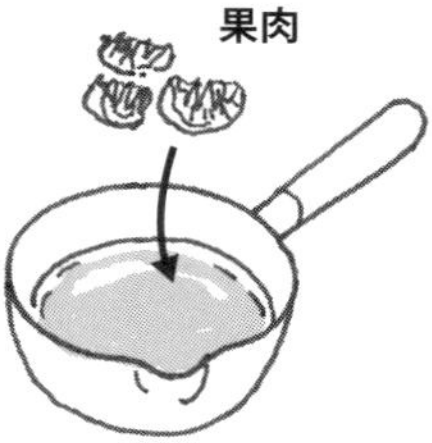

❹仕上げにサフランをのせる

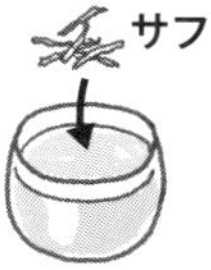

グレープフルーツのそば粉クレープ

効能 神経の疲れ

①そば粉はふるう

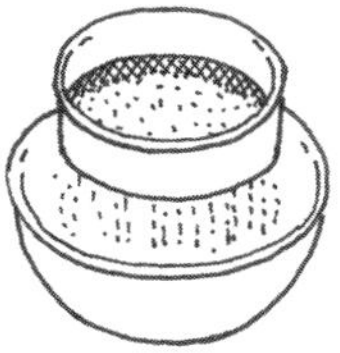

材料（1 人分）
そば粉…大さじ 2
グレープフルーツ、
オレンジ…合わせて 100g
溶き卵…1/2 個分
牛乳…カップ 1/2
塩…少々
サラダ油…少々
プレーンヨーグルト
…カップ 1/2
ミント…少々

②果物は皮をむき、房の薄皮を除く

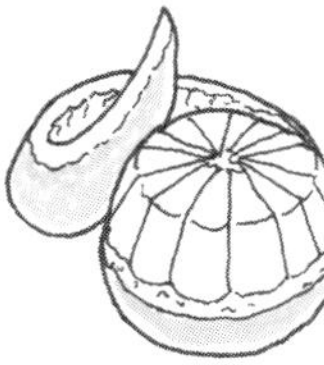

③溶き卵、牛乳、塩をよく混ぜ、①を加えて泡立て器で混ぜてなめらかな生地にする

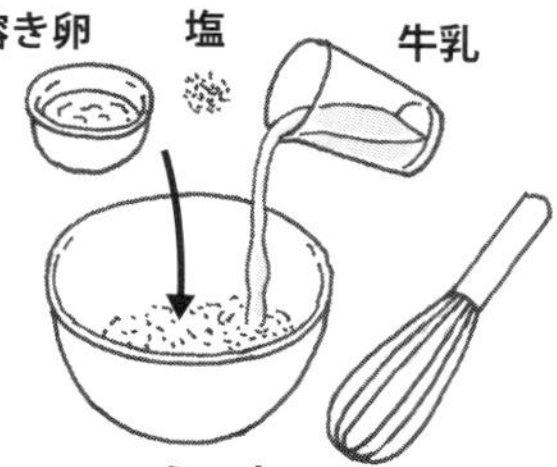

④フッ素樹脂加工のフライパンに薄くサラダ油をひき③の 1/4 を流す。きれいな焼き色がついたら裏返してサッと焼く。同様に計 4 枚焼く

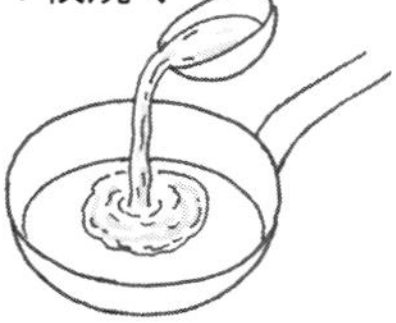

⑤④に果物、ヨーグルトをのせてミントを添える

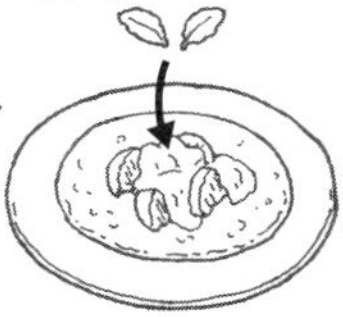

21 コイ

薬用魚と呼ばれる池の養殖魚

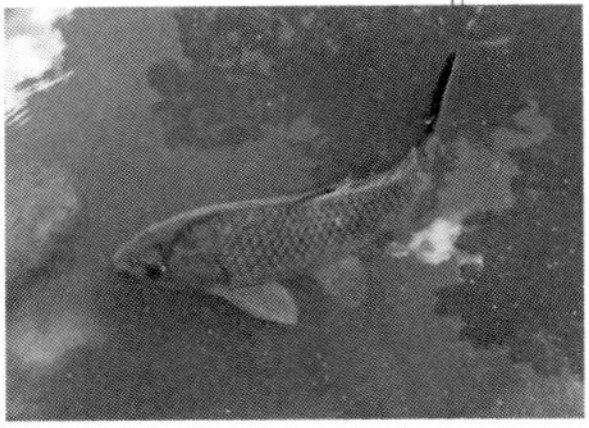

中国では鯉魚《りぎょ》といい、フナ（鮒）と共に古くから養殖された淡水魚で、『名医別録』に「のぼせ、黄疸、口渇、むくみを治す」薬として収載され、妊婦が食べると胎動不安を治し、産後の乳の出をよくし、水腫、咳にもよく、利尿作用があると記載されています。

中国では、鯉が滝を登りきると竜になる「登竜門」という言い伝えがあり、古来尊ばれました。普通程度の大きさのコイが滝を登ることは通常ありませんが、その概念はわが国にも伝わり、江戸時代以降、男の子のいる家の庭先で端午《たんご》の節句（旧暦5月5日）あたりの梅雨期の雨の日にコイを模した「鯉のぼり」を飾る風習が一般に普及しました。今日では、新暦5月5日のこどもの日を端午の節句というようになりました。

主な薬効

肉あるいは全体：滋養強壮、利水、消腫、止咳、乳汁不足、視力改善

旬・採取時期

特段の旬はありません。

特徴と来歴

中国大陸が原産と推定されるコイ科の淡水魚で、比較的流れが緩やかな川や池、湖沼などに広く生息しています。琵琶湖など各地に野生のコイが分布し、新生代第三紀中新世の地層からも化石が発見されていることから、わが国にも古くから天然に分布していたと考えられています。

コイ（鯉）は食用に適し、性質が温和で飼育しやすく成長も早いため、古くから養殖され、中国では殷の時代から養殖が始まったといわれます。現在では、世界各地で食用、観賞用に養殖されていますが、食用にされる普通のコイと色模様鮮やかな錦ゴイは、形態や習性はほとんど同じです。

海から離れた地域では古くから貴重な動物性タンパク源として重用され、食用のコイはヤマトゴイが主体で、鯉こく、うま煮、甘露煮などとして利用されています。福島や山形県、長野県が特に生産が盛んですが、近年は、食生活の変化から需要の減少が見られます。

成分と薬効・利用法

栄養豊富でタンパク質に富み、タウリンやグルタミン酸などのアミノ酸、ビタミンB群、ビタミンD・E、カルシウム、リン、鉄などのミネラル、ムチンなどが含まれています。コラーゲンも豊富で魚の中でも薬効が高いとされ、「薬用魚」と呼ばれるほどです。

性味は甘、平で、漢方では利水、消腫、止咳、乳汁不足などに用い、目や肝臓、腎臓、胃腸などの機能改善効果が期待されています。腎炎によるむくみや肝硬変による腹水には、ウロコと内臓を除いたコイをあずきと煮て、その汁を服用します（赤小豆鯉魚湯《せきしょうずりぎょとう》）。

民間では、滋養強壮の食材として知られ、産後の栄養補給や母乳の出をよくするために「鯉こく」や「鯉のうま煮」などにして食べます。また肝臓病や肺結核、胃潰瘍に効果があるといわれます。また、鯉胆《りたん》にはチプリノールというアミノ酸が含まれ、視力改善や滋養強壮に効果があるといわれています。疲れ目にも有効で、オフィスワークや携帯メールで目を酷使している人には食べてほしいものです。現在、丸ごと日本酒で長時間煮詰めて濃縮した鯉エキスが商品化されています。

食べ方・一口メモ

肉は白身で味がよく、コイ料理といえば中国では丸揚げ、わが国では鯉こくや甘露煮が一般的ですが、うま煮や焼き物でも深い味わいが引き立ちます。ドイツでは青煮（香味野菜を加えて鮮やかに仕上げた煮物）が有名です。

家庭料理としては、調理の手間や小骨の多さゆえに扱いにくいですが、近年では「コイのオードブル」や「コイハムのカルパッチョ」といったメニューが考案されています。

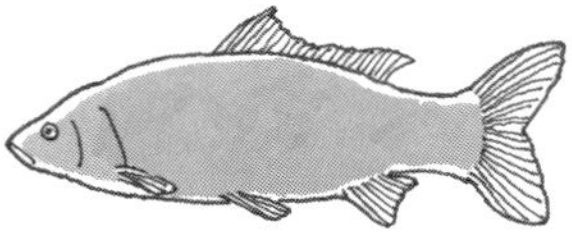

コイの丸揚げ甘酢あんかけ

効能 滋養強壮、利水、消腫、止咳、乳汁不足、視力改善

材料（4 人分）

コイ…1000g（1 尾）
◎食塩…5g
◎コショウ…0.5g
◎紹興酒…30 ㎖
●ショウガ…15g
●ネギ…15g
タケノコ…80g
ニンジン…100g
干しシイタケ…15g（5 個）
ネギ…100g（1 本）
キヌサヤエンドウ…8 枚
片栗粉…30g
揚げ油…適量
油…15 ㎖
鶏スープ…400 ㎖
◉しょう油…60 ㎖
◉酢…60 ㎖
◉砂糖…40g
水溶き片栗粉…20g
紅ショウガ…10g
薄焼き卵…1/2 個

①コイのウロコを払い、エラと内臓を取る

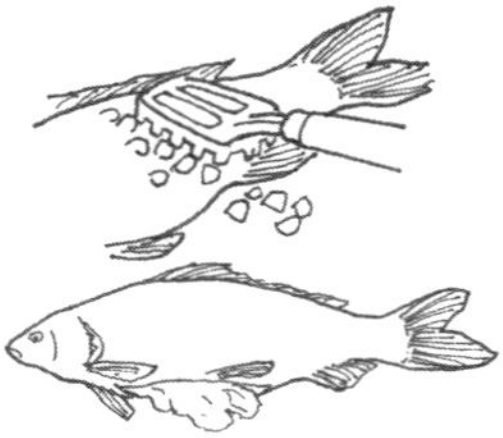

②コイの両面に、4 ㎝間隔に切れ目を入れる

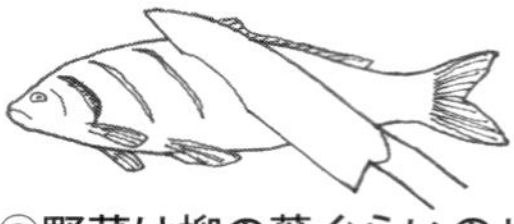

③野菜は柳の葉ぐらいのせん切りにする

④②に◎で下味をつける

⑤キッチンペーパーなどで④の水分を除き、片栗粉をつけて、170℃の油できつね色にカラッと揚げる

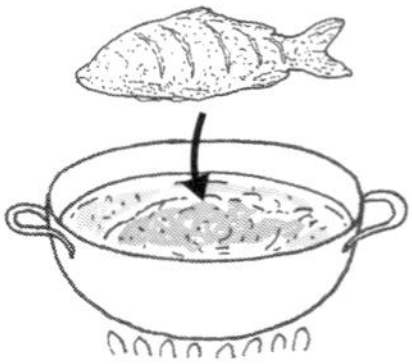

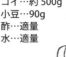

⑥③は湯通しする

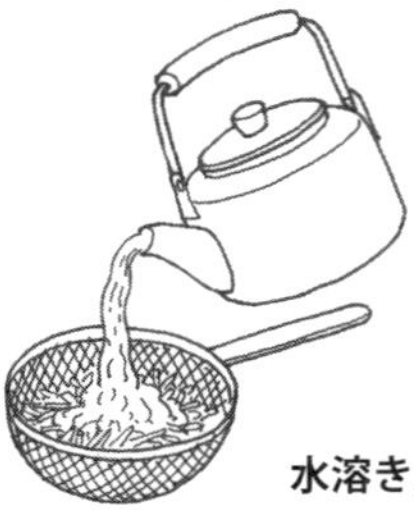

⑦鍋に油を入れ、●のショウガ、ネギを入れて香りをつけて出す

⑧⑦に⑥を入れ炒め、鶏スープを入れ、◉で調味して、水溶き片栗粉でとろみをつける

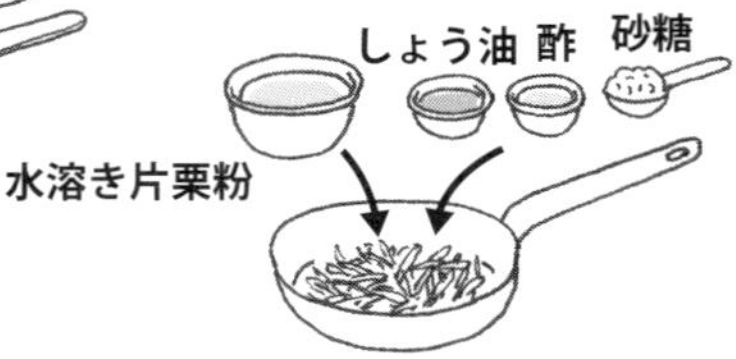

⑨⑤のコイを皿に盛り、⑧の甘酢あんをかけて、塩ゆでしたキヌサヤエンドウ、紅ショウガ、薄焼き卵を飾る

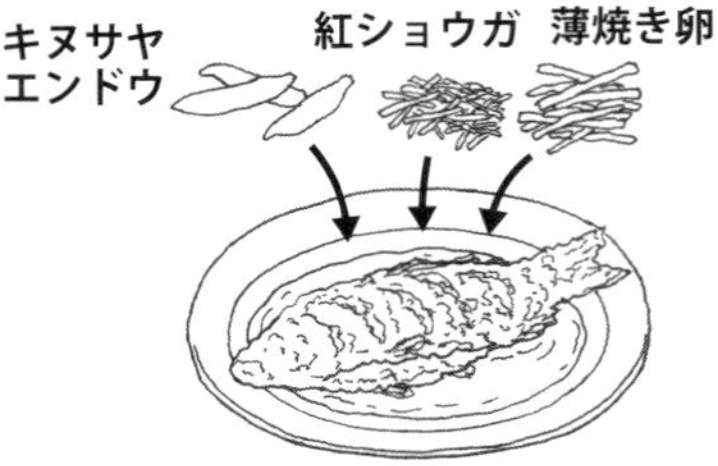

赤小豆鯉魚湯

効能 腎炎、肝硬変

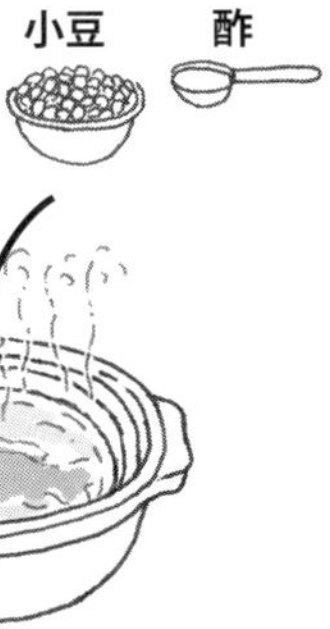

材料（1 人分）

コイ…約 500g
小豆…90g
酢…適量
水…適量

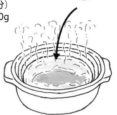

❶コイと小豆を鍋に入れ、同量の酢と水を材料がひたひたになるまで入れる
❷弱火で約 1 時間煮ればでき上がり
❸まずコイを食べてからスープを飲む

22 コーヒー

紀元前から飲まれてきた飲み物

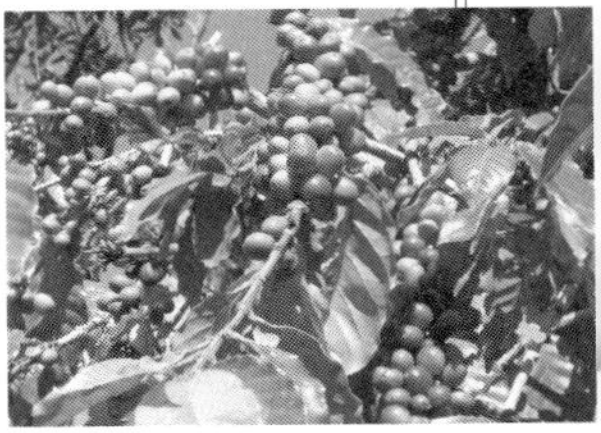

エチオピアで飲んだコーヒーの味は、独特の風味でとろりとした飲み味でした。紀元前から飲まれてきた飲み物で、歴史の重みを感じる味です。

コーヒーがヨーロッパに伝来したときは既に薬とみなされていましたが、ヨーロッパでもわが国でも飲用コーヒーが薬として認められることはありませんでした。焙煎法やいれ方が、あくまでも文化として定着したのです。薬として取り扱われるのは、コーヒーに含まれる成分で、そのうちカフェインがお茶と共通しています。

お茶とコーヒーの薬効は、ともにカフェインとポリフェノールの組合わせの相乗効果ですが、近年、コーヒーやお茶を飲む人の疾患リスク軽減が次々と発表されています。

主な薬効

コーヒー（浸出液）：新陳代謝促進、便秘解消、リラックス、アンチエイジング

旬・採取時期

産地により収穫時期を異にします。果実を脱穀、選別などを経て生豆を得ますが、その間にコーヒー豆は発酵して独特の酸味を帯びます。

特徴と来歴

エチオピアの山岳地帯１４００～１８００ｍの高地が原産のアカネ科の樹高６～８ｍの樹木で、果実は楕円形、熟して濃紅色となります。古い時代より葉や果実を煎じて飲用、また薬用に用いられています。13世紀頃、アラビアの商人によってアラビア半島に移植栽培が始まると、コーヒーの飲用はヨーロッパ中に広まりました。

学名は、エチオピア西南部の原産地にカファという地帯があり、この地名とアラビアで栽培されていることが由来です。英語もフランス語もカファに由来しています。

います。

熱帯地方を中心に種々の栽培品種があります。アラビアコーヒーは最優良種で、世界の消費量の90%はこれで、南アメリカ、アフリカなどの熱帯地方で栽培されています。ウガンダ原産のロブスターコーヒーは、品質はアラビア種より劣りますが、インドネシア、ジャワ、インドで栽培されています。ブルーマウンテンは香味が優れていますが、生産量が少なく価格は世界で最も高いです。西インド諸島のジャマイカでは1000〜2000mの高地で栽培されています。

成分と薬効・利用法

豆にはカフェイン、ポリフェノール（タンニン）のクロロゲン酸、ミネラルなどが含まれます。カフェインには、中枢神経の興奮作用があります。粉末にした豆10gを熱湯150㎖で浸出すると、カフェイン0・06g、タンニン0・25gが得られますので、コーヒーの濃いものを飲むと眠れなくなるのは、そのためです。インスタントコーヒー（顆粒製品）やコーヒー飲料は成分調整してありますので、レギュラーコーヒー（浸出液）に比べると高カロリーでミネラル、カフェイン、タンニンも多めになっています。近年は、カフェインレスコーヒーも人気があります。

薬用にはしませんが、カフェインには、中枢神経を刺激して新陳代謝を促進し、胃腸の働きを良くして便秘解消、肌荒れに効果があります。クロロゲン酸には抗酸化作用があり、アンチエイジングや食後の血糖値を下げる効果が期待できます。近年、コーヒーをよく飲んでいる人で肝がんの発生率が低くなるとの報告もあります。

クロロゲン酸は、加熱されると分解してカフェ酸（コーヒー酸）となりますが、これがコーヒー独特の深みのある香り、色、苦味の素となります。コーヒーの香りにはリラックス効果があります。

食べ方・一口メモ

食後の一杯が至福のひと時をもたらします。ゆっくりとリラックスして飲むのが健康的です。カフェインは効能もありますが、過剰摂取は副作用が大きく、むしろ体にとって害になります。

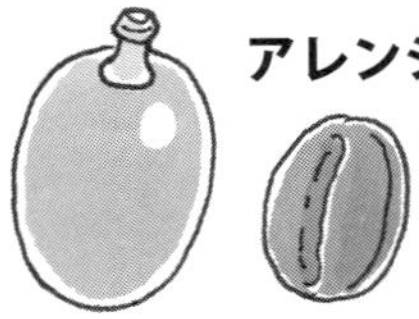

アレンジコーヒー　効能　便秘、胃潰瘍、がん予防、老化防止

酒風味のコーヒー

材料
日本酒…適量
コーヒー豆
or インスタントコーヒー…適量
水（必要であれば）…適量

❶日本酒を注ぎ沸かす

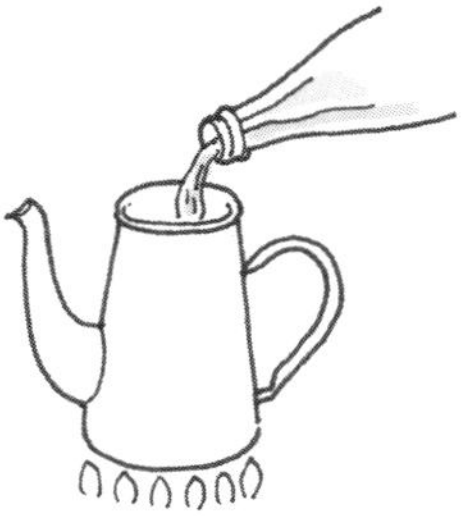

❷ある程度沸いたところで煮切りをする（火をつける）

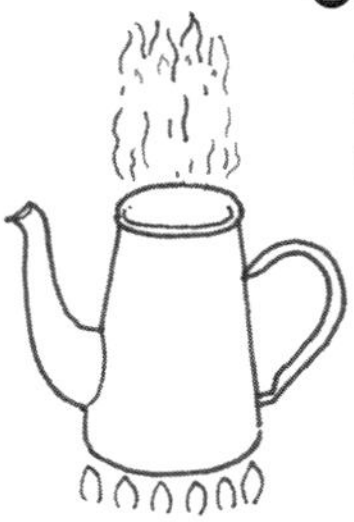

❸煮切りが完了した後、お好みで水を加えて濃度調整するとよい

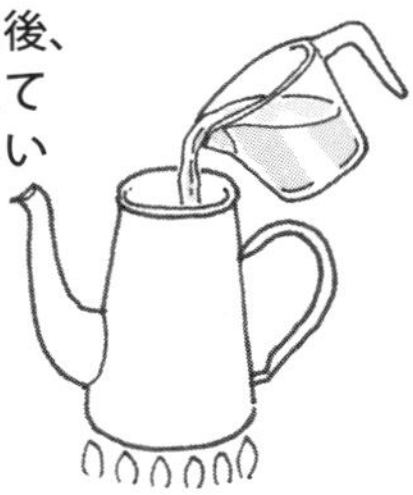

❹あとは普通にコーヒーをいれれば、日本酒のうま味成分で作ったコーヒーのでき上がり

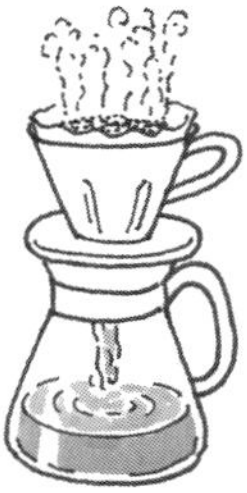

燻煙風味のコーヒー

①ブレンドのコーヒー豆をザルに入れる

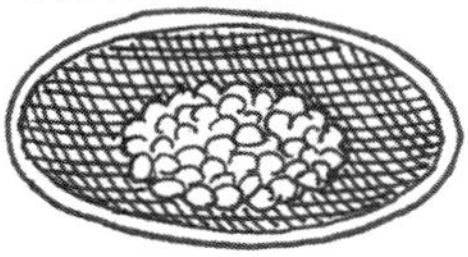

②炭に火をつけその上にピートチップを 30g 乗せる

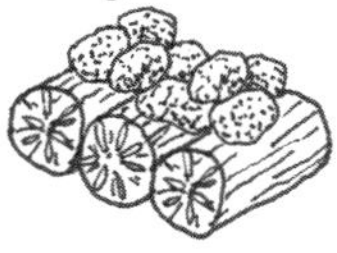

③②を簡易スモーカーに入れ、約 1 時間燻製（80℃）

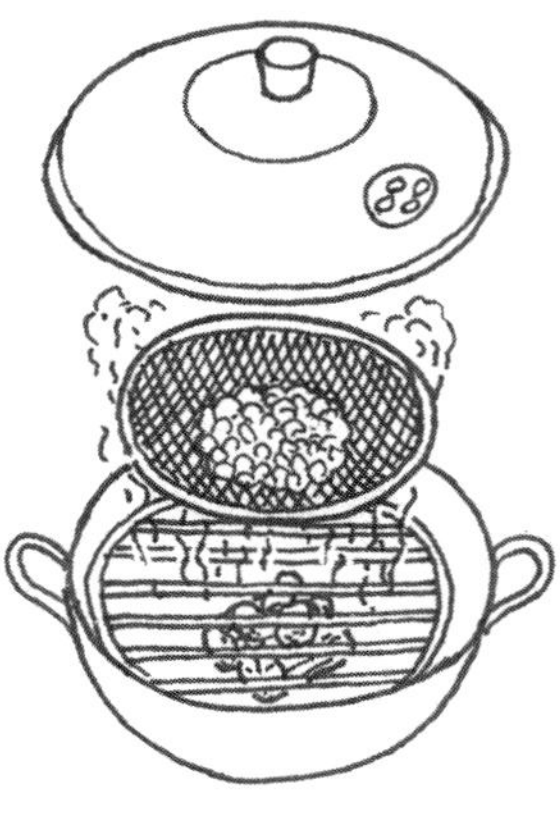

④燻製が終わったピートコーヒー豆をミルしてピートコーヒー完成

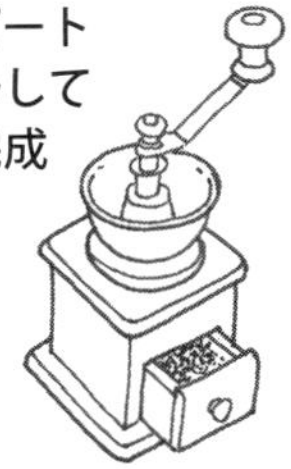

材料
コーヒー豆…100g
ピートチップ
（スコットランド
北部の原野に多い泥炭）…30g
炭…3 本
ザル…1 個
簡易スモーカー…1 つ

23 ココア

健康効果を上げるなら ピュアココアがお勧め

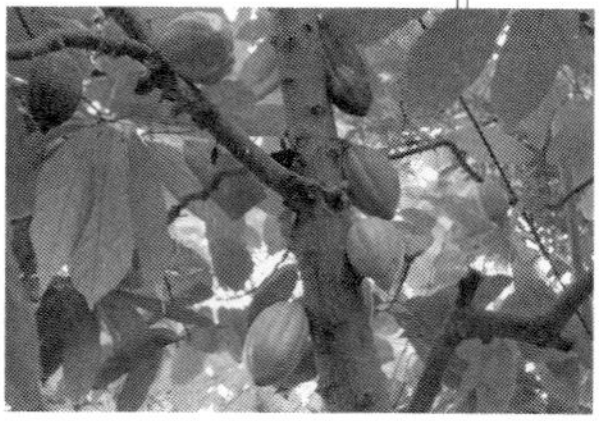

ココアといえばカカオ、そしてチョコレートとつながっていきます。今やわが国ではお菓子売り場には多くのチョコレートが並び、そしてココア飲料にも人気があります。ココアは便秘や胃潰瘍によい健康飲料であり、チョコレートにはリラックス効果も期待されています。

ココアやチョコレートはカカオノキの種子から作られますので、わが国の植物園の温室には、ほとんどのところで見られます。果実が太い幹に直接つくので、大変珍しく奇異な感じがします。

成熟した果実から種子を取り分けて木箱に入れ、特殊な方法で発酵させると、赤褐色に変色し、苦味が消えて香気が発散してきます。これを水洗いして乾燥したものがカカオ豆です。カカオ豆を火で炙り、種皮を取り去って擦り潰すとカカオペーストになり、これを圧搾機にかけて絞るとカカオ脂（カカオバター）と残渣が得られ、残渣を乾燥して粉末にしたものがココアです。カカオペーストに、砂糖、ミルク、香料を加えて練り固めたものがチョコレートです。

主な薬効

ピュアココア：便秘、胃潰瘍、がん予防、老化防止

カカオ脂：坐薬や化粧品の基剤

旬・採取時期

カカオ豆は、年間を通して輸入されています。

特徴と来歴

カカオノキは中央アメリカ原産で、熱帯各地で広く栽培されるアオイ科の常緑小高木で、樹高4～12mとなります。木陰を好む樹で、年中開花して結実し、果実は幹生果で、長楕円形状で5室に分かれ、40～60個の種子があります。栽培地は、主に赤道の南北緯度20度以内、年間平均気温27℃以上、温度差が極めて少な

い高温多湿の地域で、中南米、アフリカ、アジアです。
中央アメリカのアステカ族、マヤ族は、この樹や実をカーカーアトルとかカカウと呼んでいたのが「カカオ」の語源とされます。

カカオ豆の主な種類は、香り豊かなクリオロ種、苦味が魅力のフォラステロ種、両者の性質を受け継いだハイブリッドのトリニタリオ種の3種ですが、その質と味は樹木の育った自然環境に加えて、発酵、乾燥、貯蔵といった作業を総合して決まるので、コーヒーや紅茶などと同じく、品種と産地だけで選定するのは難しいものがあります。

数あるカカオ豆でも、ガーナ産のフォラステロ種のカカオは、日本人にはなじみのあるカカオの味で、食べると懐かしさを感じる人も多いはずです。

成分と薬効・利用法

カカオ豆には、脂質約50％のほか、デンプン、タンパク質、タンニンを含み、アルカロイドのテオブロミン2～3％と微量のカフェインが含まれます。ピュアココア（純ココア）は脂質と食物繊維に富み、カリウム、カルシウム、マグネシウム、リン、鉄などのミネラル、ポリフェノール、テオブロミン、カフェインなどを含みます。インスタントココア（調整ココア）には、ポリフェノールやテオブロミンなどはわずかしか含まれません。

ココアのポリフェノールには強い抗酸化作用があり、がん予防や老化防止に働きます。カカオ豆のテオブロミンには血行を促進して心身をリラックスさせる効果もあります。また、食物繊維のリグニンは便秘を改善します。脂質にはピロリ菌の殺菌効果があり、胃潰瘍を予防します。

カカオ脂は、人体の体温でよく融けるので坐薬や化粧品の基剤に用いられます。

食べ方・一口メモ

健康効果を期待するならピュアココア（ココアバター含有量23％以上、水分7％以下）がお勧めです。朝食時に飲むとカロリーを気にせず、便秘改善効果を得られます。湿気を避け、密閉容器に入れて冷暗所か冷蔵庫に保存します。

純ココアペースト

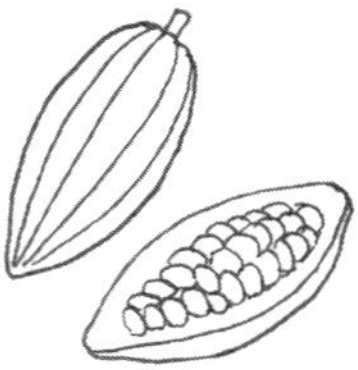

効能 便秘、胃潰瘍、がん予防、老化防止

❶鍋に、純ココア、砂糖を入れよく混ぜる

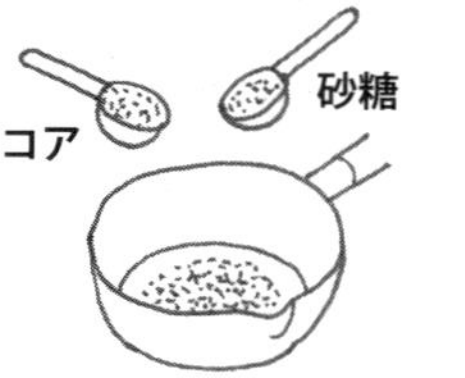

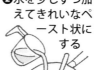

❷水を少しずつ加えてきれいなペースト状にする

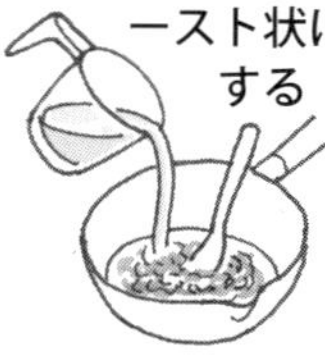

❸中火にかけ、沸騰させる。焦げないように注意しながら、2~3 分煮詰めてできあがり

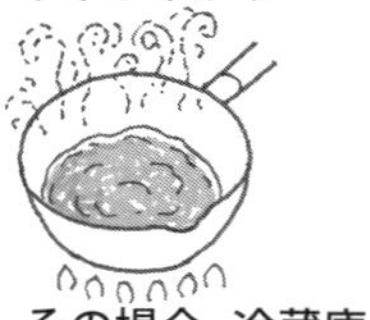

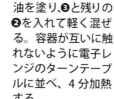

材料（10 杯分）
純ココア…大さじ 3
砂糖…大さじ 8
水…150CC

※ココアペーストは冷凍庫で 1 か月、冷蔵庫でも 2 週間ぐらいは もつ。その場合、冷蔵庫や冷凍庫のにおいがうつって風味が損なわれないように、密閉容器で保存するとよい

ショウガ入り純ココア

効能 糖尿病予防、便秘、血行改善

①純ココアペーストと乾燥粉末ショウガ（擦りおろしショウガ）をカップに入れる

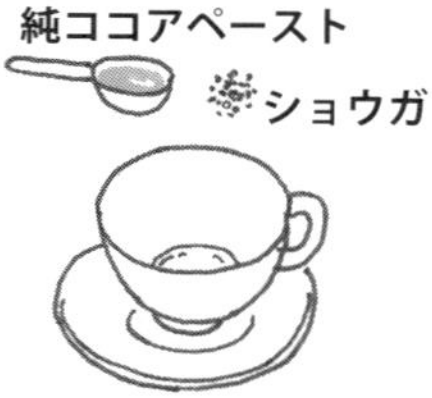

②少量の水で練り、お湯を注ぐ

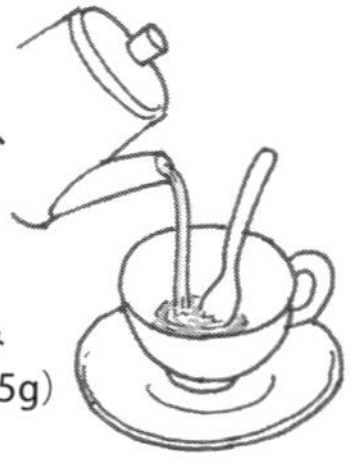

材料
純ココアペースト…大さじ 1
乾燥粉末ショウガ…ひとつまみ
（擦りおろしショウガの場合は 5g）
お湯…200CC

マーブルケーキ

効能 肥満防止

❶ココアは水大さじ 1 で溶く

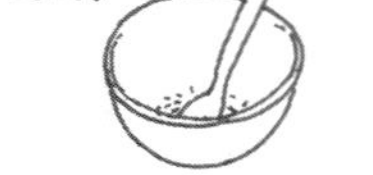

材料（カップケーキ用容器 4 個分）
ココア（ふるう）…大さじ 1
薄力粉（ふるう）…20g
◎砂糖…大さじ 2
◎溶き卵…1 個分
◎バニラエッセンス…少々
サラダ油…少々

❷ボウルに◎を入れて湯せんにかけ、泡立てる。湯せんからはずして、冷めるまで泡立て、薄力粉をさっくりまぜる

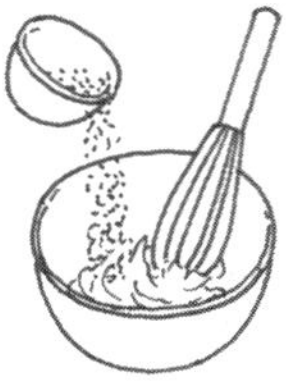

❸❷の半量と❶を混ぜる

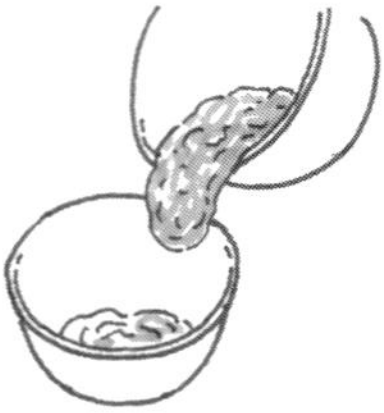

❹4 つの容器の内側に油を塗り、❸と残りの❷を入れて軽く混ぜる。容器が互いに触れないように電子レンジのターンテーブルに並べ、4 分加熱する

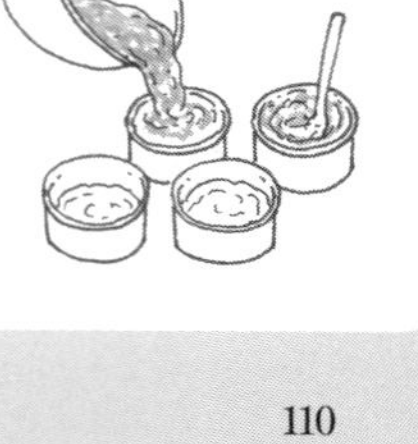

24 コショウ

アンチエイジング効果に注目

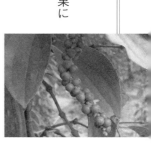

カンボジアはコショウの一大産地ですが、完熟コショウを求めて南西部に位置するカンポットに視察に行ったことがあります。カンポットのコショウ（ペッパー）は、世界で一番おいしいといわれます。

首都プノンペンから陸路、赤土のもうもうと立ち上る山道を車で行くこと約4時間、ヤシの葉で日陰を作った素朴な木造りの栽培畑に着きました。カンポットは、フランス植民地時代には避暑地として賑わったようですが、現在はその面影もなく、コショウとドリアンが産地の静かな農村です。

コショウは花が咲いた後、果実が次第に熟していきますので、家族総出で果実を手摘みで収穫してからふるい分けし、天日乾燥していました。周りでニワトリが自由に動き回る光景を見ていると、子どもの頃ののどかな田園風景がよみがえってきました。

主な薬効

果実：風邪の初期、消化不良、食欲不振、冷えによる腹痛、嘔吐、下痢、食中毒

旬・採取時期

通年栽培され、輸入されていますので、特段の旬はありませんが、新鮮なものを用います。

特徴と来歴

南インドのマラバール海岸地方原産で、スリランカ、カンボジア、インドネシアなどで栽培されるコショウ科の常緑つる性植物の果実です。

紀元前4～5世紀のヨーロッパでは有名なスパイスで、中国へはインド産のものが中央アジア経由で伝わり、西域（胡）の山椒に似た辛いものということから胡椒《こしょう》と呼ばれました。わが国にも古くから伝えられ、奈良時代の文献には薬種として記載されています。

収穫時期や処理法の違いにより4種類あり、用途に

応じて使い分けられます。

・**黒胡椒**は、果実が赤く変色し始めた頃の未成熟の緑色の果実を数日間天日乾燥して黒くなったものです。芳香性と辛味が強く、薬用や肉料理に利用されます。

・**白胡椒**は、赤く変色し始めた頃の未成熟果実を流水に浸けた後、果皮を除き天日乾燥したものです。マイルドで上品な香りがあるのでスープや魚料理に利用されます。

・**赤胡椒**は、赤く完熟した果実をそのまま天日乾燥したもので、芳醇な芳香とマイルドな辛味の食感があるのでサラダなどに用いられます。赤ワインと同じ香気成分が含まれ、気の巡りを改善する作用などが認められて、アンチエイジング効果が注目されています。

・**緑胡椒**は、未成熟の状態で収穫したもので、爽やかな特徴のある辛味があり、肉料理や魚料理との相性がよく、そのまま用いられます。

成分と薬効・利用法

果皮には辛味成分としてアルカロイドのピペリン、シャビシンなど、香気成分として精油のフェランドレン、ピネン、リモネンなどを含みます。

ピペリンには、発汗作用、抗菌・防腐・殺虫作用、胃液分泌亢進・消化促進作用があり、風邪の初期や消化不良、食欲不振などに用いられます。また、ピペリンには、血管を拡張し、血流を促進し、エネルギー代謝を高め、消費カロリーを増やす効果があり、ダイエット素材として注目されています。

『唐本草』に黒胡椒が収載され、性味は熱・辛、無毒で、温裏（冷えを温める）・止嘔・止瀉（下痢止め）・解魚毒の効能があるので、漢方では腹部膨満、冷えによる腹痛、嘔吐、下痢や食中毒などに用います。

近年、黒胡椒エキス（バイオペリン）にビタミンやミネラルなど各種栄養素の吸収率を高める効果のあることが注目されています。

食べ方・一口メモ

なるべく大粒で辛味の強い、新しいものが良品で、料理との相性を考えて、ひいて使ったり、粒のまま使ったりと使い分けます。できるだけ粒のままのものを求め、使う直前にひいて使うと風味が増します。

生コショウのオイル漬

効能 風邪の初期、消化不良、食欲不振、冷えによる腹痛、嘔吐、下痢、食中毒

❶房についている生コショウを房から外してバラバラにする

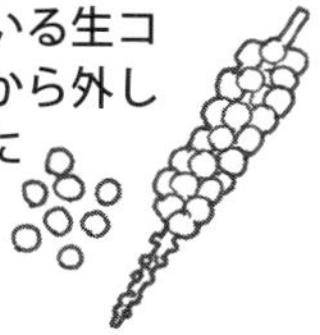

❷ザルに生コショウの実を入れてよく洗い、水をよく切っておく

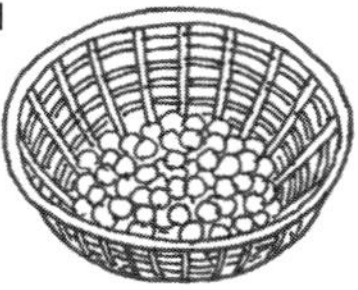

❸フライパンにオリーブオイルを熱し、コショウを入れる。3~5 分炒める

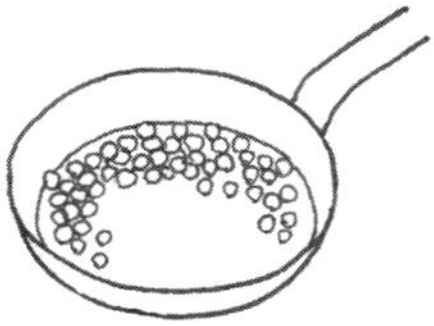

材料
生コショウ…100g
オリーブオイル…大さじ 3
◎酢…大さじ 3
◎砂糖…大さじ 1/2
塩…少々

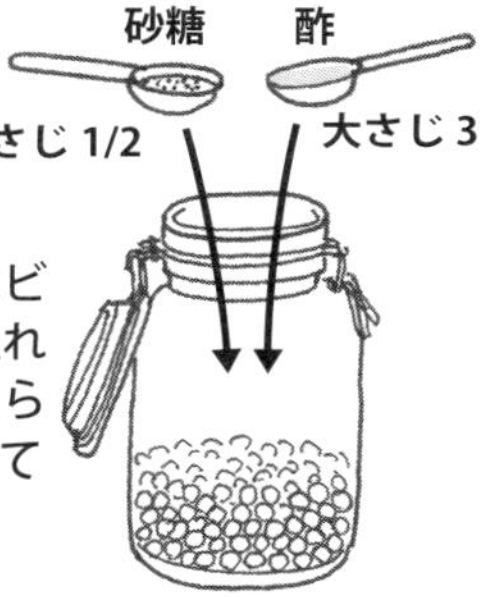

❹炒めたコショウはビンなどの容器に入れて冷ます。冷めたら◎の調味料を入れて保存する

そのまま食べても美味しいが、お刺身・サラダ・目玉焼きのトッピングにしてもよいし、パスタやオムレツに混ぜてもよい。いろいろな料理にあう

ネギとショウガ入りコショウ粥

効能 風邪の初期

①もち米は軽くミキサーにかけ粗く砕く

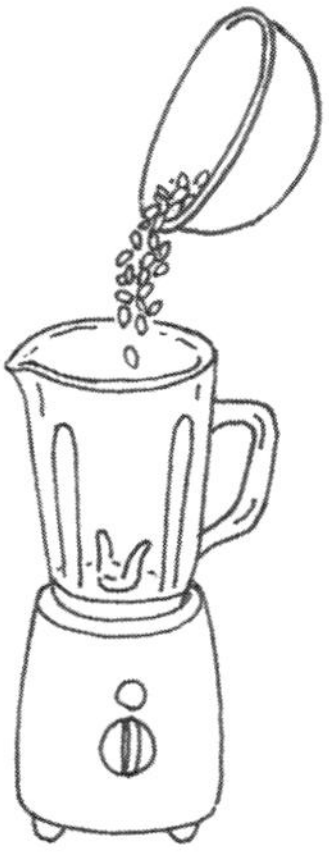

②白ネギは縦半分、長さ 3 ㎝に切る

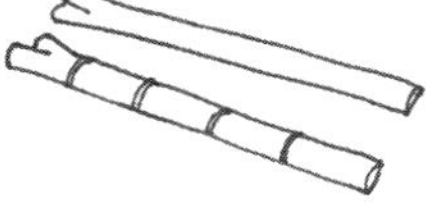

③耐熱ボウルに②の白ネギと水を加えてラップをかけ、500W の電子レンジで 4 分加熱。粗熱が取れたらミキサーで粗めのペーストにする

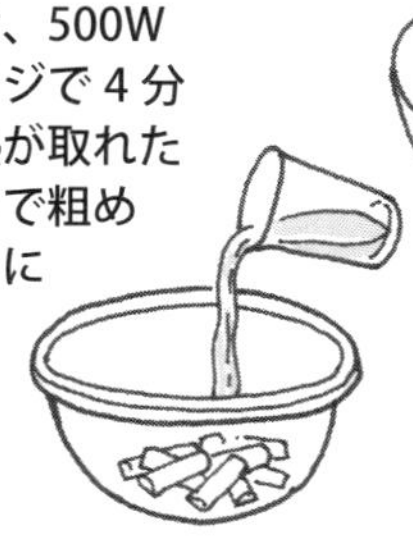

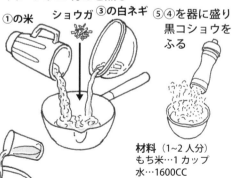

④鍋に①の米、ショウガと③、水を加えて火にかけて鍋底から混ぜ、沸騰したら弱火にして 30 分ほど煮る

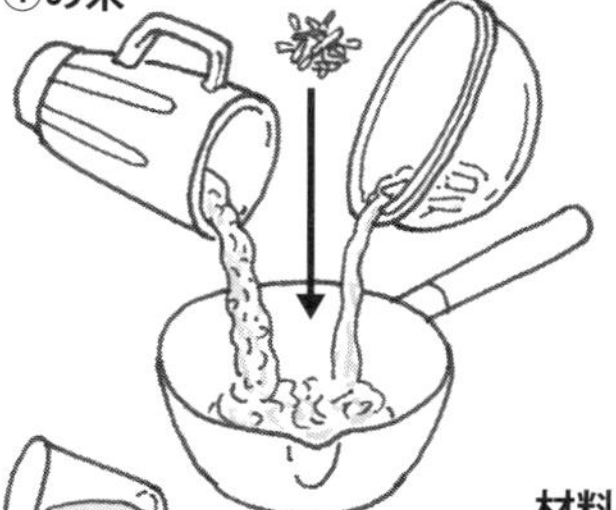

⑤④を器に盛り黒コショウをふる

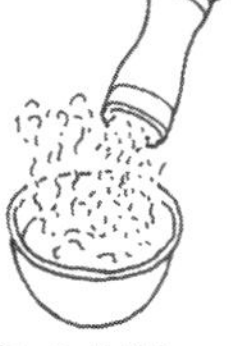

材料（1~2 人分）
もち米…1 カップ
水…1600CC
白ネギ…1 本
水…100CC（白ネギ用）
ショウガ…10 g
黒コショウ…少々

25 コンブ

私たちの健康を支えているコンブ

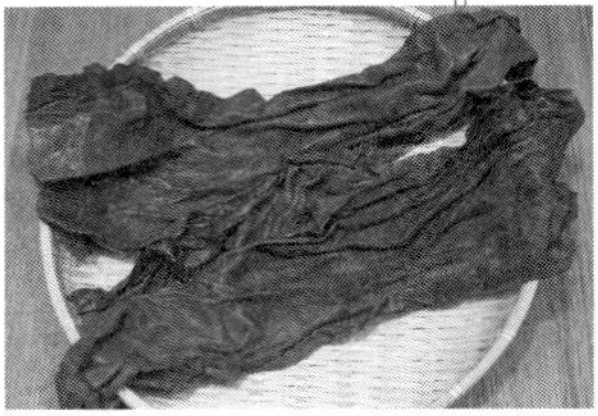

縄文時代の遺跡からワカメなどの海藻の植物遺存体が見つかっており、コンブもまた、この時代から食べられていたかもしれません。コンブ（昆布）は豊富な食物繊維や鉄分、カルシウムなどを含み、健康食品として人気が高く、コンブのうま味成分は調味料の「味の素」（グルタミン酸ナトリウム）となりました。また、コンブには人にとって必須元素であるヨウ素が多量に含まれています。

和食に欠かせないダシ、その代表でもあるコンブ、その和名は、アイヌ語のコンプまたクンプがコンブになったものと考えられています。

主な薬効

藻体：高血圧・動脈硬化の予防

旬・採取時期

夏に採取し、日干しにしますが、干しコンブはスーパーなどの乾物コーナーで入手できます。

特徴と来歴

コンブ科に属する数種の海藻の一般的な名称で、単なる「コンブ」という種は存在せず、マコンブやリシリコンブなどのように、コンブ科植物の種の標準和名に用い、葉の長細い食用のものがコンブと呼ばれる傾向にあります。食品など日常的には「昆布」の表記が使われます。

北海道沿岸を中心に三陸海岸などにも分布し、寒流の親潮海域を代表する海藻です。重要な食用海藻であるだけでなく、大きな藻場を形成し多様な生態系を保つ働きもあります。根は繊維状で細かく叉《また》状に分かれ、茎は円柱状で長さ5㎝ほど、葉は幅5～15㎝、長さ2～8ｍと帯状で長く、色は緑褐色です。

『本草和名《ほんぞうわみょう》』には「昆布。和名比呂女、一名衣比須女」などとあるように、古くはコンブを「ひろめ」とか「えびすめ」と呼んでいたようで、「ひろめ」は幅の広いことに、「えびすめ」は蝦夷の地から来たことに由来すると考えられています。『昆布の道』（第一書房、１９８７年）には明治維新の陰には北海道のコンブが一役を担ったと書かれています。

わが国では、水産物として価値が高くて重要なものに、オニコンブ、リシリコンブ、ミツイシコンブおよびガゴメコンブなどがあります。

・オニコンブ（羅臼昆布）

濃厚な味のため、うどんダシ、おでん、鍋物の味付け、佃煮などに用いられます。また、食用にも適しており、北陸地方、特に富山県は一大消費地です。

・リシリコンブ（利尻昆布）

羅臼昆布に次ぐ高級品で、素材の色や味を変えないため、懐石料理や煮物で重宝されます。肉質が硬いため、おぼろコンブやとろろコンブの材料にもなります。

・ミツイシコンブ（日高昆布、三石昆布）

北海道を代表するコンブの一級品で、繊維質が多いため、早く煮え、非常に柔らかくなるので、コンブ巻き、佃煮、おでん種など、コンブそのものを食べる料理に適します。一般的なダシコンブとしても用いられます。

・ガゴメコンブ（籠目昆布）

葉（正確には葉状部）の表面に籠の編み目のような紋様があることからこの名があります。とろろコンブや納豆コンブ、松前漬けなどの加工品などに用いられます。フコイダンという粘性多糖類が他のコンブよりも多量に含まれるので、機能性食品として扱われています。

成分と薬効・利用法

可食部（藻体）は、タンパク質、脂質、糖質、ミネラルのカルシウム、リン、鉄、マグネシウム、銅、亜鉛、ナトリウム、カリウムを含み、特に粘質多糖類のフコイダンやアルギン酸が多く含まれます。コンブの乾燥した表面の白い粉は糖アルコールのマンニットで、なめると甘く、約23％含みます。タンパク質を構成するアミノ酸は約20種類以上もあり、コンブダシのうま味はアミノ酸のグルタミン酸です。また新成分として、高血圧症の予防、治療に効果のあるラミニンが報告されています。

性味は鹹、寒で、ラミニンやカリウムは血管の硬化を防ぐ作用があるので動脈硬化の予防になります。塩分の摂りすぎは動脈硬化の原因となりますが、コンブの多量のカリウムは塩分の塩化ナトリウムを分解、塩化カリウムとなって排泄されますので、コンブをなるべく多く摂取することをお勧めします。鉄やマグネシウムなどのミネラルはホウレンソウ以上に含まれています。

食べ方・一口メモ

古くから日本各地で食べられており、コンブ巻き、佃煮、おでん種など、コンブそのものを食べる料理に適しています。たとえば、富山県の郷土料理のコブ締め、山形県のコブ巻きニシン、北海道の松前漬けなどがあります。江戸時代に江戸佃島では、コンブなどの海藻をしょう油などで煮しめた料理が多く作られ「佃煮」と呼ばれるようになりました。また、細長く刻んで刻みコンブ（そうめんコンブ）が作られ、また、表面を薄く削ってコンブやおぼろコンブにするほか、酢コンブ、おしゃぶりコンブとしてお茶請けやおやつにも用いられます。

ダシをとる場合、生コンブより乾燥コンブを使いますが、天日干しすることでうま味成分が取り出しやすくなるからです。

一方、乾燥したコンブは水分を吸収すると膨張するという性質を利用して、医療用拡張器の原材料としてコンブ科の海藻が利用されています。子宮頸管などの拡張に用いられる**ラミナリア**の原材料は主にコンブの茎根です。

その他の用途として、コンブを希硫酸で処理し、希アルカリ溶液で抽出すると粘調液が得られ、これに酸を加えるとアルギン酸となります。このアルギン酸は、清酒やビールなどの清澄剤、水性塗料、織物などの防水の粘料、製紙の糊料などの工業用に利用されています。アルギン酸を繊維化したものが、スピーカーの音響装置に利用されています。

コンブ水

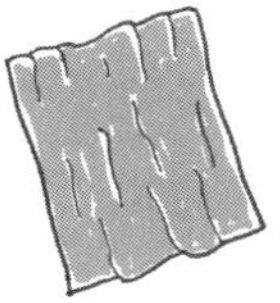

材料（作りやすい分量）
コンブ…10g
水…1ℓ

効能 体を冷やす

❶コンブをキッチンばさみなどで刻む（そのまま水に浸けるだけでも作れるが、コンブを刻むことでうま味が水に溶け出しやすくなる）

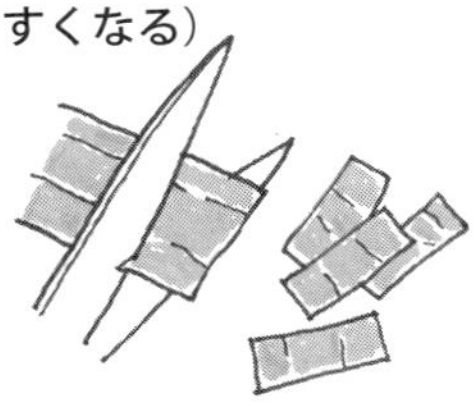

❷容器にコンブと水を入れて数時間〜半日程度おく

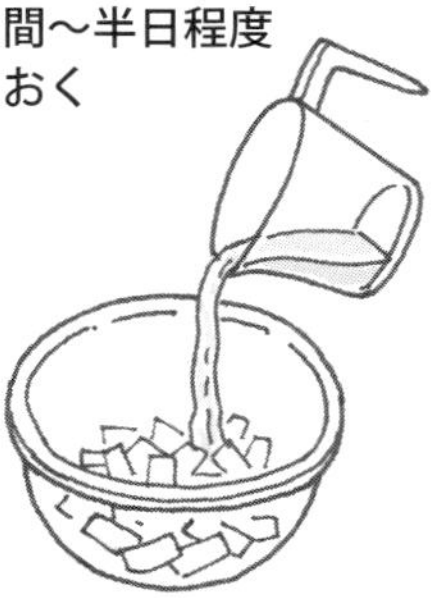

夏場の本当に暑いときを除いては、常温に戻すか少し温めて「コンブ茶」のように摂るのがお勧め。コンブ水は、コンブダシと同じように、みそ汁、スープ、煮込み料理、カレーなど、いろいろな料理に使える。コンブ水のうま味が加わることで、じんわりとやさしい味になる

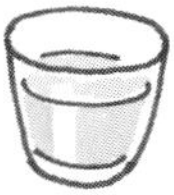

コンブ水のグリーンスムージー

効能 血の巡りを良くする

材料（2人分）
コンブ水…300㎖
リンゴ…1/2個
チンゲンサイ…1~2株

①リンゴとチンゲンサイは小さくカットしておく。コンブ水は常温か、少しだけ温めておく

②全ての材料をミキサーかブレンダーに入れて、なめらかになるまで撹拌する

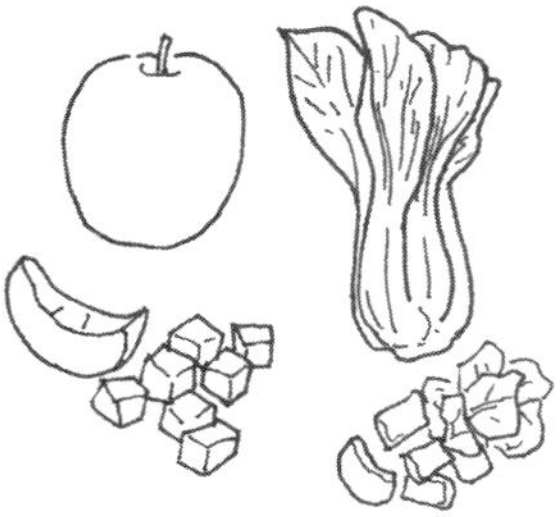

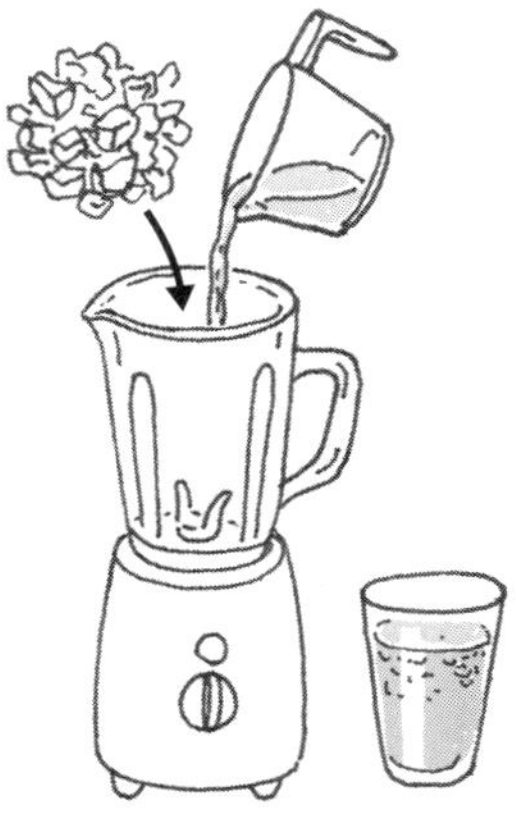

コンブ酒

効能 高血圧・動脈硬化予防

材料
コンブ…3g
お酒…200~300CC

❶コンブは軽く洗って水気をふき取り、適当な大きさに切る（細かく切ったほうが、あとで料理に利用しやすい）

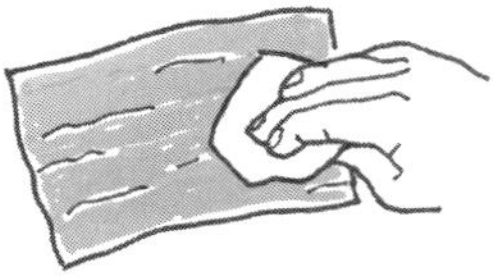

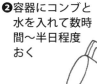

❷容器にコンブとお酒を入れてできあがり

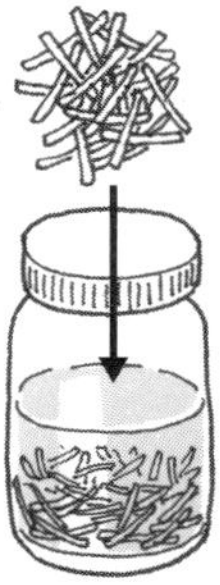

26 サクランボ

赤い宝石といわれる初夏の味覚

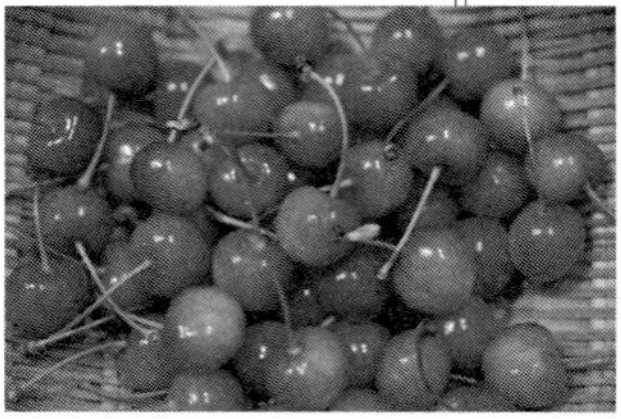

５月に入って、ヤマザクラの小さな熟した実を食べたことを思いだすと、店頭に並ぶサクランボの大きさと味の素晴らしさには目を見張る思いです。サクラの木になる実でも、サクランボは、一般に観賞されるソメイヨシノやヤマザクラなどとは違う品種のセイヨウミザクラなどの実です。

主な薬効

果実：高血圧・動脈硬化の予防、心筋梗塞予防、脳梗塞予防、貧血予防、便秘改善

旬・採取時期

近年では温室栽培により１月初旬の出荷も行なわれていますが、一般には初夏の味覚です。サクランボは追熟しない果物なので、一番おいしいタイミングで収穫されます。一般的に最も多い佐藤錦が出回る時期はちょうど梅雨の時期で、５月後半から６月が旬となります。

特徴と来歴

サクランボまたは桜桃《おうとう》は、カスピ海沿岸付近原産のバラ科の果樹であるミザクラ（実桜）の果実ですが、木を桜桃、果実をサクランボと呼び分ける場合もあります。果実は丸みを帯びた赤い実が多く、中に種子が１つある核果類に分類されます。

サクランボは、有史以前からヨーロッパ各地で自生していて、栽培も紀元前３００年頃にはすでに行なわれていたようです。平安時代の書物『本草《ほんぞう》和《わ》名《みょう》』に「桜桃」と記述されていますが、これは中国のサクランボ（シナミザクラ）だと考えられています。

現在のようなサクランボが栽培されるようになったのは明治時代初期で、北海道に植えられたのが始まりだとされています。その後、北海道や東北地方に広がり、各地で改良が重ねられて多くの品種が作出され、

現在では山形県をはじめ青森県や山梨県などで栽培されています。佐藤錦は「赤いルビー」と呼ばれ、今やサクランボの代名詞ともなった日本を代表する品種です。

名前の由来は、サクラの実を指す「桜《さく》ん坊《ぼう》」の「う」がとれて短母音化してサクランボになったといわれます。

果樹であるミザクラには東洋系とヨーロッパ系とがあり、わが国で栽培される大半はヨーロッパ系で、甘味のあるセイヨウミザクラ（西洋実桜）がほとんどです。また、流通しているサクランボには国産のものとアメリカ産がありますが、甘味はアメリカンチェリーと呼ばれるアメリカ産のほうが強く、国産のほうがさわやかな甘酸っぱさを持っています。どちらも美味ですが、見た目が非常に愛らしく、上品で繊細な味の日本産サクランボの人気が高いようです。

成分と薬効・利用法

果実には、カリウム、カルシウム、鉄分、マグネシウムなどのミネラル、アントシアニン、糖類のグルコースやソルビトール、ビタミン類のビタミンCや葉酸などを含みます。

カリウムの含有量が比較的多く、高血圧や動脈硬化の予防が期待できます。また、鉄分、葉酸が比較的多く貧血予防にも効果的です。糖アルコールのソルビトールは便秘の改善に期待できます。なお、アメリカンチェリーにはポリフェノールのアントシアニンが多く含まれ、眼精疲労の軽減に効果があるといわれます。

食べ方・一口メモ

粒が大きくて果皮に張りとツヤがあり、色が鮮やかなものを選びましょう。また軸が茶色ではなく青々としているものが新鮮です。

おいしく食べられるのは収穫してから2〜3日です。購入後は冷蔵庫（野菜室）に入れて、なるべくその日のうちに食べます。長時間冷蔵庫に入れておくと甘味が薄れてしまうので要注意です。買ってからすぐに食べたいときは、冷水にさっと通して冷やすとおいしく食べられます。

干しサクランボ

効能 高血圧・動脈硬化の予防、心筋梗塞予防、脳梗塞予防、貧血予防、便秘改善

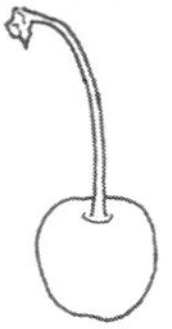

❶サクランボを洗って、種を取り、天板に並べる

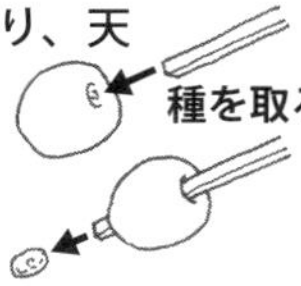

❷オーブンの余熱なしで150℃で15分焼く。焼けたらオーブンの蓋をあけて粗熱を取る

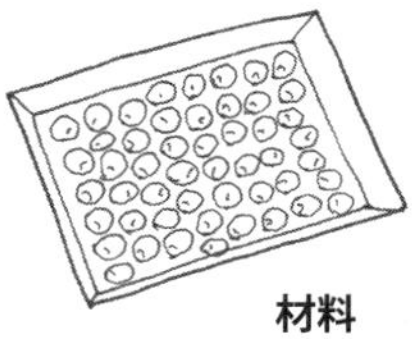

❸冷めたら干し網に移す。ベタベタするので、箸やトングなどを使う。ときどき転がしてあげるとまんべんなく乾く

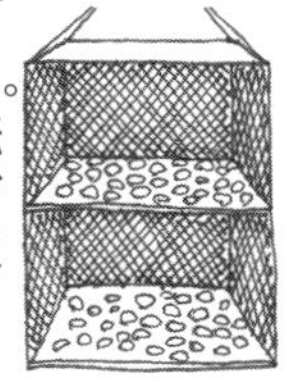

❹半生からカチカチまで、お好みの固さになるまで乾かす。ジップロックなどに入れて保存する

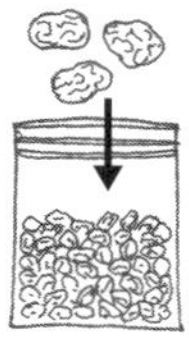

材料
サクランボ…好みの量

サクランボ酒

◉サクランボ（品種はどれでもよい）の実500gを水洗いし、水気を取ってからガラス容器に入れ氷砂糖（グラニュー糖）50~80gを加え、ホワイトリカー900㎖を入れて3~6か月漬ける。寝る前に盃1杯（30㎖）を限度に飲む。虚弱体質の強化に効果がある

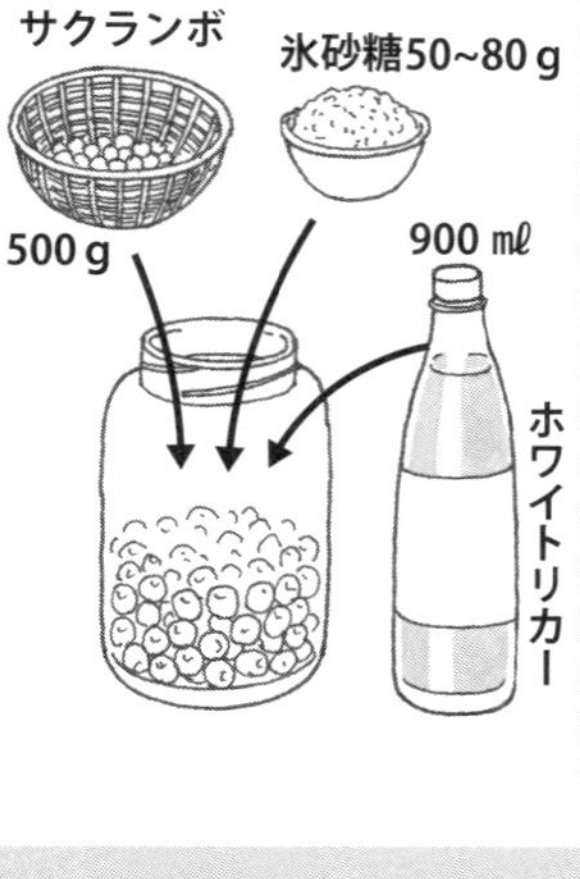

煎じ汁

①果柄（果肉の上部についている軸）30gを1ℓのお湯で約10分煮る

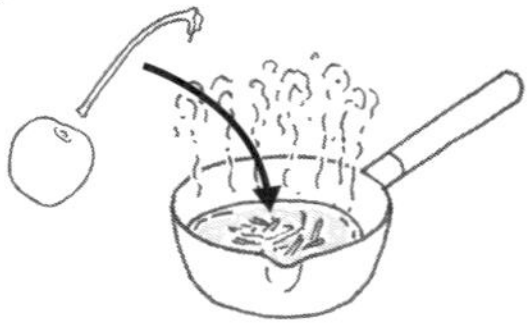

②その煮汁を250gの実の上にかけ、20分後に裏濾ししてできる煎じ汁を用いる。果柄に利尿作用を促進する成分が含まれるので、煎じ液をお茶のように飲むとリウマチや腎臓病、回虫駆除に効果がある

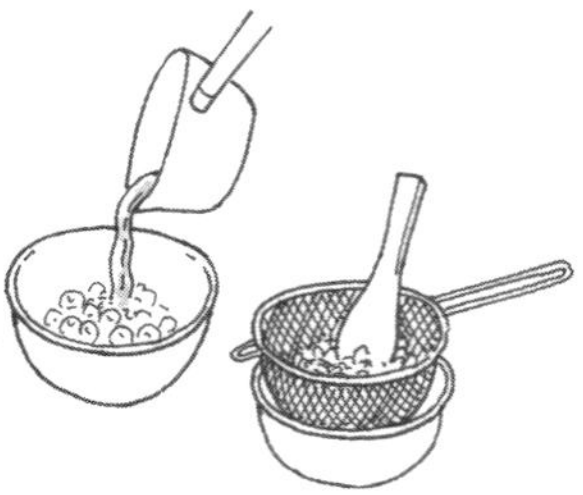

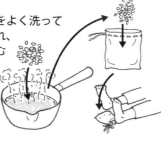

ドイツの民間療法

◉食べ残った核（種子）をよく洗って熱湯で温めて布袋に入れ、湯たんぽのように夜休むときに足元に置いて寝るとよい。子どもの頭痛や腹痛を和らげるのに用いる

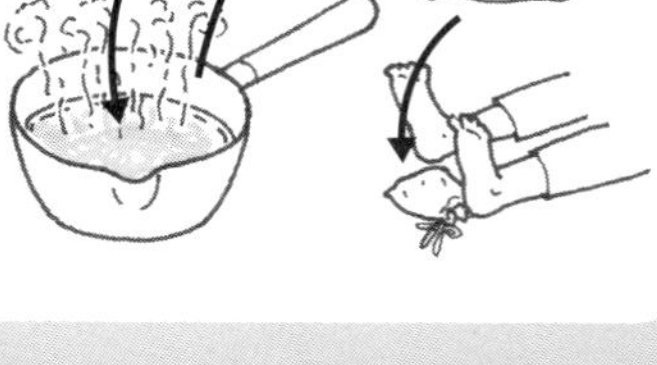

27 シイタケ

抗がん効果が注目される
ダシの素

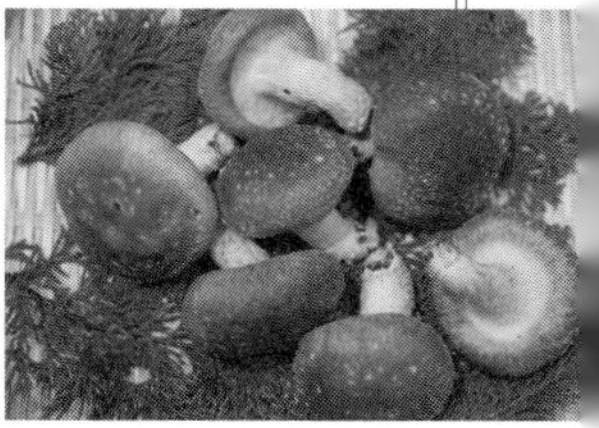

わが国で最も栽培量の多いキノコで、日本料理にも中華料理にも欠かせない素材です。自生のものは、春と秋にシイ、コナラなどの広葉樹の倒木や切り株に発生します。山登りの途中で天然のシイタケを見つけ、持ち帰って焼いて食べたことが今でも思い出されます。

学名は、ラテン語の「食用となる」に由来し、和名はシイノキに出るキノコの意味です。漢字で椎茸と書きますが、漢名ではなく、読みを漢字に置き換えたもので、中国では香蕈《こうじん》と書き、香菇《こうこ》ともいいます。

主な薬効

子実体：高血圧・動脈硬化予防、骨粗しょう症予防、がん予防、コレステロール低下、二日酔い

旬・採取時期

天然物は3~5月、9~11月に子実体を採取し、生または乾燥して用い、スーパーなどで入手できます。

特徴と来歴

シイタケ（椎茸）は、北海道から九州までのほか、アジア一帯に広く分布する担子菌類のキシメジ科のキノコです。山林のナラ、ミズナラ、シイ、クリ、カシなどの広葉樹の枯樹、倒木、切り株などに春と秋、高山では夏にも発生します。最近は人工栽培の技術が進んで、年間を通して入手できるようになりました。

東アジアでは古くから食材として利用されており、中国の明代の『日用本草《にちようほんぞう》』にも記述が見られます。わが国でも江戸時代から栽培が始められ、マッシュルーム、フクロタケと並ぶ世界三大食用キノコです。

多彩な生理活性成分を含んでおり、多糖類のレンチナンは免疫賦活を目的とした医薬品としてテガフールなどの抗がん剤と併用され、治療効果を高めています。

明治時代の『新編食用植物誌』には、「シイタケを煎じて飲めば酒の酔いを取り、魚類の毒を解す、程よ

く食えば胃腸が整う」と記されています。

成分と薬効・利用法

子実体（傘と柄の部分）にヌクレオチドのエリタデニン、多糖類のレンチナン、カルシウムや鉄などのミネラル、エルゴステロール、アミノ酸類、ビタミン類、食物繊維など、栄養的に不可欠な成分を多く含みます。

エリタデニンには血中のコレステロールの低下作用や血小板凝集抑制作用があり、エルゴステロールは紫外線に当たるとカルシウムの吸収を助けるビタミンDに変わります。レンチナンは免疫賦活、抗腫瘍作用があり、高血圧、動脈硬化症などにも有効といわれます。

漢方では、性味は甘、平で、気力を益し、脾胃を健やかにし、炎症を鎮める作用があり、貧血や高血圧にも効くとされています。近年ではレンチナンに抗がん作用があることがわかり注目されています。

民間療法では、風邪の咳止めや二日酔い、暑気あたりに、乾燥品1日量5〜15gを600㎖ほどの水で煎じて服用しますが、動脈硬化の予防にも効果があります。生のもの、乾燥品のどちらもほぼ同じ効果があるので、焼く、煮るなどの加熱調理をして食べましょう。

培養菌糸体の抽出エキスは、健康食品素材として、主に免疫力強化、コレステロール低下に用いられます。

食べ方・一口メモ

うま味成分のグアニル酸、香りともに干しシイタケのほうが生のものより高く、またビタミンB_2は干しシイタケに多く、独特の香気は、水に戻したときに酵素が働き、レンチニン酸が分解してレンチオニンなどの環状含硫化合物になった場合の匂いです。

シイタケの栽培は温度と湿度に左右され、春先の低温でゆっくりと成長し肉厚に育ったものが冬菇《どんこ》と呼ばれるつぼみの状態の高級品で、ダシがたっぷり出るので、煮込みやすまし汁に最適です。これに対して高温多湿で育ったものは傘が大きく、薄く開いた状態で香信《こうしん》と呼ばれ、他の食材と味を引き立てあうので、ちらし寿司や炒め物に最適です。

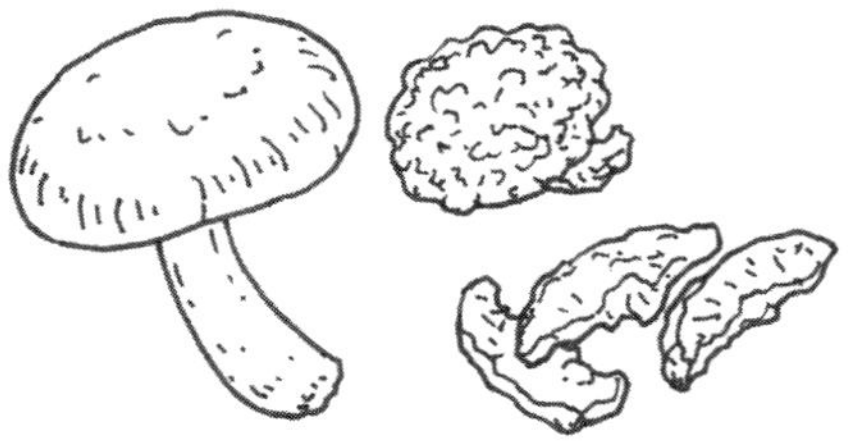

民間療法では、風邪の咳止めや二日酔い、暑気あたりに、乾燥品1日量 5~15g を600㎖ほどの水で約半量になるまで煎じて服用するが、高血圧、動脈硬化の予防にも効果がある。生のもの、乾燥品のどちらもほぼ同じ効果があるので、焼く、煮るなどの加熱調理をして食べる

シイタケ粉末

効能 高血圧・動脈硬化予防、骨粗しょう症予防、がん予防、二日酔い、コレステロール低下

❶乾燥シイタケ50gをハイスピードミルに投入する

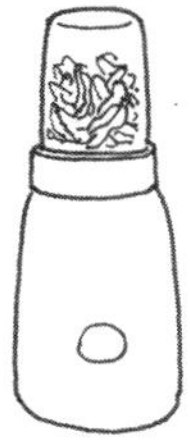

❷1~2 分の粉砕でサラサラの粉末になる

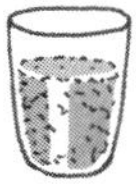

❸シイタケ粉末を容器に入れて保存する

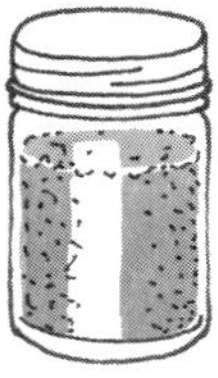

みそ焼きおにぎり

材料（小サイズ 8 個）
ご飯…お茶碗 1 杯分（約 160ｇ）
みそ…大さじ 1
みりん…大さじ 1
砂糖…小さじ 1
シイタケ粉末…小さじ 1~2
ゴマ油（焼く用）…適量

①ボウルにみそ、みりん、砂糖を入れ、混ぜあわせる

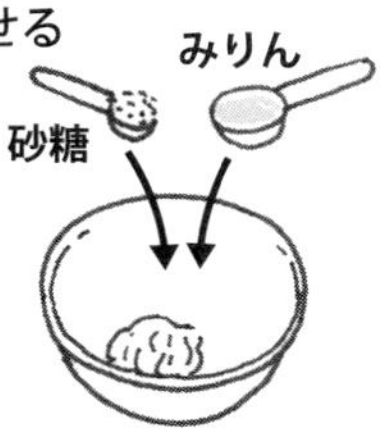

②①にシイタケ粉末を2~3回に分けて入れ混ぜる

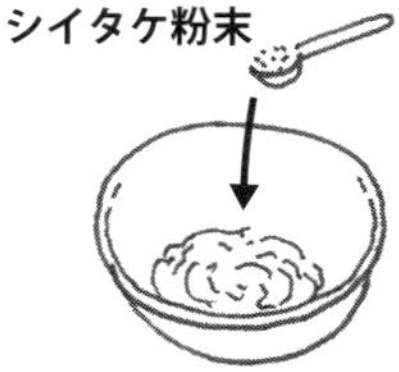

③ピンポン玉サイズのおにぎりを作る

④フライパンにゴマ油を熱し、おにぎりを焼く（両面にうっすらと焼き目がつくまで）

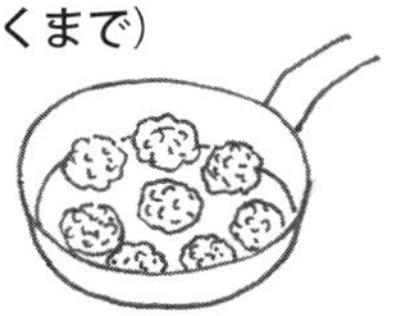

⑤おにぎりを一度お皿に移し、②の調味みそを両面に塗る

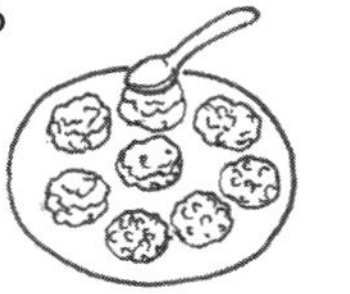

⑥フライパンに再度ゴマ油を熱し、両面に軽く焦げ目がつくまで焼く

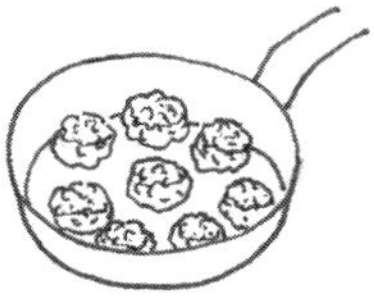

⑦お皿に盛って完成

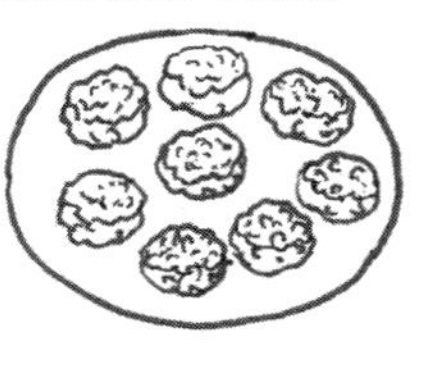

28 シジミ

おいしい旬の時期には諸説あり

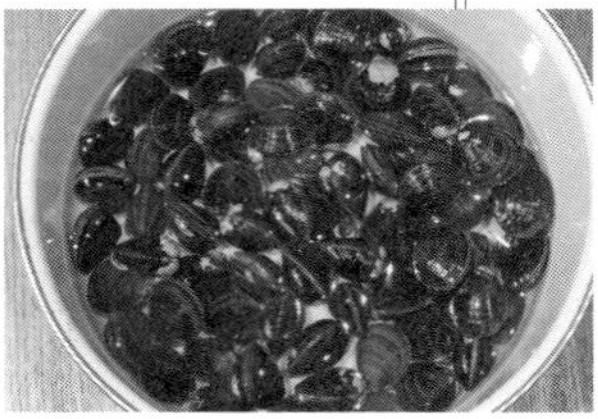

最近、「お酒を飲んだらシジミ汁を、注目の成分オルニチンに期待！」というフレーズを目にします。酒飲みには吉報ですが、実は昔からお酒の後はシジミ汁を飲むとよいといわれてきました。それは、シジミに含まれている遊離アミノ酸と呼ばれる非タンパク性アミノ酸のオルニチンの働きによるものといわれています。

主な薬効

貝肉：肝機能改善、二日酔い、貧血予防

旬・採取時期

1～2月、7月が旬です。鮮魚店やスーパーなどで購入できます。

特徴と来歴

シジミ（蜆）と呼ばれているのはシジミ科の小ぶりの二枚貝で、ヤマトシジミ（大和蜆）やマシジミ（真蜆）、セタシジミ（瀬田蜆）などいくつかの種類があり、それらの総称です。わが国にはヤマトシジミとマシジミ、セタシジミの3種が古くから生息し、日本人の食材として親しまれてきました。ヤマトシジミは日本で最も一般的なシジミで、北海道から九州に至るまで、全国の河川の河口など淡水と海水が入り混じる汽水域の砂礫底に生息しています。国内で流通しているシジミの99％がこのヤマトシジミだといわれ、主な産地として青森県の十三湖・小川原湖、島根県の宍道湖、茨城県の涸沼川・利根川、北海道の網走湖などがあります。マシジミは淡水性で、北海道を除く本州、四国、九州に分布しています。セタシジミは滋賀県の琵琶湖が原産の淡水性シジミで、瀬田川でよく獲れたことからこの名前で呼ばれるようになりました。

シジミは、かつてはいくら獲っても減らないとまでいわれてきた時代があったようですが、今ではその数が激減し、地域によっては絶滅してしまったところさえ出てきている状況で、価格もずいぶんと高くなってしまいました。そして、中国などから安く輸入されるようになり、それに混じってタイワンシジミという外来種が入り、各地でその繁殖が問題となっています。

成分と薬効・利用法

肝機能を助けるアミノ酸を豊富に含みます。さらに、リジンやアラニン、グルタミン酸やアスパラギン酸などが知られています。特にオルニチンは注目の成分で、肝臓でアンモニアを解毒する際に活躍します。アンモニアはアルコール摂取後に増加して疲労のもとになることから、オルニチンが二日酔いを軽減してくれるのです。昔からお酒の後はシジミ汁を飲むとよいといわれてきたのはこのためです。ビタミン類では、鉄分の吸収を促進し、肝機能を高めるビタミンB_{12}が多く含まれ、貧血予防に有効です。鉄、マンガン、カルシウム、ナトリウムなどのミネラルも豊富です。特に貧血気味の人は、鉄分の吸収を助けるビタミンCが豊富な野菜と一緒に摂るとよいでしょう。

シジミの成分を濃縮し、オルニチン含量を増加させたシジミエキスが商品化されています。

食べ方・一口メモ

大ぶりで殻が薄く、表面にツヤがあり、色の濃いものを選びます。調理法はシジミの有効成分が溶け出る汁物がよく、みそをあわせると肝機能増強効果がさらに増します。シジミにはうま味として感じるコハク酸をたくさん含んでいますが、塩水で砂抜きをするとコハク酸が2〜3倍に増えます。砂抜きした後、冷凍保存もでき、このときは凍ったまま調理します。

おいしい旬の時期に関しては諸説があり、「土用蜆は腹薬」という言葉があるように夏が旬という説、そして「寒しじみ」という言葉もあり、冬に身が締まっておいしいとする説などがあります。さらに、シジミは初夏から夏にかけて産卵するため、産卵に備えて栄養を体に蓄える春が一番おいしくなる旬であるとする説もあります。

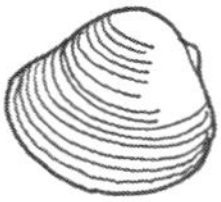

シジミエキス

効能 肝臓病、黄疸、解熱、利尿、酒毒、目の健康

❶シジミと水を鍋に入れ、汁が白くなるまで、弱火で煮つめる

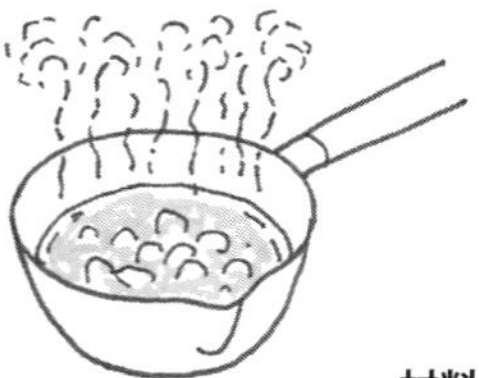

❷汁が 1/3 の量になったらガーゼで濾し、汁だけを密閉容器に入れる

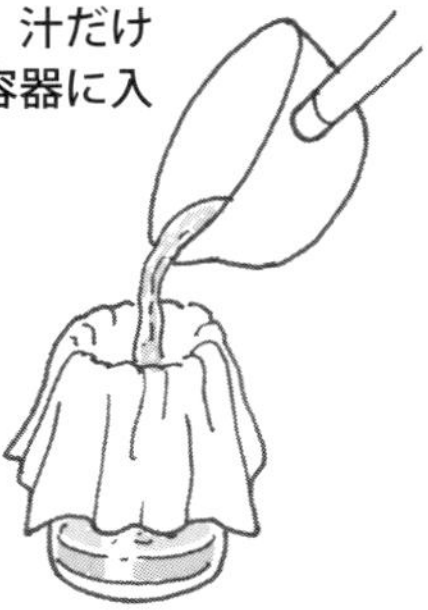

❸冷蔵庫で保存し、毎食後に50mℓくらいずつ飲むとよい

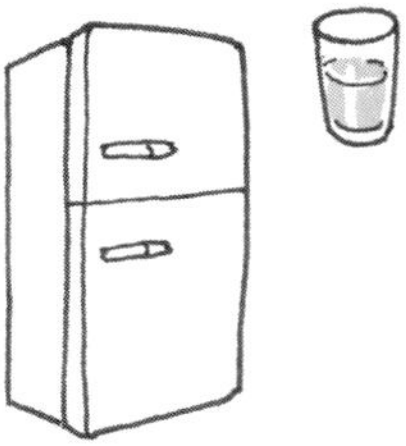

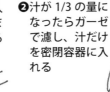

材料
シジミ…700g
水…1 ℓ

シジミとセリの韓国風スープ

効能 貧血、月経不順

材料（2 人分）
シジミ…180 g
セリ…60 g
白菜キムチ（市販）…60 g
ショウガのみじん切り
…小さじ 1/2
酒…大さじ 4
しょう油…小さじ 1

①シジミは水に浸けて砂を出させる。セリとキムチは、それぞれ食べやすく切る

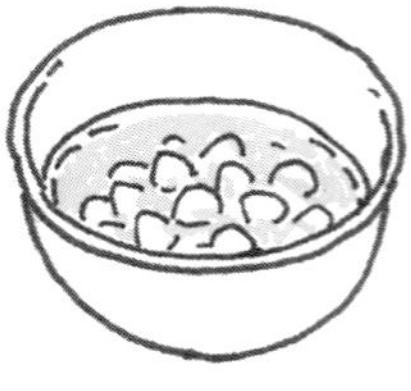

②小鍋にシジミ、ショウガ、酒を入れ、キムチをのせる

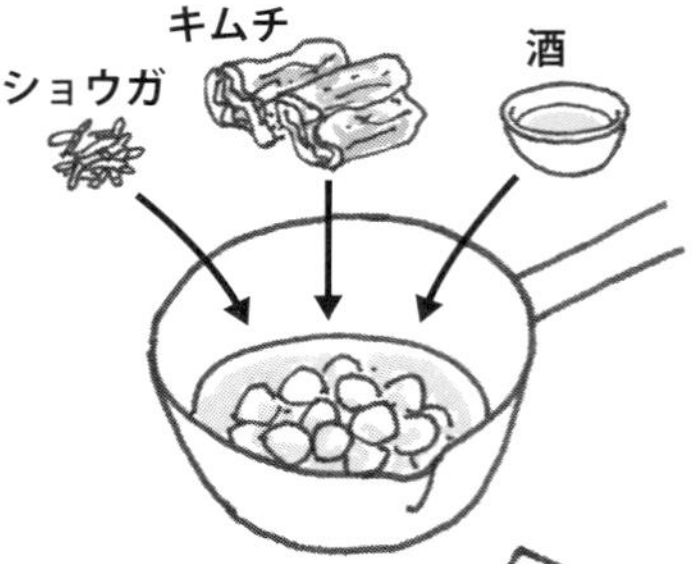

③ふたをして蒸し煮にして、シジミの口が開いたら熱湯を 1+1/2 カップ注ぐ。煮立ったらセリを加えて、しょう油で味をととのえる

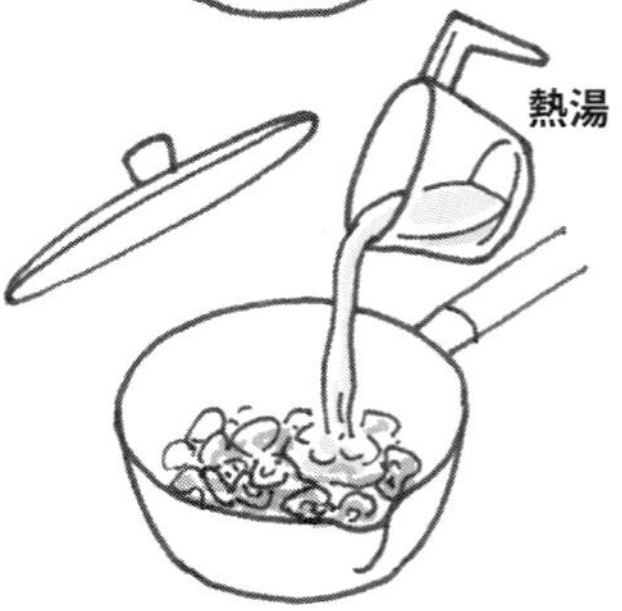

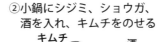

29 シメジ

がん予防が期待できる味の王様

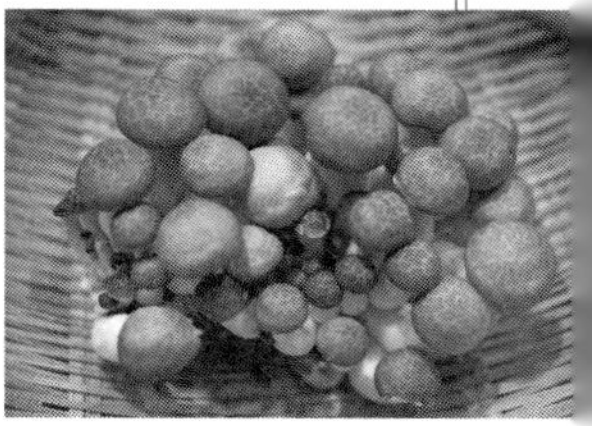

「匂いマツタケ、味シメジ」という有名な句がありますが、ここでいうシメジとはホンシメジのことです。旬にいう通り、ホンシメジはグアニル酸、グルタミン酸、アスパラギン酸などのうま味成分に富み、まさに味の王様ですが、生きた木の外生菌根菌であるために栽培が非常に困難であり、ほぼ天然物に限られて稀少なため高級品とされています。ホンシメジは舌触りも申し分なく、ち密な肉質の柄は輪切りにすると貝柱を思わせ、網焼きやブロッコリーとのバター炒めは美味です。古くから日本人がマツタケ（松茸）とともに親しんできました。

なお、食味に違いが少ないことから、同じシメジ属のブナシメジ、ハタケシメジ、シャカシメジ（センボンシメジ）などもホンシメジとして扱うことがあります。

普段私たちがシメジといって食べているのは栽培**ブナシメジ**です。シメジを名称に用いているキノコとしては、ウラベニホテイシメジ、キシメジ、ムラサキシメジなどの多くの食用キノコがあり、イッポンシメジ、カキシメジ、ネズミシメジなど毒キノコにもシメジの名のつくものがあります。このように、シメジは食用キノコだけでなく毒キノコにもその名があって、分類学的には定義が曖昧ですので注意が必要です。

主な薬効

子実体：高血圧の予防、便秘、大腸がんの予防

旬・採取時期

天然物の旬は10～3月ですが、市販品は通年で購入できます。

特徴と来歴

北半球温帯以北に分布し、秋に、ブナその他の広葉樹の枯れ木、倒木などに発生するキシメジ科のキノコ

で、子実体の傘は径4～15㎝になり、表面は類白色～灰褐色で中央部にはしばしば濃色の大理石模様があります。シメジ（占地）あるいはシメジタケ（占地茸）といえば本来はホンシメジを指しますが、ホンシメジは生きた木の外生菌根菌で栽培が非常に困難なためにほとんど流通していません。近年では栽培法が確立されましたが、栽培品は天然物とは風味が異なります。

かつて商品名「ホンシメジ」の名で流通していたキノコはブナシメジの栽培品でしたが、近年ではブナシメジの名で市場に出回っています。「信州しめじ」などの名で流通していたキノコは、ヒラタケ科の**ヒラタケ**の栽培品で全く別のものでした。栽培品のヒラタケは全国で普通に流通しており、大柄で自然の状態に近い形状に育てて、和名通りヒラタケとして販売しているものが多くなっています。

成分と薬効・利用法

ブナシメジの子実体は、ビタミンD、ビタミンB_2、ナイアシン、カリウム、食物繊維、多糖類のβ‐グルカンなどを含みます。β‐グルカンは免疫力を高め、がん予防の効果が期待できます。カリウムは高血圧の予防、不溶性食物繊維は便秘や大腸がんの予防の効果が期待でき、ビタミンDはカルシウムの吸収を助け、ビタミンB_2は老化防止に役立つといわれます。

食べ方・一口メモ

ビタミンB群は水溶性なので煮汁や炒めた後の汁も残さず利用すると栄養分の損失が少ないでしょう。傘が小さく、ふっくらとして張りがあり、軸が白く太めでピンとしているものを選び、パック入りのものはそのまま冷蔵庫の野菜室で保存します。また、使いかけのものは水分を拭き取りラップに包んで保存します。

おいしくて安価なキノコですが、冷蔵庫に入れておいても保存が難しいので、シイタケと同じように、天日乾燥して「干しシメジ」として保存することがお勧めです。自然の太陽光で干すことでビタミンDが豊富になり、香りやうま味成分、アミノ酸も凝縮されて、生のものより栄養価も高まる利点があります。便秘解消やダイエット、生活習慣病の予防にもよいとされます。雑炊や煮物、炊き込みご飯やスープに最適です。

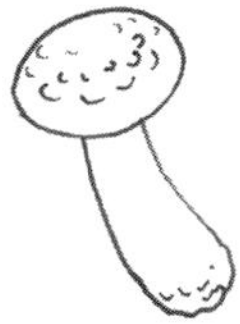

干しシメジ

効能 便秘解消、ダイエット、生活習慣病の予防

❶生のシメジは石づきを取りバラバラに外します

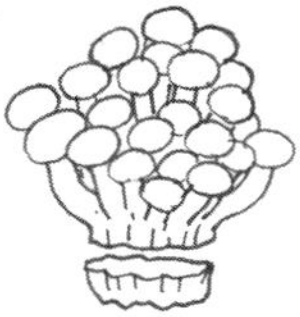

❷ザルなどに並べて天日乾燥させる

❸裏返したりしながら両面じっくり乾燥させる

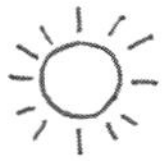

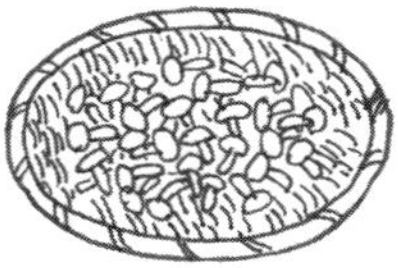

❹カラカラに乾いたら清潔な瓶などに保存する

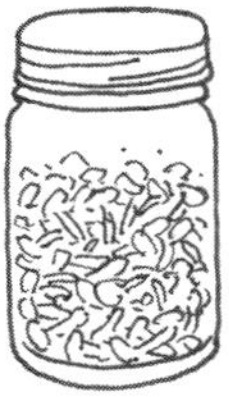

鳥などにとられないように、干し野菜ネットに入れて干すとよい。カビが生えないように、天気が続く日を選んで干す。雨に濡らさないように、夜は取り込む

干しシメジのもどし方

◉乾燥シメジはボウルに入れ水をたっぷり入れてもどす

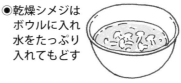

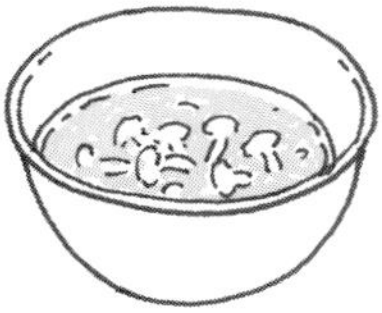

干しシメジの炊き込みご飯

材料（2~3 人分）

米…2 合

干しシメジ…30ｇ

ニンジン…2 ㎝

◎水…200CC

◎酒…大さじ 1

◎みりん…大さじ 1

◎しょう油…大さじ 1

◎だしの素…小さじ 1

水…適量

細ネギ…1 本

①もどしたシメジとニンジンは食べやすい大きさに切り、ネギは小口切りにする

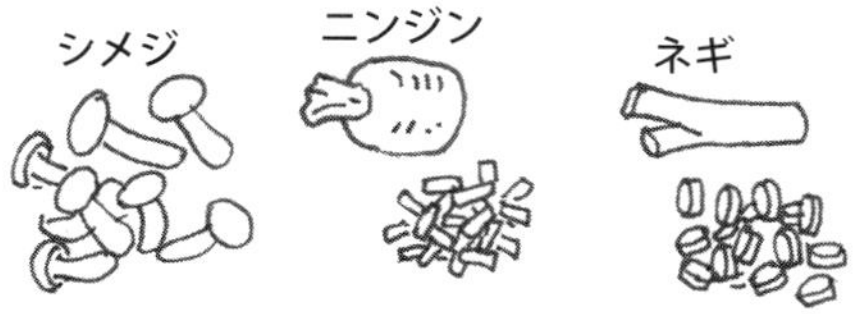

②小鍋に◎とシメジ、ニンジンを入れて火にかける

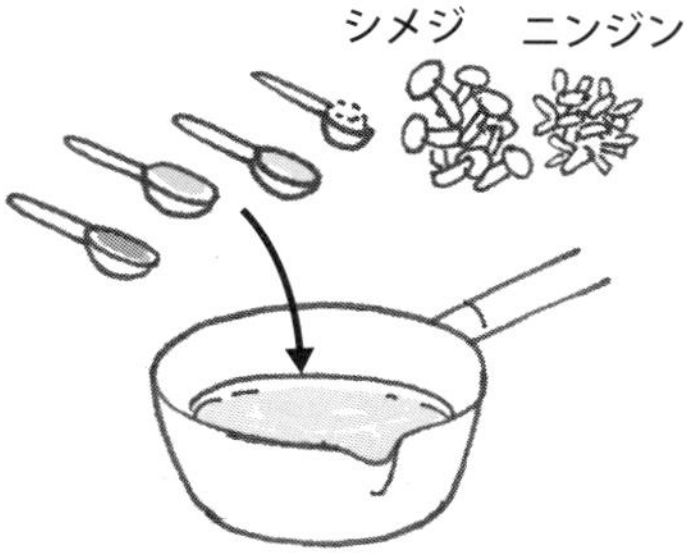

③米を洗って炊飯器に入れ、②と分量の水を入れ炊き上げる

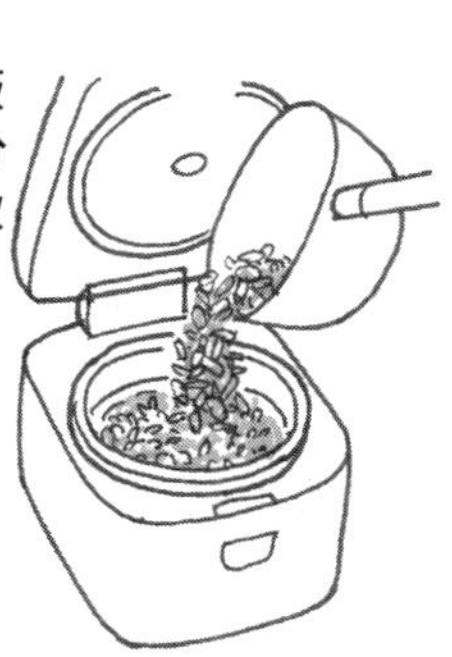

④ネギを混ぜあわせ、お茶碗に盛る

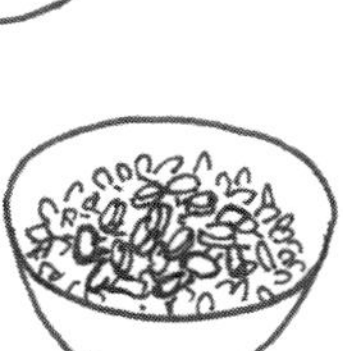

30 スイカ

内皮も食べて夏を乗り越える

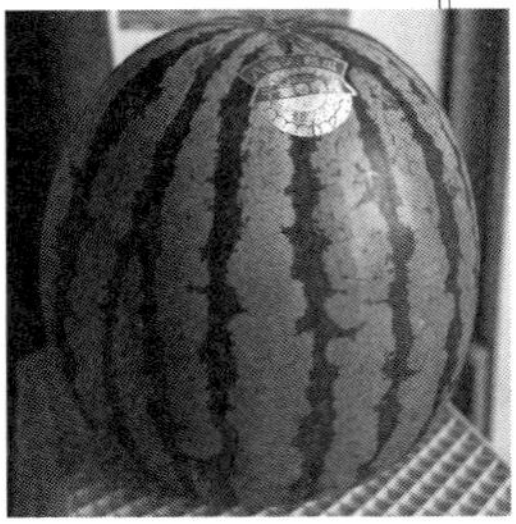

冷たい井戸水で冷やしたスイカを縁側に座って食べてタネ飛ばし競争をしたり、夏の海辺でスイカ割りをしたりなど、小さい頃からのスイカの思い出は忘れられません。また、スイカのタネを使って成分研究を行なったとき、スイカ畑で廃棄前の果実からのタネ集めに奔走したことは、忘れられない思い出です。

主な薬効

果実・果皮・種子：利尿、むくみ、腎炎、水腫、暑気あたり

旬・採取時期

7～8月が旬、夏に果実を採取し、果皮と種子は天日干し、果実は生で用います。

特徴と来歴

熱帯アフリカ原産で、わが国には江戸時代の寛永年間に渡来し、現在では食用として各地で栽培されるウリ科の雌雄同株のつる性1年草です。茎は分枝して長く地上を這い、全体に白い毛が生えて、節から巻きひげを伸ばします。6～7月、葉腋に淡黄色の雄花、雌花をつけ、花後に球形の大きな液果を結び、果実は径約30㎝になり、重さは5～7㎏にもなります。果皮は緑色で黒みを帯びた縦縞があり、多くは果肉が赤です。果実が小さい品種や果肉の黄色い品種などもあります。

原産地のアフリカでは、水分補給と共に滋養強壮や腎機能の維持に食べられます

江戸時代の『本朝食鑑《ほんちょうしょっかん》』には、「水瓜《すいか》すなわち西瓜のこと」とあり、瓜の中で水分が多いところからの呼び名です。園芸分野では野菜ですが、市場や栄養学上では果物として扱われています。

成分と薬効・利用法

果実には果糖、ブドウ糖などの糖類、ビタミンB_6・ビタミンC、カリウム、マグネシウムなどのミネラル

類、アルギニン、シトルリンなどのアミノ酸類、β-カロテン、リコピンなどを含み、種子にはククルビトール、フィトステロール、アデニン、コリンなどを含みます。

スイカ（西瓜）は水分ばかりのようですが、栄養価は高く、スイカの学名に由来する特異なアミノ酸のシトルリンやアラニン誘導体などの薬効成分が多く含まれています。また、果肉の色素成分のβ-カロテンやリコピンには抗酸化作用があって生活習慣病を予防し、カリウムは腎臓の働きを助け、むくみの解消や高血圧の予防に有効です。

中国の『日用本草《にちようほんぞう》』に「西瓜《せいか》」と収載され、性味は甘、寒で、口の渇きを止め、小水を利し、暑熱、酒毒を解する効能があり、急・慢性腎炎、小便不利、水腫などに用い、果皮、種子も同様に用いられます。

シトルリンには強い利尿作用があり、民間では、腎炎や水腫、妊娠中のむくみに果肉を食べるか、成熟果実の果汁を煮つめて水あめ状にしたスイカ糖小さじ1杯を200㎖の湯に溶かして1日3回食間に飲みます。スイカには体の熱をとる作用があり、また果肉に含まれる果糖は体内でエネルギーに変わりやすいので、暑気あたりにはスイカを食べると速やかな疲労回復効果が得られます。乾燥した果皮10～30gを煎じて服用してもよいです。根および葉も薬用とされ、水様性の下痢には根と葉60～90gを煎じて服用します。

スイカと同じくアフリカ原産で、古くに渡来した**マクワウリ**（真桑瓜）の成熟果実も、利尿、清熱薬として小便不利、止渇などに用いられます。現在、アンデスメロンやタカミメロンなど多くの品種のウリが栽培、市販されていますが、生食するとよいでしょう。

食べ方・一口メモ

夏の水分補給によく冷やして食べるとよく、また油を使った料理の後に食べると、脂溶性リコピン、カロテンの吸収率がアップします。

スイカの皮を調理して食べれば夏の暑気を払う食品となります。スイカの内皮は和え物、漬物、炒め物などに、外皮を煮出したスープをお茶の代わりに飲めば、利尿、清熱作用が一層大となります。

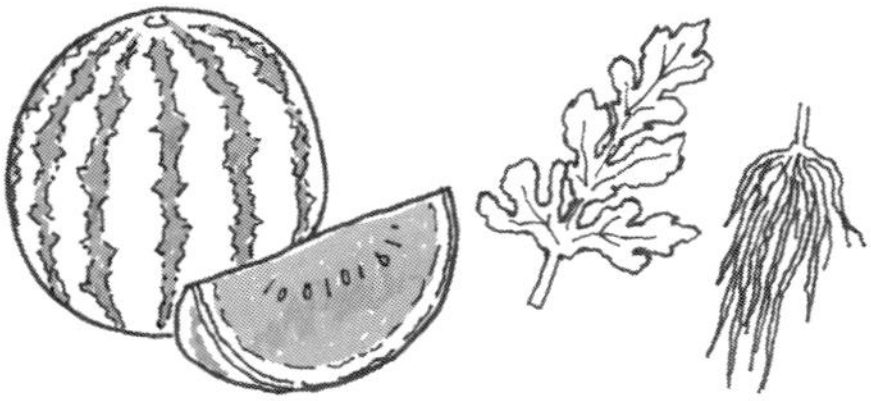

疲労回復には、乾燥した果皮10~30gを500~600㎖の水で約半量になるまで煎じ、1日3回に分けて服用するとよい。根および葉も薬用とされ、水様性の下痢には、根と葉60~90gを800 ㎖の水で上と同じように煎じて服用する

スイカ糖

効能 腎炎、水腫、妊娠中のむくみ

❶成熟スイカ1個を適当な大きさに切り、果実とともに皮も種子も一緒にミキサーにかける

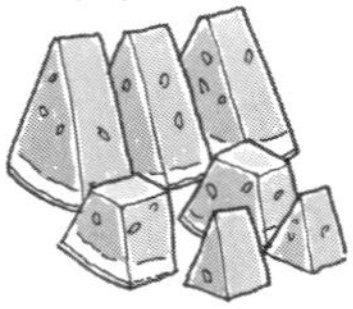

❷ミキサーにかけたものをきれいな布などで濾す

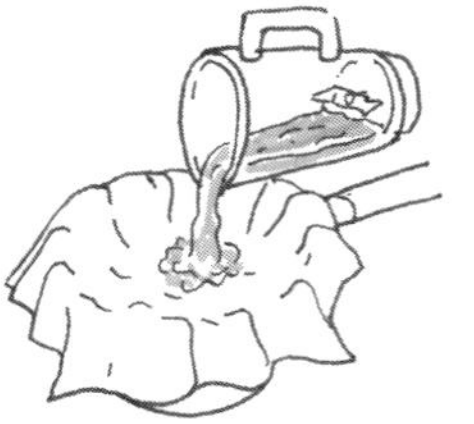

❸濾したものを鍋に入れ、中火で焦がさぬようにかき混ぜながら煮詰める

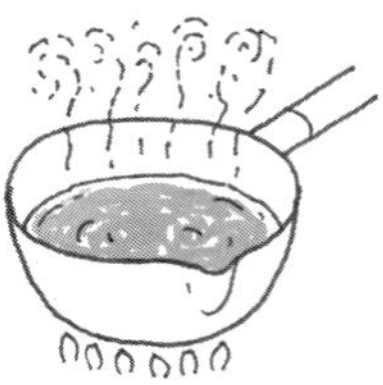

❹アクやよどみ（赤い浮遊物）を取り除きながら、さらに40~50分煮詰める

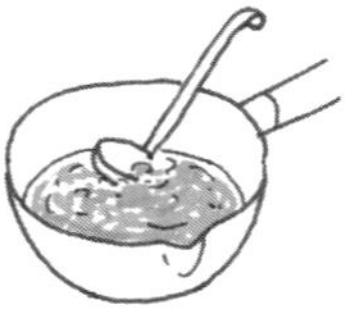

❺とろみがついて水あめ状になってきたら、火を止める
煮詰めすぎると冷めてから固くなるので、水分のとばし加減に気を配りながら煮詰める

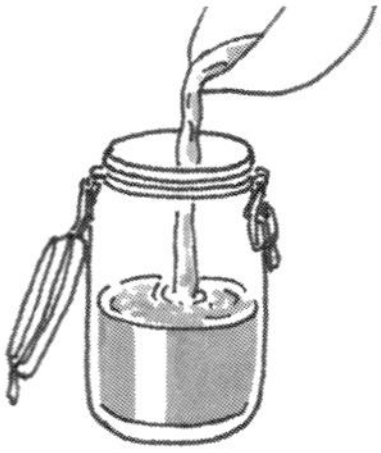

❻よく冷ましてから、熱湯消毒したビンに詰めて保存する。冷蔵庫で1週間くらい保存可能

スイカ糖小さじ1杯を200 ㎖の湯に溶かして1日3回食間に飲む

スイカの内皮のゴマあえマリネ

効能 腎炎、水腫、利尿、むくみ、暑気あたり

①スイカの外皮をむいて1㎝厚の棒に切る

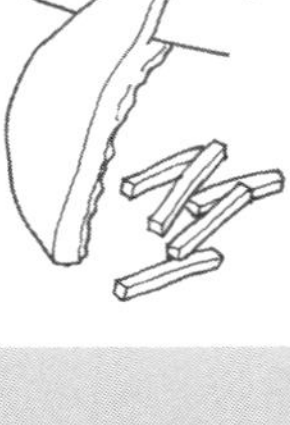

②塩揉みして、水分をしぼり、しょう油と梅酢で味をつける

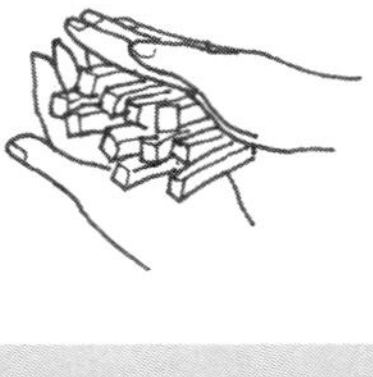

③ゴマをいって、すりゴマを作り、②にかける

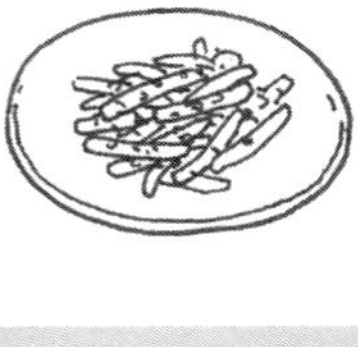

材料（4人分）
スイカ…1/2個
塩…小さじ2
ゴマ…大さじ2
梅酢…小さじ1
しょう油…小さじ1

31 スモモ

真夏に味わう
果汁たっぷり果実

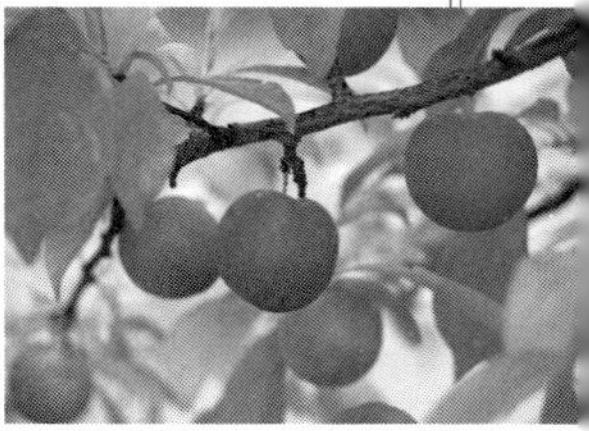

「李下に冠を正さず」という諺の「李」とはスモモのことです。スモモの木の下で頭に手をやると果実を盗んでいるように見えるため、人に疑われるような行ないはすべきではない、という喩えです。

鈴なりになったスモモの樹の下を歩くと甘い香りが漂い、初夏から夏にかけて熟すスモモ（プラム）は、甘酸っぱくてジューシーでとってもおいしいです。

一方、西洋スモモ（プルーン）は、便秘を予防する驚異のフルーツとして生食されますが、健康補助食品のドライプルーンやジャム、コンポートなどにも加工されています。

主な薬効

果実（李実《りじつ》）：鎮咳、咽頭痛、貧血、高血圧の予防、眼精疲労、便秘

葉（李葉《りよう》）：あせも

旬・採取時期

スモモの果実は6～7月に採取、西洋スモモは7～9月が旬です。どちらの果実も初夏から初秋にかけて市場に出荷されます。葉は必要時に採取し、そのまま使用します。

特徴と来歴

中国の長江沿岸地方原産のバラ科の落葉高木で、わが国には奈良時代に伝わったとされます。「スモモも桃も桃のうち」という早口言葉がありますが、モモ（桃）とは違うバラ科の植物で、『古事記』や『日本書紀』にも登場しており、日本人になじみ深い果物です。

果樹としてわが国および東アジアに広く植栽され、しばしば半野生化しています。花期は4月、白色花を1～3個散状につけ、核果は径5～7㎝、卵円形で基部がへこみます。プラムとも呼ばれています。

わが国で栽培され始めたのは明治時代になってから

のことです。それまでは「酸っぱい桃＝酸桃」として軽んじられていました。本格的に栽培が行なわれるようになったのは大正時代で、19世紀頃にアメリカに渡ったスモモが品種改良されて戻ってきてからのことです。現在では、大石早生、ソルダム、李王などの品種が、山梨県、長野県を中心に栽培されています。スモモは耐寒性が強く、夏の高湿乾燥にも耐えるため、北海道から九州まで広く栽培されます。

　果樹栽培されているスモモは大きく分けて、中国原産の「日本スモモ（プラム）」と、ヨーロッパコーカサス原産の「西洋スモモ（プルーン）」に分類され、それぞれ色や味わいが異なります。因《ちな》みに、スモモは英語で「プラム」、フランス語で「プルーン」です。

　プルーンはローマ帝国の書物にも登場しており、紀元前にはヨーロッパ各地で栽培されていたといわれます。わが国には、主にカリフォルニアからドライフルーツやペースト状となったものが輸入されています。

成分と薬効・利用法

　果実にはブドウ糖、果糖などの糖類、ソルビトール、葉酸、カリウム、有機酸のリンゴ酸やコハク酸など、アミノ酸、ペクチン、アントシアニンなど、葉にはアミグダリンや多糖類などを含みます。生の果皮にはアントシアニンが豊富です。

　民間療法では、スモモの果実に鎮咳作用、葉に消炎作用があるので、咳止め、あせもなどに用います。鎮咳、咽頭痛には、果実を黒焼きにしたものを服用します。あせもには、生葉500gを水洗いして布袋につめて浴槽に入れ、入浴の際に患部を軽くこすります。

　西洋スモモは、貧血予防に役立つ鉄や高血圧を改善するカリウム、骨粗しょう症を予防するカルシウムなどのミネラル、抗酸化力のあるβ-カロテン、ビタミン類をバランスよく含んでいます。また水溶性食物繊維のペクチンが多く、便秘解消にも効果を発揮します。

食べ方・一口メモ

　スモモ、西洋スモモは、果皮全体に白い粉が残り、色づきがよく弾力のあるものを選び、皮ごとの生食がよいでしょう。乾燥品は食べ過ぎるとお腹を壊すことがあるので注意してください。

黒焼き

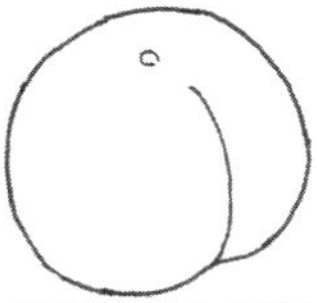

効能 鎮咳、のどの痛み

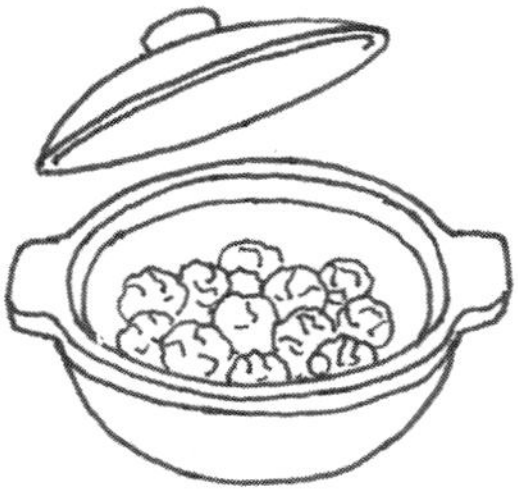

❶空気をしぼり出すようにしてスモモをアルミホイルで2重3重に包み込み密封状態にする

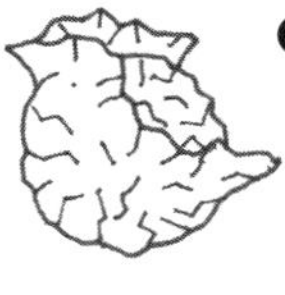

❷それを蓋のできる土鍋などに入れ、ガスコンロなどで5~6時間加熱して炭化状態の蒸し焼きにする

❸アルミホイルの隙間から煙が出てきたら止め、十分に冷えてから取り出す。この際、中の黒焼きはある程度は原形を留めている

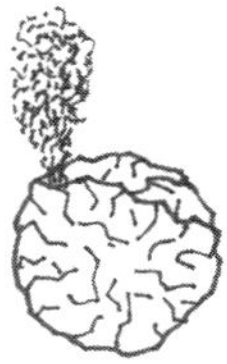

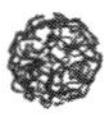

❹これを粉末とし、ビンなどに保存する。服用する際は、耳かき1~2杯、あるいは茶さじ1杯をそのまま飲んだり、熱いお茶に入れて飲む

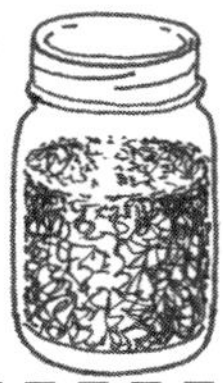

干しスモモ

効能 鎮咳、のどの痛み、貧血、高血圧の予防、眼精疲労、便秘

①へたが付いていれば取り、スモモを洗って種を取る

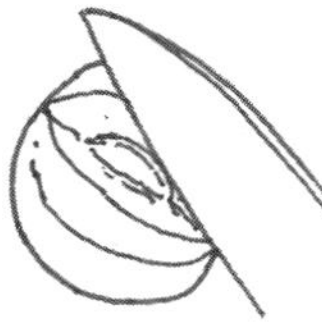

②スモモを炊飯器に入れ、砂糖を加える

③炊飯器の保温モードで10時間ほど保温する

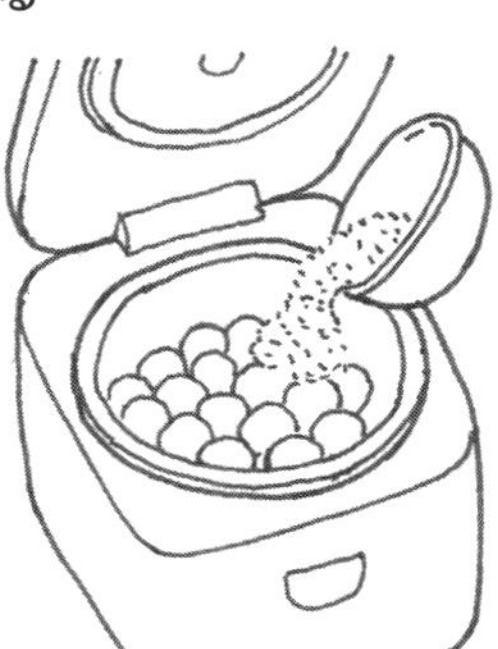

④スモモを取り出してザルに並べる。天気の良い日に天日で2、3日干す。天気が悪くてすぐに干せないときは冷蔵庫に入れておく

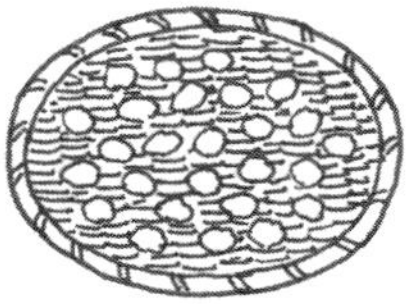

⑤乾燥が進むのを防ぐためジッパー付きのポリ袋に入れて冷蔵庫で保存すれば、3か月くらいはもつ

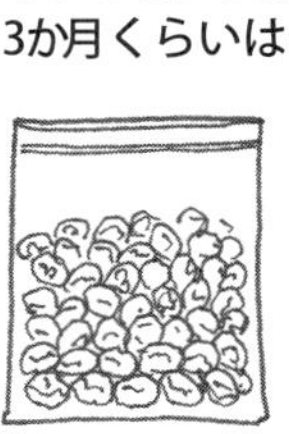

材料
スモモ…適量
砂糖…スモモの重さの20~40%。(砂糖は標準的にはスモモの40%。冷蔵庫で保存するなら減らしても大丈夫)

32 チヤ
（緑茶・紅茶・烏龍茶）

東西世界を結んだ嗜好品

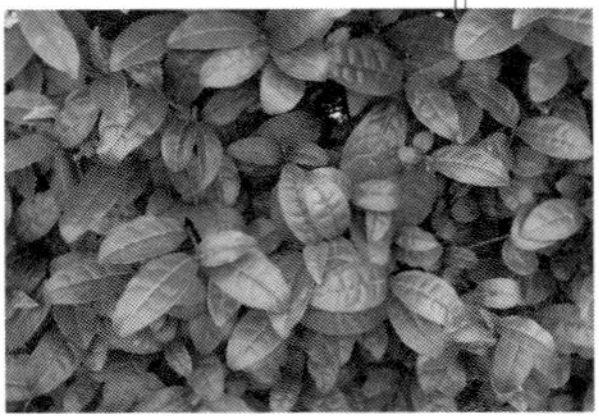

茶は東洋の神秘的な健康飲料として中国からヨーロッパにもたらされ、嗜好も緑茶から紅茶へと変化し、さらに、砂糖やミルクを入れて飲むといったイギリス独自の紅茶文化が形成されてきました。

わが国では鎌倉時代頃から飲み物として定着し、日本独特の「茶の湯」文化を生むに至っています。

主な薬効

葉（茶葉）：肥満、高脂血症、高血圧、動脈硬化、利尿、むくみ、発汗、下痢、風邪、のどの痛み、口臭

旬・採取時期

緑茶の場合、一番茶は4月下旬、6月下旬、8月中～下旬の3回、摘み取りを行ないます。晴天時に、通常は若葉の先の3枚を摘み取り、短時間蒸し、その後、熱しつつ手で揉んでから乾燥させます。

特徴と来歴

中国南西部の雲南省が原産のツバキ科の常緑低木で、通常2種に分類されます。低木で寒さに強く、日本、中国で栽培され、緑茶製造に適する中国種と、高木で寒さに弱く、インドなどの熱帯地方で栽培され、紅茶製造に適するアッサム種ですが、両者の染色体数は同じなので自由に交雑し、雑種とされるものも多くあります。日本各地で栽培されており、九州の一部では野生化したものが見られます。葉は先が尖った長楕円形で、葉質は硬く表面に光沢があり、葉縁には鋸歯がありますが、普通若葉を摘み取って飲用にします。10～11月頃、芳香のある白い5弁花をつけ、果実は鈍い3稜をもち、裂開して種子を飛ばします。

わが国には平安初期の入唐僧たちにより喫茶の風習が伝えられました。『日本後記』によると815年4月、近江梵釈寺の永忠は嵯峨天皇を迎え、茶を煎じています。これは日本最初の喫茶史料といわれ、唐風文

化に憧れる知識層の間に喫茶が流行し、嵯峨天皇は6月に畿内近国にチャの栽培を命じたといわれます。時代が流れ、室町時代になると茶の湯という日本独特の芸能が形成され、江戸時代には茶葉のエキス分を浸出して飲む煎茶が普及しました。

成分と薬効・利用法

葉にはキサンチン誘導体のカフェイン、テオフィリン、タンニン系物質のカテキン類など、アミノ酸のアルギニンやテアニン、葉酸、ビタミンC、カリウム、マンガンなどを含みます。葉や種子から茶サポニン類が単離されています。

カテキンには、糖質・血中脂質の上昇抑制、脂質の代謝促進、抗酸化作用などが認められ、高脂血症や肥満などの生活習慣病やがんの予防に有効とされます。チャのアミノ酸の中で最も多いテアニンは、チャから初めて見出されたうま味成分です。

熱水可溶分からカテキン以外の物質を除去し、最終的に約90%のカテキンを含む粉末が「茶カテキン」と呼ばれています。茶カテキンは抗酸化、抗腫瘍、抗老化を期待した健康食品素材として利用されています。

1日に緑茶を湯のみ8～10杯飲むとよいといわれます。茶の渋さには収れん作用（組織や血管を縮める作用）があり、渋茶は下痢に効果があります。緑茶に豊富なビタミンCは風邪の予防に効果的であり、主成分のカフェインは利尿や発汗を促進し、疲労回復・強心・利尿・肥満抑制効果があります。緑茶のカテキンには鎮痛・抗菌・解毒作用がありますので、うがいするとのどの痛みに効果があり、フラボノイドによって口臭防止にも役立ちます。

茶の種類と特徴

緑茶、紅茶、烏龍《ウーロン》茶は、品種の違いはありますが、いずれもチャノキの葉を加工したものです。一般にお茶は発酵具合で、発酵茶、半発酵茶、不発酵茶に分類されますが、最近のお茶ブームになっている健康茶、薬草茶とは区分したほうがよさそうです。私たちにとってお茶は日常的なものなのです。

①緑茶

茶葉を蒸して酸化酵素の働きを抑えた後、乾燥させて作る不発酵茶です。渋味成分のカテキンには、強い抗酸化作用があり、免疫力を強化し、がん予防に働きます。カテキンは光合成により作り出されるので、緑茶の中でも玉露や番茶より、日光を浴びて育つ煎茶に多く含まれます。カテキンには、血圧、コレステロール値、血糖値の上昇や、脂肪の吸収を抑える作用が知られています。β-カロテンやビタミンCも多く含まれ、風邪予防や美肌効果も期待できます。

②紅茶

茶葉と芽を陰干しした後、揉み込んで発酵、乾燥させた発酵茶で、特有の芳香があります。世界的に見ると茶の生産量の8割を紅茶が占めています。紅茶の味は、カテキン類の酸化によるもので、重合すると苦味は薄れ複雑な渋味が出てきます。生成するテアフラビン類によるこの味はむしろ好ましい味で、紅茶の爽やかさ、切れ味のよい渋味とこく味となります。テアフラビン類は強い抗酸化作用を示し、発がん抑制作用のほか、紅茶には特有のポリフェノールによる抗菌作用、抗う蝕作用、さらにうま味成分のテアニンとカテキンによる脳神経保護作用が報告されています。

③烏龍茶

台湾や中国で作られる烏龍茶は、茶葉を釜炒りすることで発酵を途中で止めた、緑茶と紅茶の中間の半発酵茶です。カフェイン、タンニンは、緑茶、紅茶と同程度に含まれていますが、緑茶の主要成分であるビタミンCは烏龍茶には少なく、紅茶には含まれていません。烏龍茶特有のポリフェノールが脂肪の吸収を抑え、脂肪分解を促進するので、肥満防止に有効とされます。香りにはリラクゼーション効果もあります。

食べ方・一口メモ

緑茶はほとんどが釜炒り製で、加熱によって発酵を止めるため、葉の緑色が保たれています。わが国では煎茶が80%近くと圧倒的に多く、抹茶、番茶、焙じ茶、玉露などとして親しまれています。

茶葉をてんぷら衣に混ぜたり、抹茶粉をアイスクリームや菓子に使ったりすると、浸出液にはないカルシウムや食物繊維も効率よくとれます。

煎茶の入れ方

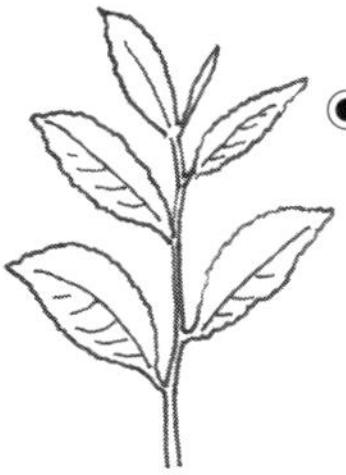

◉**リラックス効果**
煎茶を水で入れると、リラックス効果があるテアニンが多量に溶け出す。渋味成分のカテキンや苦味成分のカフェインの抽出量が少ないので甘味のあるお茶になる

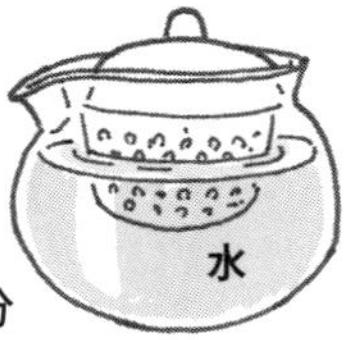

◉**高血圧やがん予防**
40℃ぐらいのぬるま湯で入れると、血圧降下作用や抗酸化作用があるカテキンが溶け出しやすくなり、高血圧やがん予防に効果的なお茶になる

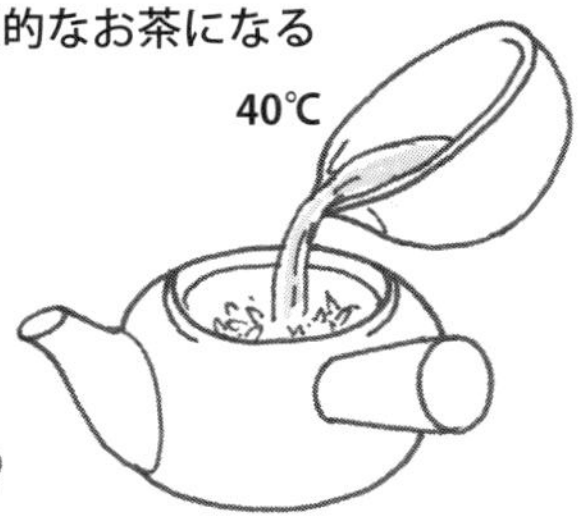

◉**脳を目覚めさせる**
熱湯で入れると覚醒作用のあるカフェインが多量に溶け出す。頭をスッキリさせたいときは、90℃ぐらいの熱湯で1分ほど蒸らすと、マイルドな渋味のあるお茶になる

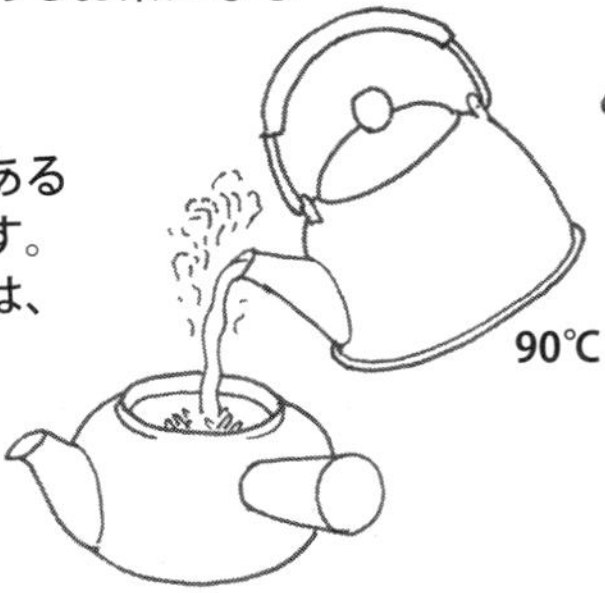

チャ入りかるかん

効能 肥満、高脂血症、高血圧、動脈硬化、利尿、むくみ、発汗、下痢、風邪、のどの痛み、口臭

❶やまいも粉の中に水を少しずつ入れながら混ぜると、やまいもを擦ったようになる

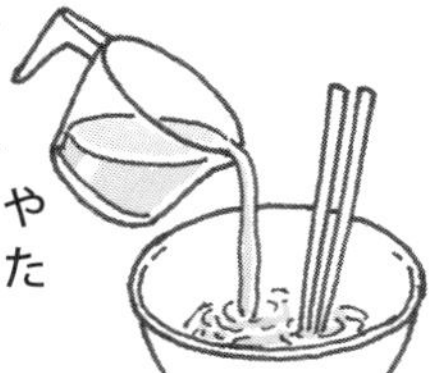

❷緑茶はミキサーで粗いみじん切りにする

❸卵白はボウルに入れて泡立てる

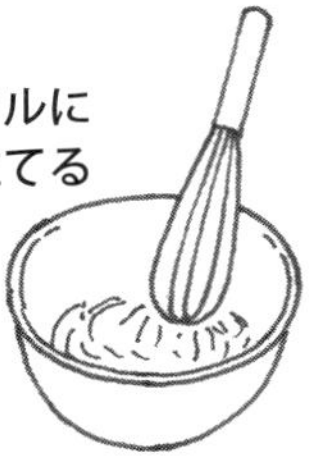

❹❶に、かるかん粉、❷❸、砂糖、乾燥おからを入れて、軽く混ぜる

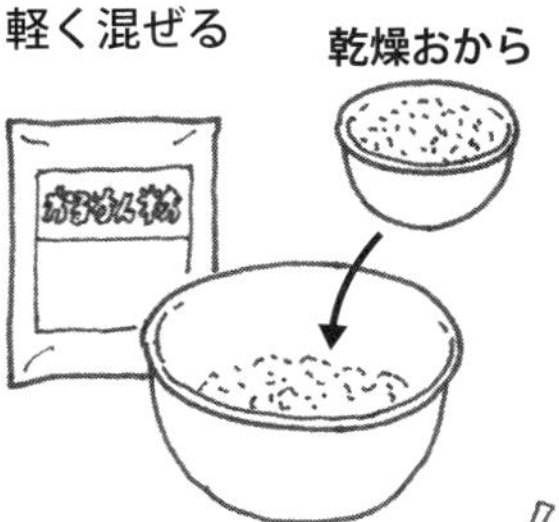

❺油をぬった型に❹とあずきあんと梅肉を入れ、強火の蒸し器で約20分間蒸す

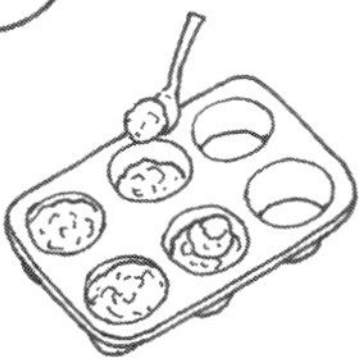

材料（4人分）
緑茶…20g
やまいも粉…30g
水…330㎖
卵白…50g
かるかん粉…175g
砂糖（黒砂糖）…150g
乾燥おから…75g
油…適量
あずきあん…100g
梅干し…1個

33

ナシ

夏バテ回復や消化促進に効果あり

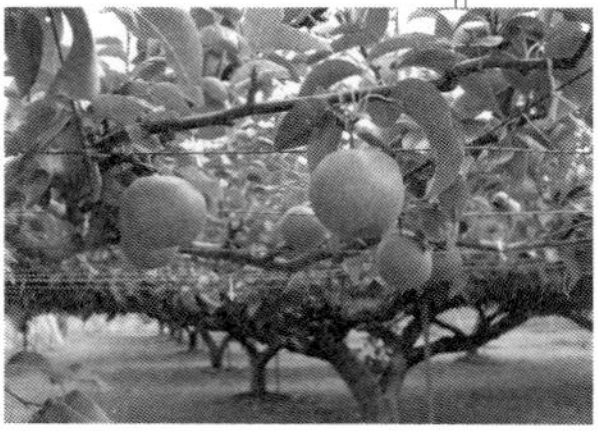

梨園《りえん》と聞いて、梨畑を思い描き、それが玄宗の故事に由来するという歌舞伎界を意味する言葉だとわかったときは、植物ばかりを考えている自分が恥ずかしくなり、多くの言葉には歴史的な背景があるという言葉の意味深さを学びました。

子どもの頃、運動会や秋のお祭りでもらった長十郎ナシが、今はもう昔話になってしまったくらい、昨今の品種改良は進歩しています。

主な薬効

果実：利尿、消炎、下痢止め、尿道炎、便秘、整腸、疲労回復、高血圧予防

葉：尿道炎、膀胱炎

旬・採取時期

品種にもよりますが、果実は8〜10月が旬で、生食します。葉は夏期に採取し、天日干し乾燥します。

特徴と来歴

ナシ（梨）は、バラ科の落葉高木で、単に「梨」というと、中国を原産とし中国や朝鮮半島、台湾、日本に生育する野生種のヤマナシ（ニホンヤマナシ）を基本種とする栽培品種群の和梨（日本梨）を指します。

花期は4月頃、葉の展開とともに白い5弁花をつけ、8月下旬から11月頃にかけて黄褐色または黄緑色の直径10〜18cmの液果が実ります。果肉は白色で、甘くて果汁が多く食用とされますが、しゃりしゃりとした独特の食感がナシの特徴です。これはペントザンやリグニンという物質が果肉に蓄積することで細胞壁が厚くなった石《せき》細胞がもたらす食感です。

わが国でナシが食べられ始めたのは弥生時代頃とされ、登呂遺跡などから多数食用にされた根拠となる種子などが見つかっています。ただし、それ以前の遺跡などからは見つかっていないことから、大陸から人の

手によって持ち込まれたと考えられています。

古くから栽培されてきましたが、江戸時代に栽培技術が発達し、明治時代には、千葉県松戸市において「二十世紀」が、神奈川県川崎市で「長十郎」がそれぞれ発見され、20世紀前半は二十世紀と長十郎が生産量の大半を占めるほどでした。多くの早生種を含む優良品種が多数発見され、盛んに品種改良が行なわれた結果、幸水、新水、豊水の3品種（まとめて「三水」と呼ぶ）が普及しました。

ヨーロッパ原産の**セイヨウナシ**（西洋梨）は、明治の初めに輸入され、現在では、ラ・フランスやル・レクチェなどの品種が山形や長野などで栽培されています。生食のほか、果実酒（ペアサイダー）や梨ブランデーなどに利用されています。なお、洋ナシではソルビトールによって追熟が起きます。

成分と薬効・利用法

果実は、和ナシ、洋ナシともにビタミンをほとんど含みませんが、糖分としてショ糖、果糖、ソルビトール、ブドウ糖を含み、リンゴ酸やクエン酸などの有機酸類、食物繊維、カリウム、亜鉛、プロテアーゼ（タンパク質分解酵素）などを含みます。葉は、フェノール配糖体のアルブチン、タンニンなどを含みます。

果物として食べると、リグニンやペントザンによる便秘予防、甘く冷涼感のあるソルビトールによる整腸やのどの消炎、アスパラギン酸による疲労回復や利尿、カリウムによる高血圧の予防効果などがあります。プロテアーゼには消化を助けたり、肉料理において肉を柔らかくしたりする効果があります。

民間療法として、尿道炎、膀胱炎には乾燥した葉10〜15gにトウモロコシの毛10〜20g、チガヤの根茎10〜20gを1日量とし、500〜600㎖の水で約半量まで煎じ、温かいうちに服用します。

食べ方・一口メモ

ナシのほとんどは水分で、ナシの主な利用法は食用、特に生食です。擦りおろして焼き肉のタレなどに用いいます。乾燥しやすいのでポリ袋に入れて冷蔵庫の野菜室で保存します。

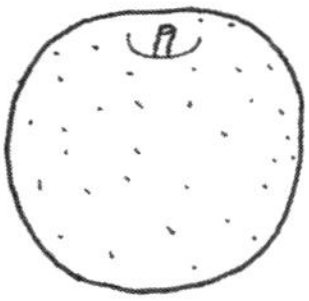

民間療法として、尿道炎、膀胱炎には乾燥した葉 10~15ｇにトウモロコシの毛10~20ｇ、チガヤの根茎10~20ｇを1日量とし、500~600 mℓの水で約半量まで煎じ、温かいうちに服用する

ナシの葉

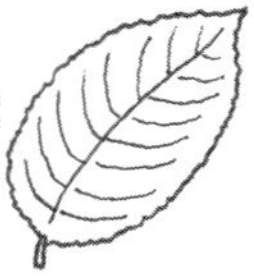

トウモロコシの毛

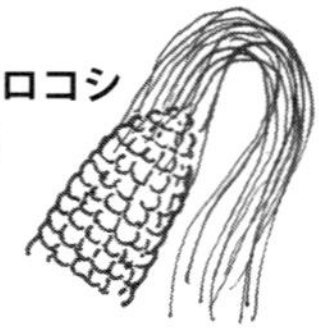

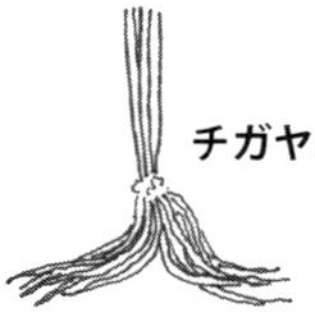

チガヤの根茎

ナシのエキス

効能 のどの痛み、咳、声がれ

①ナシ１個の皮をむいて、おろし金で擦りおろす

②おろし汁を布巾やガーゼなどで濾し、そのエキスを飲む

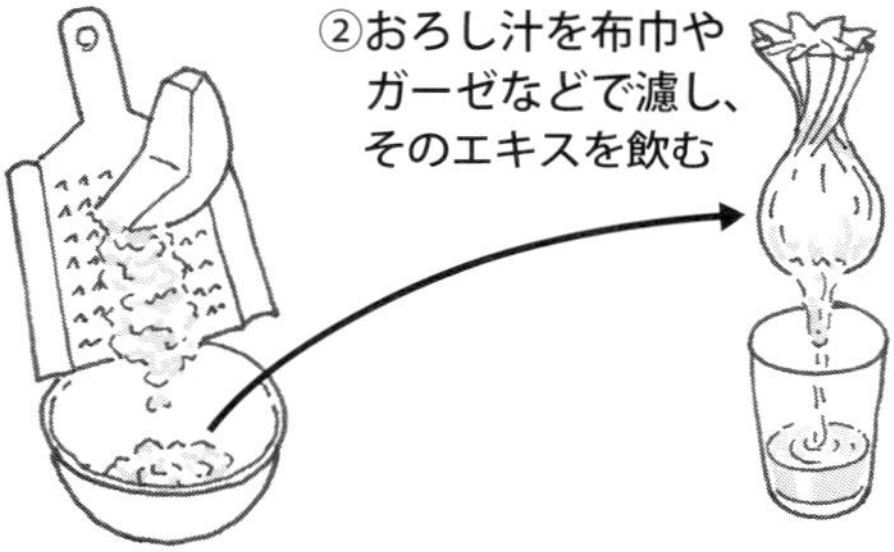

ナシの水分には、解熱作用や消炎作用がある

ナシとドクダミの葉のデザート

効能 解熱、出血、便秘

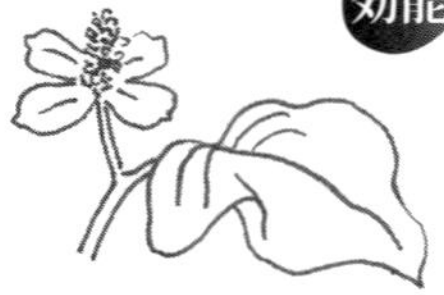

❶ドクダミの葉は４カップの水で30分煎じ、濾しておく。ゼラチンは少量の水でふやかしておく

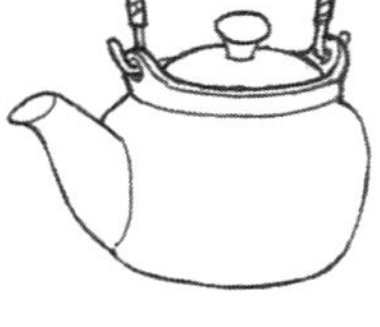

❷❶の薬汁に１㎝角の大きさに切ったナシを入れ、弱火で柔らかくなるまで煮る。最後に氷砂糖、ふやかしたゼラチンを加え、沸騰させせないように煮溶かす。器に入れ、粗熱を取り冷蔵庫に入れ、冷やして固める

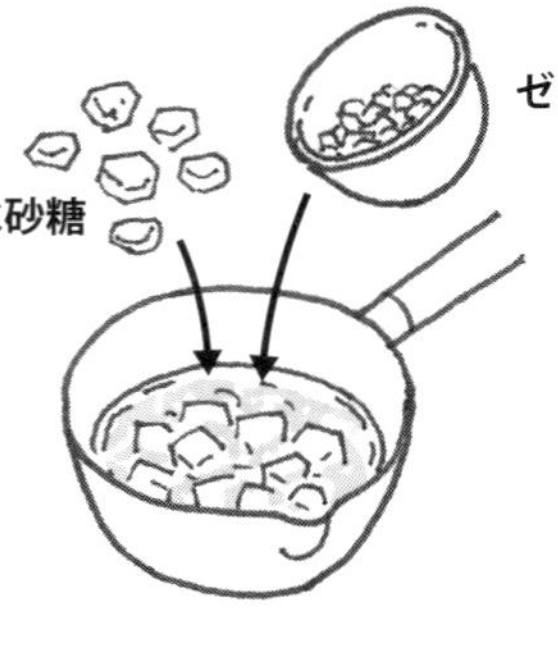

材料
ナシ…１個
ドクダミの葉…30ｇ
ゼラチンパウダー…10ｇ
水…４カップ
氷砂糖…適量

34 ナツメ

1日3個で老いを防ぐ

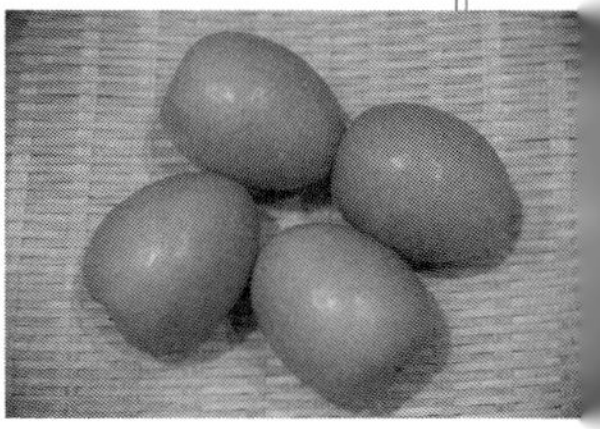

万葉集に詠われ、平安時代の『本草和名《ほんぞうわみょう》』などにも、於保奈都女《おおなつめ》と呼んでいたことが記されています。また、『延喜式《えんぎしき》』には乾棗《ほしなつめ》や大棗《たいそう》の名で出ており、食用や薬用に供していたことが窺えます。和名の由来は、萌芽が極めて遅く、晩春から初夏にかけて若芽を出すので「夏芽」という説と、お茶に使う抹茶入れのナツメの器に果実が似ているからという説（『大和本草《やまとほんぞう》』）がありますが、前者が一般的です。

近年、イランからナツメヤシ（デーツ）の実が輸入されていますが、これはナツメの仲間とは違います。デーツの実が乾かしたナツメの実に似ているので、中国でこう呼ばれ、わが国に伝わったということです。

子どもの頃、庭にあったので好んで食べたような気がします。中国を旅すると、籠に入れたナツメの実を売っていますが、覚えている味とは何か違います。わが国では果樹としては発展しませんでした。

中国では子どもの誕生にこの樹を植えて、嫁ぐときに持参するという風習があります。果実は熟すと甘くなって生でも食べられますが、砂糖に漬けた蜜棗《みつなつめ》などの菓子もよく親しまれています。楊貴妃が好んで食べたことから、「1日3粒の棗を食べると老いを防ぐ」との謂《いわ》れが残っています。

韓国では、参鶏湯《さむげたん》などの料理や伝統茶に入れ、結婚式を終えた花嫁に姑が大棗をたくさん糸に通したものを贈ります。大棗を食べて元気を出し、子宝に恵まれることを期待する風習といわれています。

主な薬効

果実（大棗）：滋養、強壮、利尿、むくみ、咳、健胃、不眠症、ヒステリー、鎮静

旬・採取時期

9～10月頃に、よく熟した果実を採取し、5日ほど日干しにしてから蒸し、再び日干しにして乾燥します。

特徴と来歴

ヨーロッパ南部からアジア西南部原産のクロウメモドキ科の落葉小高木で、中国では紀元前よりモモやアンズとともに重要な果実（五果）の一つとして栽培され、わが国には奈良時代に渡来しました。かつてはよく各地の家々の庭にも植えられていました。樹高10ｍに達し、枝には節ごとに相対する小さな刺があります。開花期は5～6月、黄色5弁の小さな花をつけ、果実は球形あるいは長楕円形で、秋には熟して暗紅色になり、生食することができます。ただ、近年では全国的に生産が少なくなってしまいました。

成分と薬効・利用法

果実はサポニンのジュジュボシド類やトリテルペノイドのオレアノール酸、有機酸、糖類、ミネラルのカルシウムやマグネシウム、鉄分などを含みます。

『神農本草経』の上品に収載され、性味は甘、平・温で、漢方では、脾胃を補い、精神を安定させ、他薬の刺激性を緩和するので、食欲不振、下痢、動悸、ヒステリーなどに用います。また、下痢で傷ついた消化管を治し、興奮した腸の動きを抑制することで腹痛を止める働きがあります。

民間療法では、利尿、むくみ、咳、健胃、不眠症、ヒステリーなどに、乾燥した果実20個程度を1日量とし、５００㎖の水で半量になるまで煎じて3回に分けて食前に服用します。特に、老人の不眠症、小児の夜泣きに効きます。滋養、強壮には、細かく刻んだ乾燥果実３００gと砂糖１５０gをホワイトリカー１・８ℓに漬け、３か月以上冷暗所に置いてから布濾しして作った大棗酒を、就寝前に盃1杯ほどを飲むといいでしょう。しもやけ、あかぎれには、熟した果実を擦り潰して塗るか、乾燥した葉を粉末にし、葛粉と混ぜて練って塗布します。

食べ方・一口メモ

暗紅色に熟した果実は生で食べたり、甘みを加えて煮たりしますが、天日で乾燥してから蒸して、再び日干しにしたものを食します。このようにしたものは保存がよく、薬としても用います。

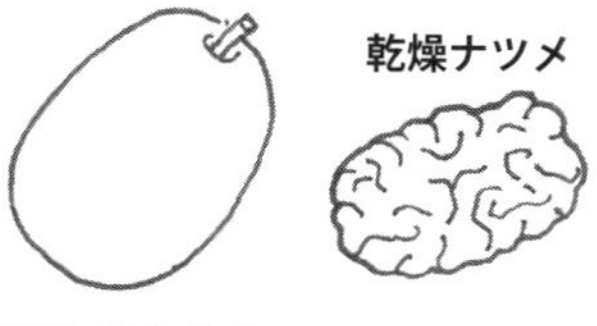

◉利尿、むくみ、咳、健胃、不眠症、ヒステリーなどに、乾燥した果実 20 個程度を 1 日量とし、500 mℓの水で半量になるまで煎じて 3 回に分けて食前に服用する
特に、老人の不眠症、小児の夜泣きに効く

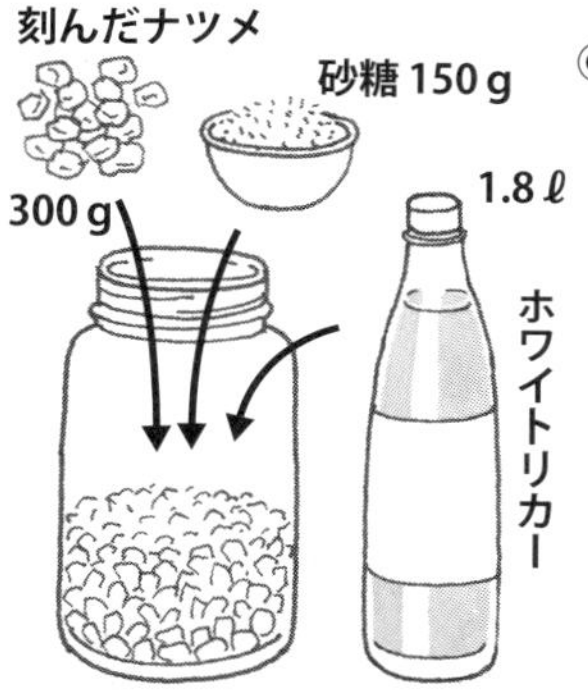

◉滋養、強壮には、細かく刻んだ乾燥果実 300g と砂糖 150 g をホワイトリカー1.8 ℓ に漬け、3 か月以上冷暗所に置いてから布濾しして作った大棗酒を、就寝前に盃 1 杯ほど飲むとよい

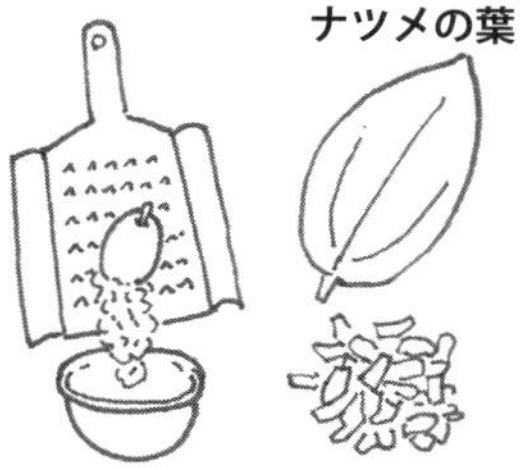

◉しもやけ、あかぎれには、熟した果実を擦り潰して塗るか、乾燥した葉を粉末にし、葛粉と混ぜて練って塗布する

干しナツメ

効能 滋養、強壮、利尿、むくみ、咳、健胃、不眠症、ヒステリー、鎮静

❶生のナツメをよく洗い、しっかりと水気をきる

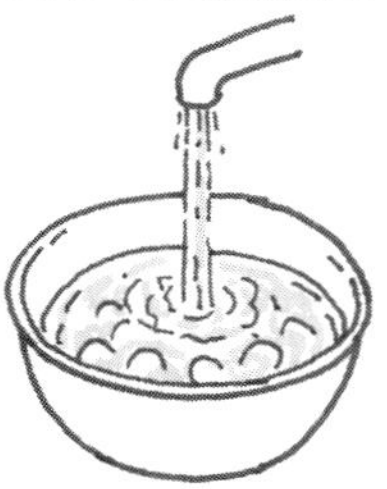

❷網目の細かいネット、あるいは天日干し用のザルにならべて太陽に当てる。このとき、ザルを使用する場合は虫が寄ってこないようにネットをかける工夫をするとよい。太陽が出ているときだけ外で乾燥させ、残りの時間は湿気対策のため室内で保管する

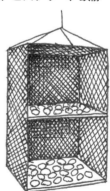

❸1 週間ほどたったら赤茶色に変色してくるので、色が変わったら一度蒸す。風味と食感をよくするポイントなので、必ず行なう

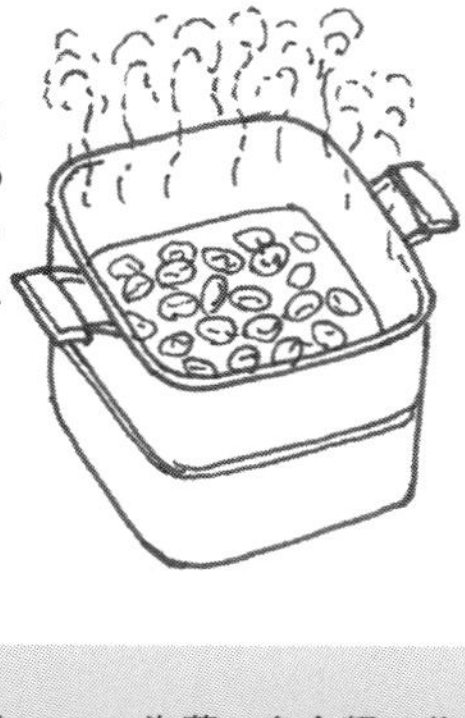

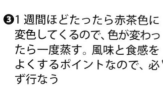

❹ナツメを約20分程蒸し続けたら、再度天日干しする。そこから約 2~3日乾燥させたら干しナツメのでき上がり

35

ノリ

養殖技術と製紙技術の結晶

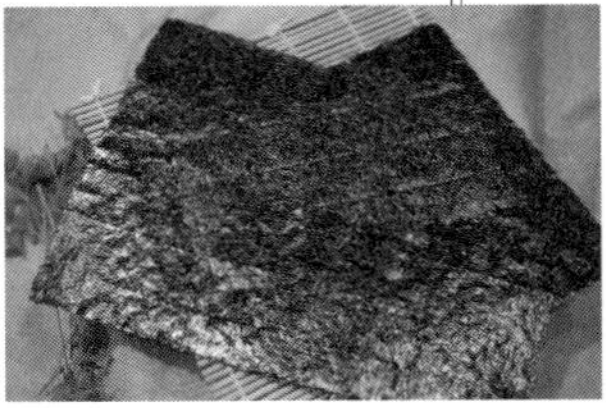

ノリ（海苔）は、おにぎりや巻き寿司、ふりかけなど日本の食卓には欠かすことのできない食品で、パリパリとした食感と海藻の風味が特徴です。

古くからわが国の食文化に定着し、奈良時代初期の『常陸国風土記』や『出雲国風土記』に「紫菜（むらさきのり）」と記述され、10世紀の『和名類聚抄《わみょうるいじゅうしょう》』には、甘ノリや紫ノリといった名称で登場しています。

古くは天然のものを採るだけでしたが、江戸時代になると養殖技術が確立し、東京湾で採れた海苔（紫菜）を和紙の製紙技術を用いて紙状に加工したものが「浅草ノリ」です。その後、板ノリとして完成し、江戸前寿司などで重要な材料となっています。ノリはヌラ（ぬるぬるするの意）が語源で、水中の岩石に苔《こけ》のように着生する藻類全般を表わす言葉です。

主な薬効

藻体：健康増進、生活習慣病・がん予防、肝機能改善、貧血予防、高血圧・動脈硬化予防、肥満防止

旬・採取時期

特段の旬はありません。

特徴と来歴

ノリは、紅藻《こうそう》、緑藻《りょくそう》、シアノバクテリアなどを含む海水産・淡水産の食用の藻類の総称です。また、それら藻類を加工した「生海苔」や「板海苔」などの食品をいい、青ノリ、浅草ノリ、ノリの佃煮、刺身のつまのフノリ、海藻サラダのトサカノリなどがあります。

浅草ノリは、紅藻植物ウシケノリ科のアサクサノリやスサビノリの類を養殖し、漉《す》いて紙状に乾燥させたものですが、他の近縁種（アマノリ属類）が混入することも多く、板ノリ、焼きノリ、味付けノリ、佃煮などにして市販されています。板ノリは軽く焼いて巻き寿司にしたり、しょう油をつけて飯と一緒に食べたりするなど、日本人の食生活には欠かせない食品のひと

つです。

青ノリは、緑藻植物アオサ科の海藻アオサ、アオノリなどを乾燥させて板状にしたり、細片にしたりしたものです。七味唐辛子の素材としても欠かせません。

外海の岩礁上に生える野生種を総称して岩ノリといい、島根県など日本海側を中心に採取されています。

刺身のつまに使われるエゴノリ、フノリなどは、いずれも紅藻植物で、食品としての利用は古く、またエゴノリ、オゴノリは寒天の材料として利用されます。

川や沼沢に生育するカワノリやスイゼンジノリは、鉄分、カルシウムに富み、浅草ノリほどの風味はありませんが、貴重な食品です。

成分と薬効・利用法

海の緑黄色野菜と言われるほど栄養価の高い食品で、約40%がタンパク質、約3分の1は食物繊維です。タウリンやビタミンC、β‐カロテンなど約12種のビタミン類とカルシウムや鉄などのミネラルを豊富に含みます。脂質は約3・5～3・7%と少ないのですが、植物には珍しい血中コレステロールを下げる不飽和脂肪酸のEPA（エイコサペンタエン酸）が含まれており、健康維持と増進、生活習慣病・がん予防、肝機能の改善、貧血予防など種々の効用が知られています。高血圧・動脈硬化の予防、肥満防止、胃潰瘍や痔疾にも効果があります。

うま味と香りに富んだ食品です。うま味の成分はグルタミン酸、香りの成分はジメチルサルファイドです。クロロフィル、フィコビリンなどの色素も含まれます。

焼きノリでは熱に弱いフィコビリンが分解され、熱に強いクロロフィルが残ることで緑色が強くなります。また、湿気を含むとクロロフィルが分解されるため紫色に変色します。

食べ方・一口メモ

低カロリーのダイエット食品です。おにぎりや巻き寿司、ふりかけなど、日々の食事に取り入れるとよいでしょう。お子さんの発達促進にも役立つ栄養素が満点です。

食物繊維、ヨウ素を含みますので、毎日大量に食べることは控えましょう。

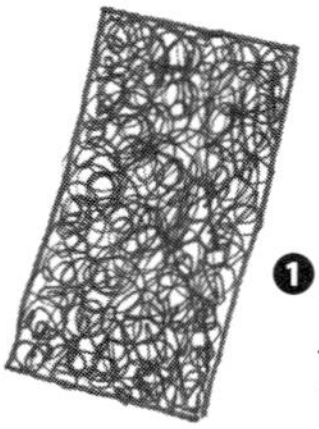

ノリの香り焼き

効能 生活習慣病・がん予防、肝機能改善、貧血・高血圧・動脈硬化予防、肥満防止

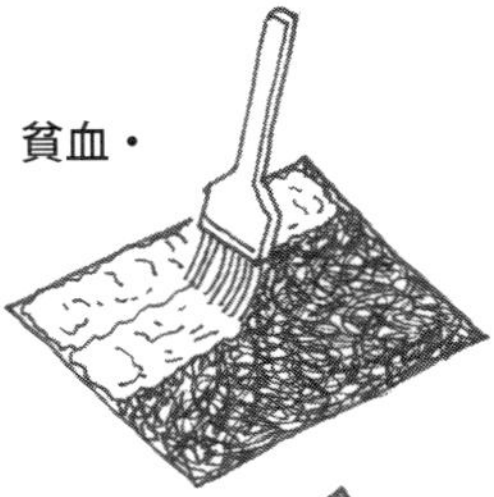

❶フライパンにゴマ油を入れ、◎を入れ、トウガラシが黒くなってから火を止める

❷ノリの裏に❶をハケでぬり、上から塩をパラパラとかける

材料（4 人分）
ノリ（全形）…5 枚
ゴマ油…30g
食塩…少量
◎ネギ…15 g
◎ニンニク…15g
◎ショウガ…15g
◎トウガラシ…1 本

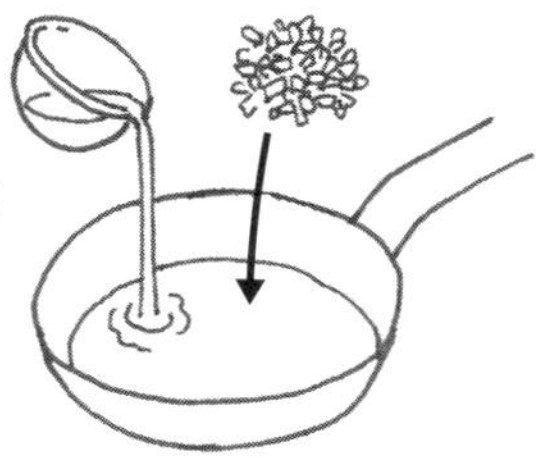

❸弱火であぶり焼きをして、6 等分に切る。「韓国ノリ」のようなものになる

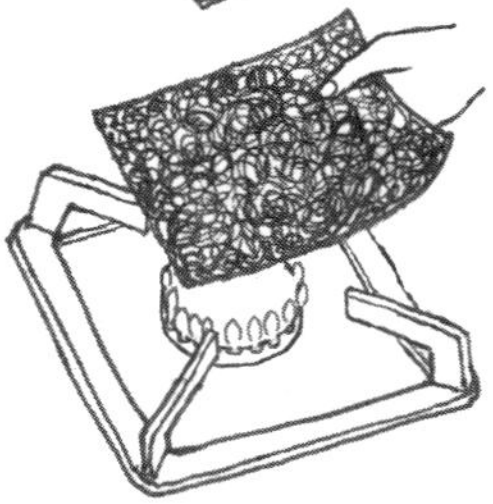

鶏ひき肉のノリ巻き

効能 にきび治療

材料（2 人分）
ささ身ひき肉…50 g
片栗粉…小さじ 1
ダシの素…小さじ 1
エノキダケ…100g
サヤインゲン…40g
塩…少々
焼きノリ…1 枚

①エノキダケは根元を除いて細かく切る。インゲンは熱湯でサッと塩茹でする

②ひき肉に片栗粉、ダシの素を練り混ぜ、エノキダケを加える

③巻き簀にノリをのせ、②をノリの手前と向こう側を少し残して均等に塗り広げる。中央にインゲンをのせて巻く

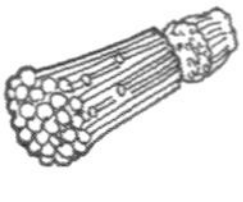

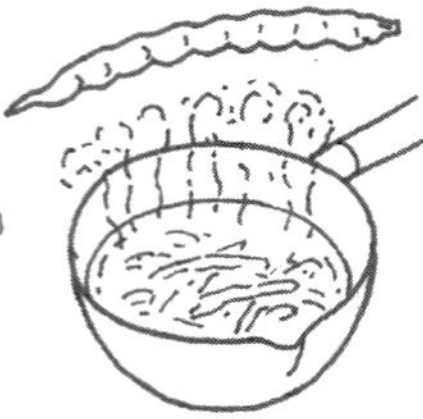

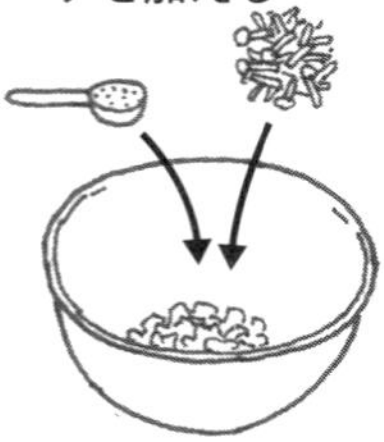

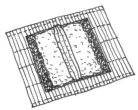

④③をラップで包み、両端をひねってとめる電子レンジで1分30秒～2 分加熱する

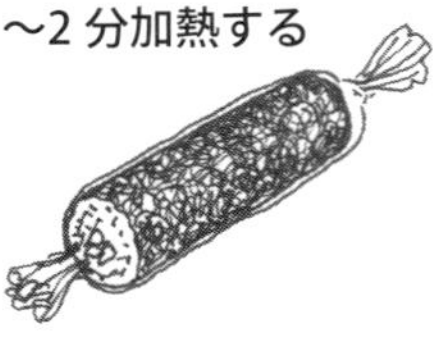

⑤④を食べやすく切り、あればラディッシュの甘酢漬け（材料外）を器に盛り、好みでカラシしょう油を添える

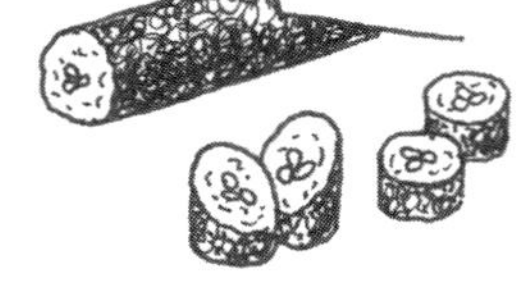

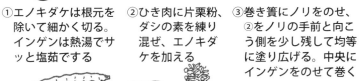

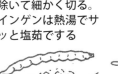

36 パイナップル

肉料理にバッグンの相性

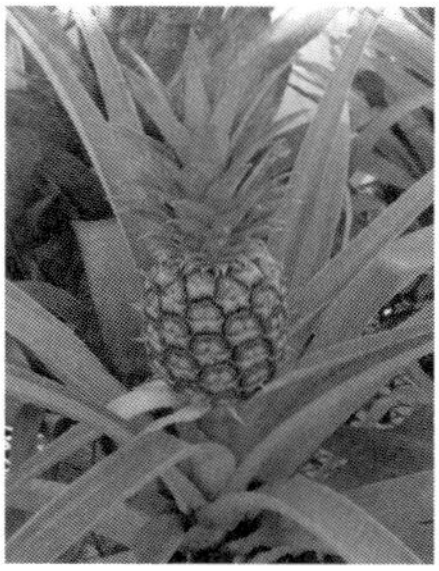

上野アメ横のバナナやパイナップルのたたき売りは、東北地方にはまだそれらがそれほど出回っていなかった、かれこれ半世紀も前の帰省の折のお土産買いの懐かしい思い出です。

パイナップルという名前は、松（パイン）の果実（アップル）の意味で、すなわち「松かさ」を指すものでしたが、18世紀頃に似た外見をもつ本種の果実に転用されて今に至っています。和名は鳳梨《ほうり》です。

主な薬効

成熟果実：下痢、消化不良、疲労回復

未熟果実：利尿、駆虫、堕胎（子宮収縮）

旬・採取時期

旬は7～9月と11～2月ですが、通年生産されていますので、必要時にいつでも入手できます。

特徴と来歴

パイナップル（パインアップル）は、熱帯アメリカ原産のパイナップル科の多年草で、単にパインと略して呼ばれることもあります。ハワイ、タイ、フィリピン、ブラジル、台湾などで果実用として栽培され、わが国では沖縄で栽培されています。

果実を収穫後、根茎から再び芽を出し、これが成長すると先端部に結実しますが、果実といわれる食用部分は、伸長した花序の軸の周りに配列した小果実の付け根の部分が軸もろとも融合肥大し、多量の汁を含むようになったものです。真の果実は表面へ螺旋状《らせんじょう》に並んだ、硬化して食べられない疣状《いぼじょう》の部分から果肉の表層までの部分です。多くの市販品を生産している農園では遺伝的に同一個体のクローンである同一品種ばかりを植えるので、自家不和合性によって受精がほとんど起こらず、果実内に種子ができません。

採取後は保存による追熟がないため、十分に熟したものを採取した直後が最もおいしいです。

成分と薬効・利用法

果実は芳香があり、多汁で爽やかな酸味と甘味に富み、糖分10％、クエン酸やリンゴ酸などの有機酸、食物繊維、マグネシウム、カリウム、ビタミンCやビタミンB群などを含み、果汁中にはタンパク質分解酵素のブロメラインがあります。果実の性味は甘、涼で、身熱、煩渇《はんかつ》を取り、消化を助け、下痢を止める効能があります。

舌に刺激を感じることがあるのは、タンパク質分解酵素のブロメラインのせいですが、ブロメラインには整腸作用があり、肉類の消化を助けて下痢や消化不良に有効です。疲労回復によいクエン酸や美肌を保つビタミンCも豊富です。ただ、生果や果汁は食べ過ぎると口内が荒れ、さらにブロメラインによって組織のタンパク質が分解されて出血にまで至ることがあります。

未熟な果実には多量の酸のほか、ブロメライン、シュウ酸カルシウムの針状結晶も含まれ、毒性がありますが、少量用いると利尿、駆虫、堕胎の効果があります。

食べ方・一口メモ

熟した果肉の皮をはいで生食に用いることが多いです。香りが良く、葉や表皮にツヤがあり、重量感のあるものを選びます。カットしたものはラップに包んで冷蔵庫の野菜室に保存します。

酵素の働きにより、肉類と一緒に摂ると、胃で消化しやすくなり、また、肉を柔らかくするので酢豚などに用いられます。なお、生のパイナップルをゼラチンゼリーに使うと、酵素が働き固まらないので、ゼリーを作る場合は缶詰を利用します。

缶詰は、花序の軸にあたる芯を抜き、皮をはいで円筒状にしたものを適当な大きさに切り、砂糖シロップを加えて加熱殺菌して作られます。

砂糖を使わない干しパイナップル

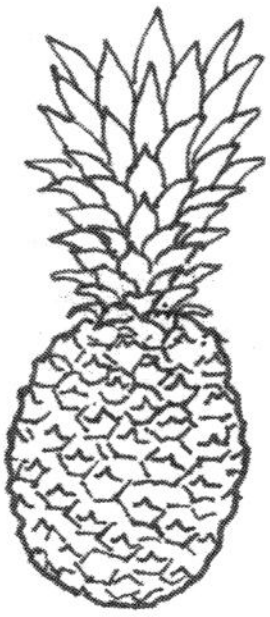

❶完熟パイナップルを用意する。砂糖を使わなくてすむポイント

❷生で食べるとき（厚さ3~4 ㎜）と比べてやや薄めに切る

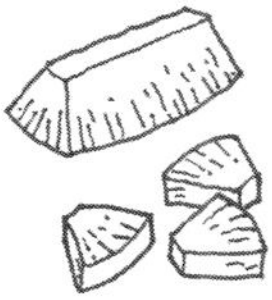

❸干しかごを使い、日向で５日間じっくり干す。砂糖には水分を引き出す効果があるので、それを使わないと時間をかけて干す必要がある

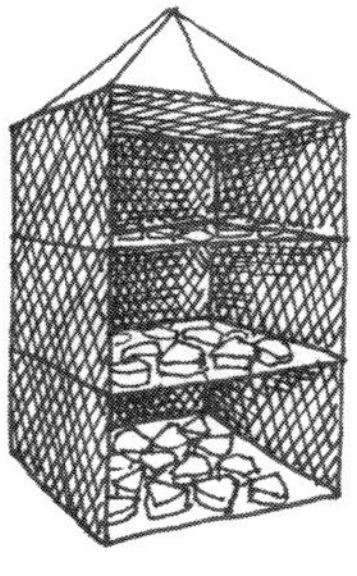

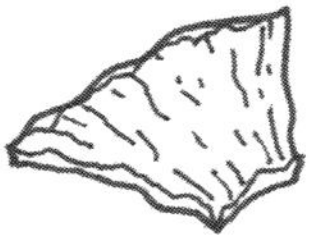

❹水分が残って少ししっとりとした仕上がりになる

野菜と干しパイナップルの肉巻き

効能 下痢、消化不良、疲労回復

①野菜を肉の幅に合わせて巻きやすい大きさに切る

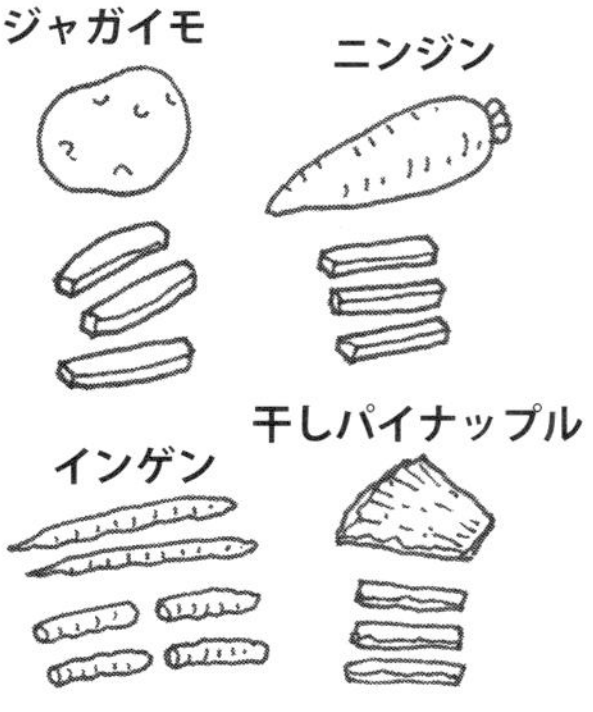
ジャガイモ
ニンジン
インゲン
干しパイナップル

②肉に野菜と干しパイナップルを並べて巻く

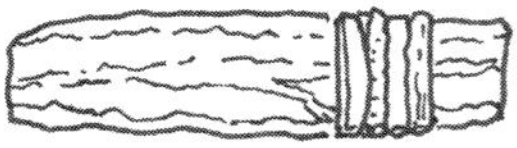

④全面が均等に焼き色がつくように転がしながら焼く

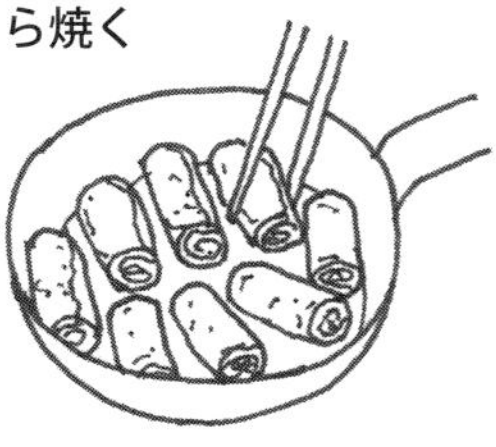

③巻き終わりが下になるようにフライパンに並べ、塩、コショウを振って焼く。野菜が余ったら一緒に炒める

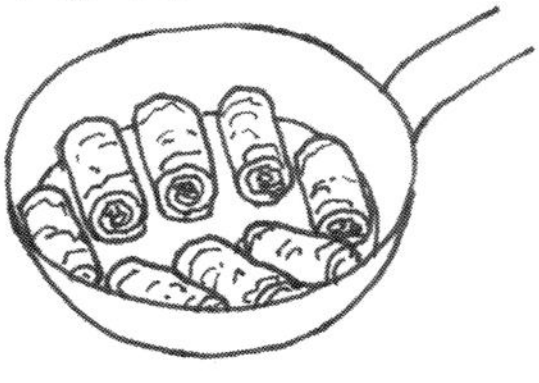

⑤白ワインを入れ蓋をして蒸し焼きにする

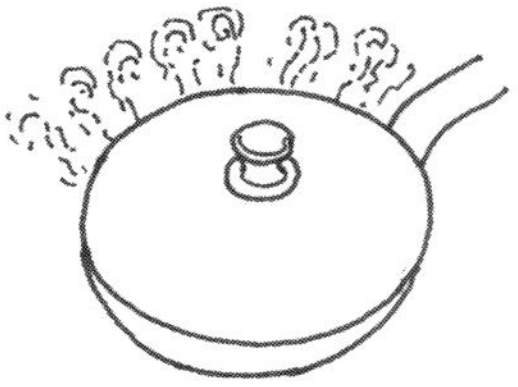

⑥少し水分が残っているくらいで野菜が柔らかくなれば完成

材料（２人分）
豚バラ（ロースでも）…200ｇ
ジャガイモ…１個
ニンジン…１本
インゲン…１袋
干しパイナップル…100ｇ
塩・コショウ…適量
白ワイン（料理酒でも）…大さじ 2~3

37 ハチミツ

美容と健康を増進させる甘味

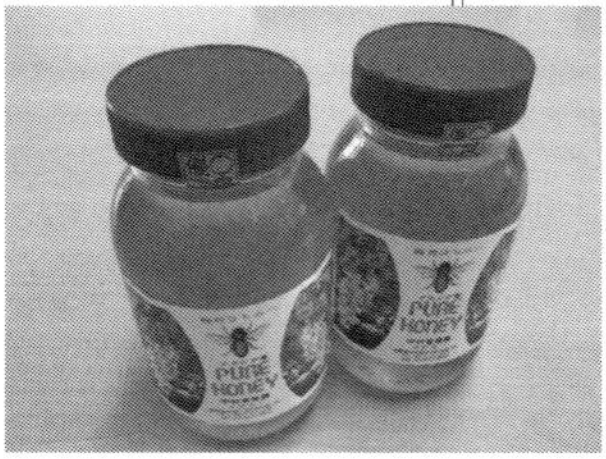

薬用資源調査でボルネオ島へ出かけた折、森林局のガイドがジャングルの中で高い樹の上にミツバチの巣を見つけ、登って採ってきたハチミツを口に入れたときの濃厚な味の感触は忘れられません。中国や東南アジアの国々では、巣のままで店頭に並んでいますが、花の蜜によってそれぞれの味わいがあります。

「ハチミツの歴史は人類の歴史」という諺があるように、ハチミツ（蜂蜜）は人類が初めて使用した甘味料といわれており、古来、食用や薬用などさまざまな用途に用いてきました。1万年前には、すでに人類は野生のミツバチの巣からハチミツを採集していたことを、スペインのアラニア洞窟で発見された新石器時代の岩壁彫刻は示しています。ミツバチを飼育してハチミツを採集すること（養蜂）を身につけた人類は、今や生産量は世界全体で年間約120万tとも推定されるハチミツの一大消費者です。

主な薬効

蜜糖：滋養強壮、疲労回復、下痢、便秘、美容

旬・採取時期

特段の旬はありません。必要時に購入します。

特徴と来歴

ミツバチ科の昆虫ミツバチが作った蜜糖です。ミツバチが花蜜を吸い、前胃に入れて巣に戻ってこれを吐き出すため、唾液中の酵素によって花蜜中のショ糖は加水分解されて大部分が果糖とブドウ糖の転化糖になります。自然界で最も甘い蜜といわれる濃厚な液体で、淡黄色から琥珀色と色調や風味は蜜源植物によって変わり、夏季には半透明で光沢がありますが、冬季には不透明となり、ブドウ糖の粒状結晶が析出します。

東洋ミツバチと西洋ミツバチが養蜂されていますが、国や地域によって好みが分かれるハチミツもあり、わ

が国ではレンゲ蜜やアカシア蜜が好まれます。

成分と薬効・利用法

転化糖、ショ糖、アミノ酸、有機酸、ビタミンB_2、ナイアシン、カルシウム、鉄、コリンなどが含まれます。ハチミツは甘さとともに、独特の風味を持ちますが、これはビタミン、ミネラル、アミノ酸、有機酸などの微量成分に由来し、甘味度は採集された花の種類によって若干差があります。

果糖、ブドウ糖は消化吸収がよく、即エネルギーに変わるため、疲労回復に有効です。またブドウ糖の酸化により作られるグルコン酸は大腸に届いて善玉菌を増やし、下痢や便秘を改善します。美容効果のあるナイアシンや精神を安定させるカルシウムも豊富です。

コリンは、ミツバチの咽頭腺から分泌されるローヤルゼリーに含まれる物質ですが、口器を用いて女王蜂が幼虫に与える作業を行なうため、ローヤルゼリー中のコリンがハチミツに混入すると考えられています。

漢方では、性味は甘、平で、潤肺、潤腸、補気、止痛、解毒の効能があり、慢性咳嗽《がいそう》や便秘、胃の疼痛、鼻炎、口内炎、火傷などに用います。『神農本草経』には「五臓を安らかにし、諸不足に気を益し、中を補い、痛みを止め、解毒し多くの病を除き、あらゆる薬とよく調和する」と記されています。

民間では、滋養・潤燥作用のある健康食品として親しまれ、また、鎮静、咳止め、神経痛、リウマチ、消化性潰瘍、糖尿病に対する効能も謳われています。

1歳未満の乳児にハチミツを食べさせると、乳児ボツリヌス症の発症の危険性があるため、要注意です。

ハチミツを採った後のハチの巣から得る**ミツロウ**(蜜蝋)は、西洋ではロウソクの原料として、漢方では下痢や皮膚化膿に内服薬とするほか、皮膚炎や火傷に用いる紫雲膏などの軟膏の基剤として用いられます。

食べ方・一口メモ

透明度が低く、濁っているものが純粋ハチミツで、瓶を逆さにすると細かい泡が立つのが良品です。有効成分は加熱すると失われますので、そのままヨーグルトや果物、パンなどにつけて食べます。

アロマの香りのするミツロウロウソク

❶準備するものは、容器と芯と爪楊枝。図のように底に穴を開けて芯を通し、セロテープで止め、反対を爪楊枝や割り箸で挟み固定する

ミツロウ

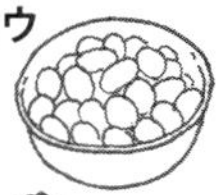

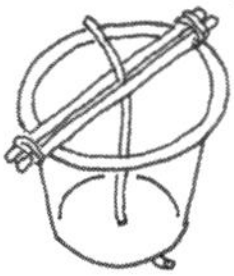

❷溶けたミツロウを流し込む。一緒に好きなアロマオイルをたらすと、心を落ち着ける香りのするロウソクができる

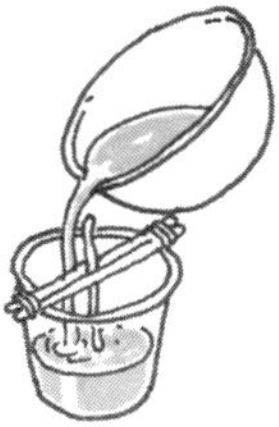

❸固まればでき上がり

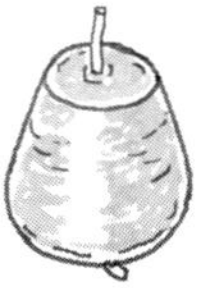

ミツロウの手作りハンドクリーム

効能　美容効果

①ビーカーにミツロウ、ホホバオイル、ハチミツを入れ、弱火で湯煎し、溶かす

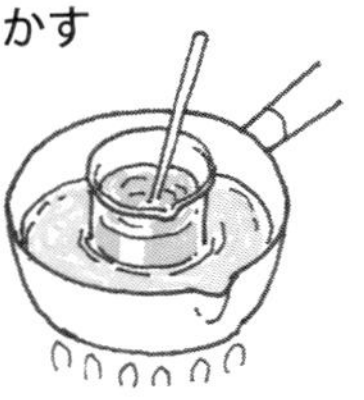

②ミツロウが溶けたら、割り箸などで軽くかき混ぜてからクリームの容器に移す

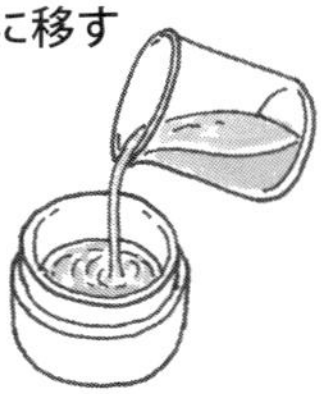

③移し替えたミツロウクリームは縁から固まってくるので、固まりだしたら空気を入れるように混ぜる（オイルとハチミツが混和する）。精油を入れる場合は、このタイミングで入れる

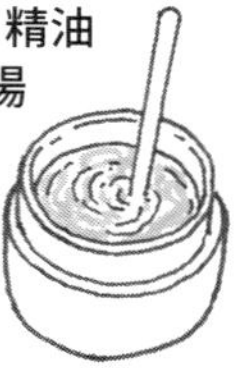

④そのまま冷まして、固まったら完成。クリームをもう少し固くしたい場合はミツロウを増やし、柔らかくしたい場合はミツロウを減らす

材料
ミツロウ…3g
（ビーズワックス 26 粒）
ハチミツ…1g
ホホバオイル…15 ㎖
精油…お好みで数滴

ハチミツ黒ダイズジュース

効能　胃・十二指腸潰瘍、咳嗽、痰血

材料（4 人分）
ハチミツ…30 ㎖
黒ダイズ…100 g
水…1 ℓ
陳皮（ちんぴ）…20 g
レモン汁…15 ㎖

❶黒ダイズは、洗って鍋に入れ、水を入れて4~5時間浸けておく

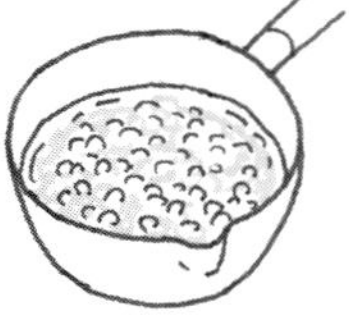

❷❶を火にかけ、沸騰したら火を弱め、あくを取りながら、汁が半分になるまで煮詰める

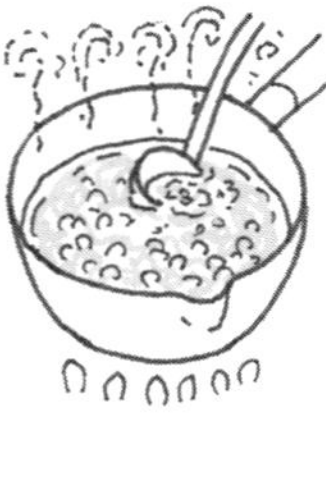

❸❷を濾して陳皮とハチミツを入れ、10 分煮る

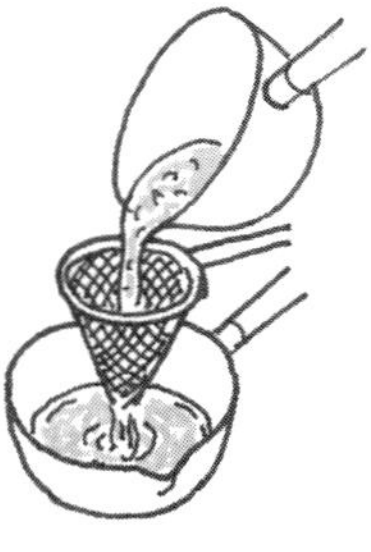

❹煮汁を器に入れて、好みでレモン汁を入れる

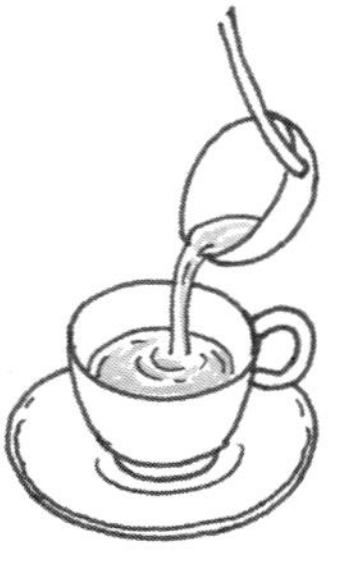

38 バナナ

病人や運動時のエネルギー源

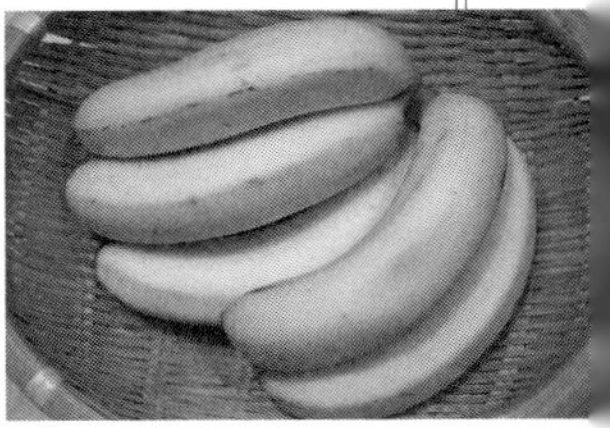

バナナは世界で最も古い栽培植物のひとつで、わが国では古くは芭蕉《ばしょう》と呼ばれましたが、実を食するものは実芭蕉とも呼ばれて、食用果実として非常に重要です。ブドウ糖や果糖など、消化吸収されやすい糖質を多く含み、消化が良くて即エネルギーになるため、病人や運動時のエネルギー源として最適です。

東南アジア諸国を訪れると、実にさまざまなバナナが店頭に山積みにされているのを見かけます。世界で生産されるバナナの約4分の3はデザート用、約4分の1が調理用です。アフリカ諸国には、主食として食べて、摂取カロリーのうち半分をバナナに依存する地域もあります。

松尾芭蕉が俳名を「芭蕉」にしたのは門人の李下から芭蕉の株を贈られ、大いに茂ったことに因《ちな》みます。

主な薬効

果肉：整腸、滋養、がん・動脈硬化の予防

旬・採取時期

通年で購入できます。

特徴と来歴

熱帯アジア、マレーシアなどを原産地とするバショウ科の多年生植物で、果実を食用とする品種群の総称です。バナナ（甘蕉、実芭蕉）の栽培の歴史はパプア・ニューギニアから始まったと考えられています。「バナナの木」といわれるように高さ数mになりますが、実際には草本であり、その意味では正確には果物ではなく野菜（果菜）に分類されます。

数多くの栽培品種がありますが、現在、わが国のスーパーなどで一般に売られているのは、世界で生産されるバナナのほぼ半数を占めるキャベンディッシュ種で、主にフィリピンから輸入されます。太さを保ちつつ長さもある大型のバナナで、皮は厚くきれいな黄色になります。

わが国に台湾バナナが初めて輸入された20世紀初頭は、一般人が入手できない高価な希少品でしたが、1963年にバナナ輸入が自由化され、フィリピン産バナナが台頭するなどして安価な普及品へと変化してきました。

国内では南九州、沖縄県を中心に栽培されていますが、最近、岡山県の農業法人が凍結解凍覚醒法（種子などを凍結解凍することで耐寒性に優れた個体を作る方法）で栽培した「もんげーバナナ」が販売されています。

バナナの葉は調理器具や食器として用いられ、また、熱帯地方では簡易な家屋の屋根を葺《ふ》く材料としても使用されます。沖縄では、芭蕉布がバショウ科のイトバショウの葉の繊維で織られています。

成分と薬効・利用法

可食部（果肉）には、炭水化物のフラクトオリゴ糖、ビタミンのナイアシン、ビタミンB_6、ミネラルのカリウム、マグネシウム、リン、食物繊維などを含みます。フラクトオリゴ糖は腸内環境を整えて便通を整え、がんや動脈硬化の予防に有効です。高血圧を予防するカリウム、精神を安定させるセロトニンやノルアドレナリンなども豊富です。

『本草綱目拾遺《ほんぞうこうもくしゃい》』にバナナの果実は「香蕉《こうしょう》」と収載され、性味は甘、寒で、熱を除き、腸を潤し、解毒する効能があるので、熱病による煩渇、便秘、痔血を治すために生食するかよく煮て食べます。特に、痔血の治療には皮ごと煮て食べます。果皮や根茎も薬用になり、根茎をつき潰した汁は産後の血行不良による腫れものに服用します。果皮には抗菌作用があります。

民間では、病後食や日頃の滋養食として食べますが、がんや動脈硬化の予防も期待できます。胃弱の人は多食すると胃腸障害を起こす場合があります。

食べ方・一口メモ

全体に黄色くなり、表面に褐色の斑点（シュガーポット）が出ると食べ頃です。牛乳と一緒に摂ると、免疫力が高まり、血圧降下作用もアップします。

低温に弱いので、冷蔵庫には入れず常温で保存します。

ホットバナナ A

効能 温めることで腸の働きを活性化

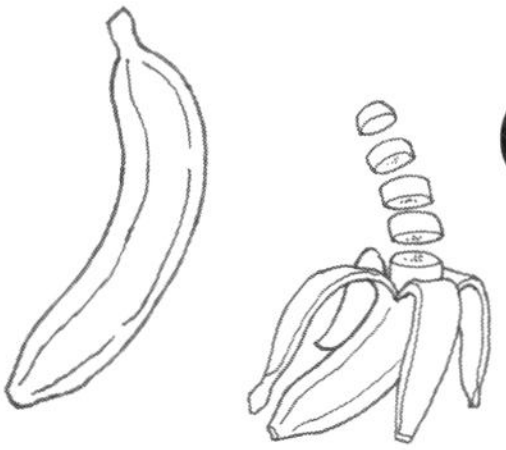

❶バナナの皮をむいて、中身を一口大に切る

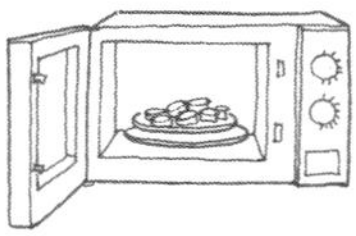

❷600W 電子レンジで約 40 秒温める

ホットバナナ B

①バナナの皮をむいて、中身を一口大に切る

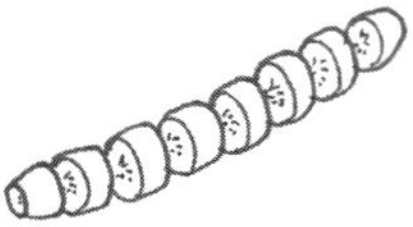

②フライパンに少量の油を熱して炒める

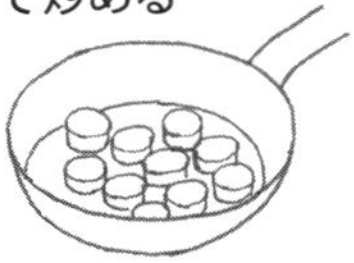

③焦げ色がついたらでき上がり

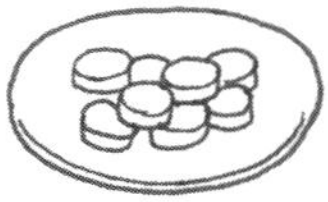

揚げバナナ

効能 咳嗽、少痰、咽乾

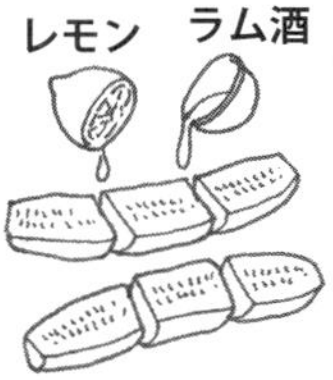

❶バナナは 3 等分に切り、縦に割り、ラム酒、レモン汁をかけておく

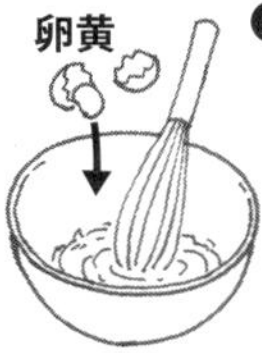

❷◎をボウルに入れて混ぜ、20 分間蒸して、さらによく混ぜると、カスタードソースができる

❸❶に❷をはさむ

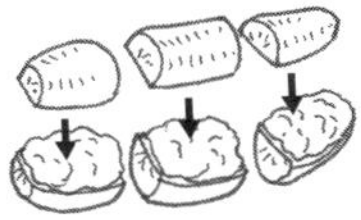

❹卵白を泡立て、水溶き片栗粉を入れ、衣を作る

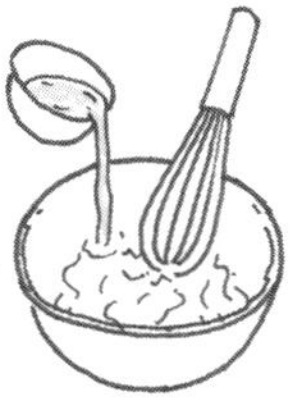

❺❸に片栗粉をまぶして、❹をつける

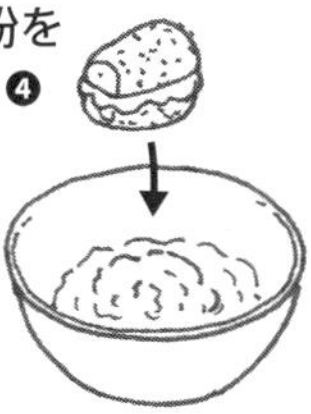

❻150℃の油で、白く泡が消えないように揚げる

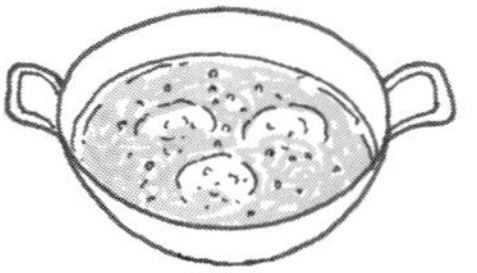

❼シナモンとグラニュー糖を混ぜ、シナモンシュガーを作り、添える

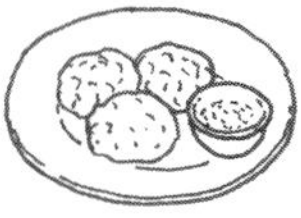

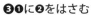

材料（4 人分）
バナナ…2 本
ラム酒…15 mℓ
レモン汁…15 mℓ
卵白…60 g
片栗粉…36 g
片栗粉（まぶし用）…15g
揚げ油…適量
シナモン…5 g
グラニュー糖…10 g
◎卵黄（1 個）…25 g
◎砂糖…25 g
◎バター…15 g
◎強力粉…9 g
◎コンスターチ…9 g
◎無糖練乳…30 g
◎加糖練乳…50 g

39 ヒジキ

海が生んだ最高の必須栄養食品

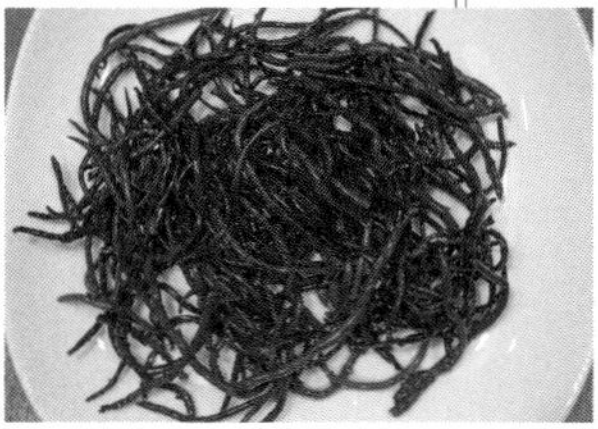

ヒジキは、縄文時代の貝塚から出土し、弥生時代においても塩分補給源として利用していたことから、コンブやワカメと並んで日本人が古くから食べてきた海藻と考えられています。

奈良時代から平安時代になると、神饌《しんせん》（神様への供物）として供えられるようになり、現在でも伊勢神宮では供されているそうです。貴族や祭事などに用いられていた高級食材でしたが、江戸時代になると一般庶民にも広く食べられるようになりました。『本朝食《ほんちょうしょっ》鑑《かん》』によると、漢字で「鹿尾菜」と書くのは、形状が黒くて短い鹿の尻尾に似ているからだそうです。料理書『寛永料理物語』からは、ヒジキは煮物、和え物と、現在と同じように利用されていたことがわかります。

わが国では古くから「ひじきを食べると長生きする」と言われており、敬老の日に因んで9月15日は「ひじきの日」となっています。

主な薬効

藻体：貧血予防、血行改善、精神安定、骨粗しょう症予防、肥満防止、便秘改善

旬・採取時期

通年、一般に干しヒジキとして流通しています。

特徴と来歴

ヒジキ（鹿尾菜）は、褐藻類ホンダワラ科ホンダワラ属の海藻の一種で、北海道から沖縄までの波の荒い海岸近くの岩場の潮間帯付近に繁茂し、春から初夏に胞子嚢を付けて成熟します。朝鮮半島および中国南部にも分布し、国内で流通する食用ヒジキの約90%は中国、韓国からの輸入品です。

ヒジキは、通常3月から5月の大潮の干潮時に、漁師や海女が磯に出て鎌などで刈り取って収穫します。

主に食材として利用され、細長い茎の部分と葉や芽

のように出ている部分を分離して製品化されることが多く、渋味が多いので干ヒジキとして販売されています。生ヒジキは乾燥品を蒸したものです。

成分と薬効・利用法

鉄分をはじめとしたミネラルや食物繊維が豊富に含まれ、最高の必須栄養食品と言われています。カルシウムの含有量は海藻類でも一番で、カリウム、マグネシウムも多く含まれます。豊富な鉄分は、鉄欠乏性貧血の改善によく、吸収率を高めるビタミンCを含む食材と組み合わせて食べると効果的です。カルシウムは神経の興奮を鎮める作用があるので、精神安定や骨粗しょう症の予防にもよく、ビタミンDを含む食材とあわせて食べるとより効果的です。カルシウムとともに血液・リンパ液などの循環を正常に保つマグネシウムも含まれますから、血行不良による肩こり、腰痛の緩和にも役立ちます。海藻類に多く含まれているヨウ素は甲状腺ホルモンの原料となり、三大栄養素の代謝を高める働きもあるので、血行促進とあわせて肌や髪、爪を健康な状態に保ち、冷え性（症）の改善にも有効と考えられています。豊富な食物繊維には、便秘の改善や糖尿病予防も期待されます。

微量に含まれるフコキサンチンは脂肪燃焼効果があることが解明されており、今後その利用が期待されています。

ヒジキは生きている間は茶色や褐色ですが、加工するにつれて真っ黒になります。食品成分表２０１８（七訂）では、鉄釜の煮乾法の干しヒジキの鉄分含量は１００g当たり58・２gに対して、ステンレス釜製では６・２㎎となっています。鉄分補給にヒジキを食べる場合は鉄釜製法の品を選ぶのがよいでしょう。なお、無機ヒ素の含量が問題となっていますが、通常食べる量ではさほど心配する必要はありません。

食べ方・一口メモ

干しヒジキの料理は、水で戻してからしょう油、砂糖などで煮て食べる「ヒジキの五目煮」が一般的です。近年は、ヒジキご飯の他に、レンコンやダイズ、シメジなどを加えた煮物、サラダ、酢の物、天ぷらなどと幅広い料理に利用されています。

ヒジキとチーズのサラダ

効能 むし歯予防

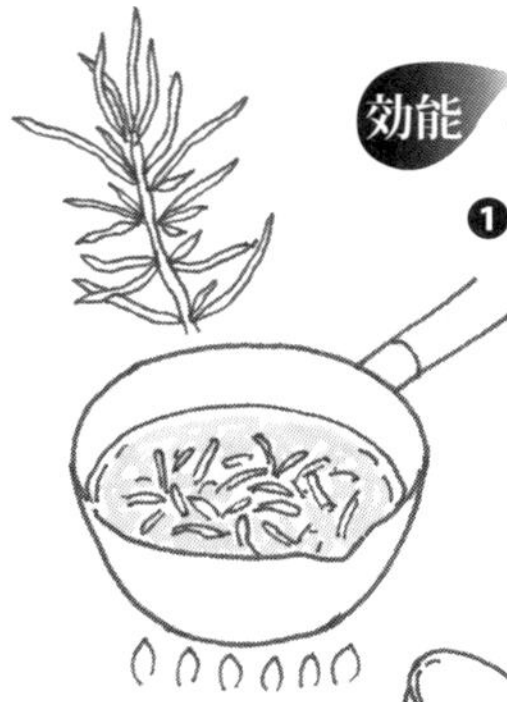

❶ヒジキは鍋に入れ、たっぷりの水を注いで火にかける。煮立ったらザルに取り、水洗いしてよく水気をきる

❷長ネギは3㎝長さのせん切りにし、軽くもみ洗いして固く絞る。チーズは半分に切ってから1㎝幅の短冊に切る

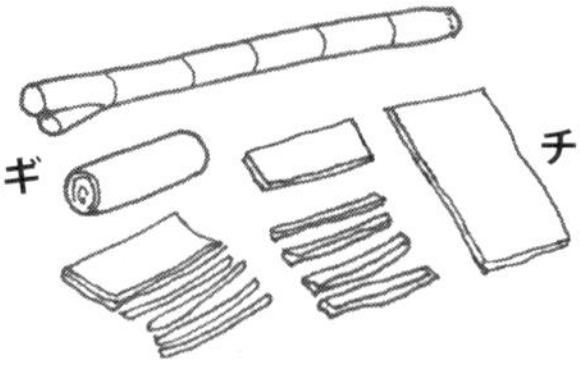

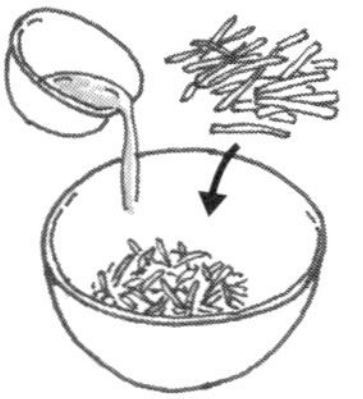

❸◎をよく混ぜて❶、❷をあえる。器に盛り、炒りゴマをふって万能ネギをのせる

材料（2人分）
ヒジキ（乾燥）…10g
長ネギ…10㎝
スライスチーズ…1枚
◎水…カップ1/2
◎酢…大さじ1
◎ゴマ油…小さじ1
◎ダシの素…小さじ1
◎しょう油…小さじ1
炒り白ゴマ…少々
万能ネギの小口切り…適量

ヒジキとサケの中骨缶の白あえ

効能 骨粗しょう症、変形性膝関節症を治す・防ぐ

①ヒジキは熱湯でサッと茹で、よく洗って水気を切る。◎を加え、強火で4~5分煮てザルにとり冷ます

②サケの中骨缶の缶汁は切り、中骨は細かく砕く

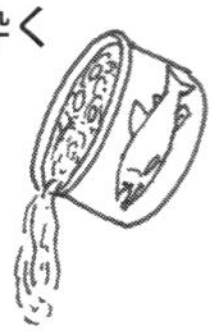

③豆腐はキッチンペーパーで二重に包んで大きめの耐熱容器に入れる。水カップ1を入れた耐熱ボウルをのせて重石にし、電子レンジで3分加熱

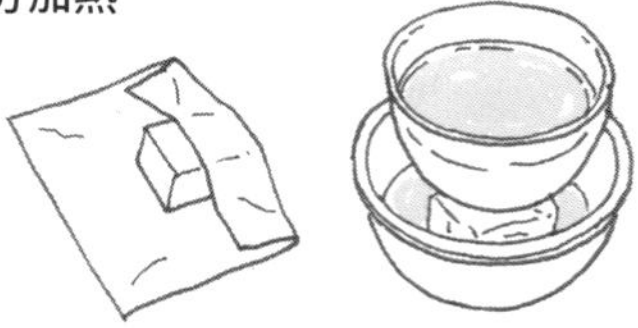

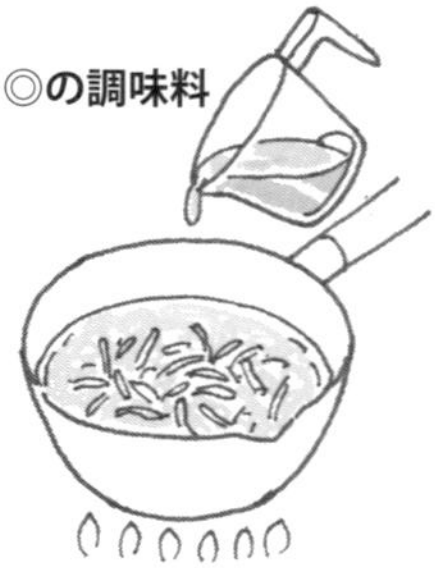

④③を裏濾しして▶を混ぜ、①と②をあえる

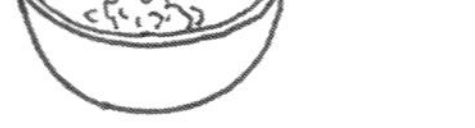

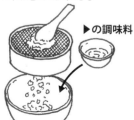

材料（2人分）
ヒジキ（乾燥）…10g
◎ダシ汁…カップ2/3
◎砂糖・しょう油・酒…各大さじ1
サケの中骨缶…小1缶（90g）
木綿豆腐…150g
▶練り白ゴマ…大さじ1
▶砂糖…大さじ1 1/2
▶塩…少々
▶ゴマ油…小さじ1/2

40 ビワ

実も葉も薬となる薬王樹

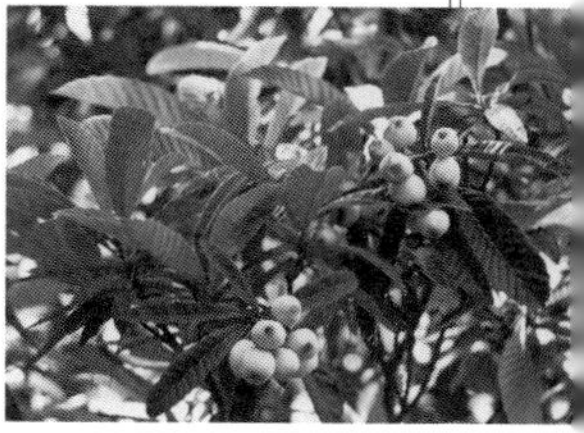

ビワ（枇杷）の葉の薬効は昔から知られ、江戸時代には枇杷葉湯が盛んに飲まれていました。のどの渇きを癒す清涼飲料で、暑気払いの妙薬として日射病のめまいや下痢に効くとされました。京都烏丸を発祥として全国に広まり、市中で売り歩く声は夏の風物詩となり、江戸川柳にも「枇杷と桃　葉ばかりながら　暑気払い」があります。清涼感は、アミグダリンの分解で生じたベンズアルデヒドによるものです。

ビワの葉を用いた現代の夏バテ（熱中症）対策としては、生葉3枚を500㎖の水に入れ、弱火で20～30分煮出して葉を取り出し、冷蔵庫でよく冷やせば爽やかな飲料になり、麦茶代わりに飲むとよいでしょう。

ビワは薬王樹といって薬にするため、昔は寺に植えられていました。屋敷内に植えると病人が絶えないという俗説は全くの迷信です。

主な薬効

果実：疲労回復、食欲増進

葉：咳止め、暑気あたり、胃腸病、あせも、打ち身、捻挫、神経痛、腰痛、肩こり

旬・採取時期

旬は初夏5～6月ですが、ハウス栽培が進んで、1月頃にはハウス物の早生種が出回り始めます。葉は9月上旬に採取し、天日干しします。生の葉は必要時に採取して毛を取り除いて洗い、薬酒などに用います。

特徴と来歴

中国原産といわれ、果樹として各地で栽培されるバラ科の常緑小高木で、関東以西の石灰岩地帯には野生化したものが見られますが、多くは食べた種子が発芽して成長したものです。樹高約10m、葉は互生し、長さ20㎝ほどの長楕円形で厚く革質で表面は光沢があり、裏面には淡褐色の毛が密生します。10～11月頃、枝先

に円錐花序をつけ、芳香のある黄白色の花を多数咲かせます。翌年の夏に実る果実は径4〜5㎝の倒卵形で、中に3〜5個の種子があり、初夏に橙色に熟し食用とされます。

成分と薬効・利用法

果実はβ-カロテン、β-クリプトキサンチン、食物繊維、カリウムなどのミネラル、ビタミン類などを含み、葉にはトリテルペノイドのウルソール酸やマスリン酸、そしてアミグダリンなどを含みます。

葉（枇杷葉《びわよう》）の性味は苦、平、無毒で、鎮咳・去痰・健胃・止血作用があり、漢方では食中毒、下痢、腎臓病、腹痛などに用います。新鮮で青みを帯び、ブラシなどを用いて葉の裏面の毛を除いたものが良品で、ときに短冊状に切裁します。

民間療法では、下痢、咳に乾燥させた葉20gを1日量として500〜600㎖の水で半量まで煎じ、滓を取り除いて3回に分けて食間に服用します。枇杷茶として用いるのもよく、暑気あたりや食欲不振の改善や疲労回復、糖尿病にも効果があります。

あせも、湿疹、皮膚炎には、乾燥した葉3枚をちぎり、水500㎖で煮出した液で患部を洗うか、または布袋に詰めて浴槽に入れてから沸かして入浴します。

生葉30枚を裏の細毛を取り除いてから洗って水気を取り、1㎝ほどに刻み、ホワイトリカーを葉が浸る程度に入れて2〜3週間置いて濾してできるビワ酒を関節痛、筋肉痛、慢性鼻炎、慢性の喘息などに服用するとよく、また食前酒として盃1杯（30㎖）ほどを服用すれば食欲が増します。打ち身、ねんざにはビワ酒を脱脂綿に浸して患部を冷湿布するとよいでしょう。

新鮮な葉を採取し、裏の細毛を落とし、神経痛、腰痛、肩こりなど、痛みのある患部の上に厚く敷き詰め、上からカイロなどで温めると痛みを軽減できます（ビワの葉温灸）。

食べ方・一口メモ

果実は生食します。ビワの種子にはアミグダリンが含まれますので、むやみやたらに食べることのないようにしてください。

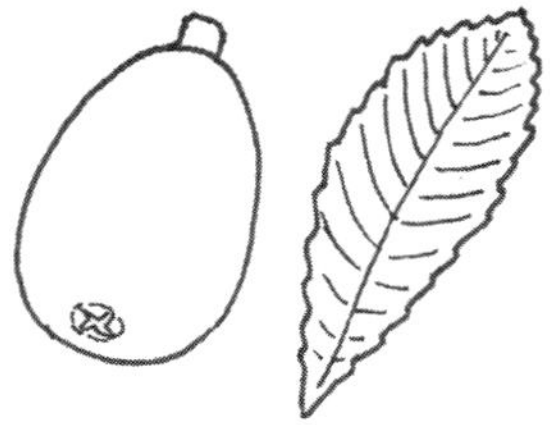

◉夏バテ（熱中症）対策としては、生葉 3 枚を 500 mℓの水に入れ、弱火で20~30分煮出して葉を取り出し、冷蔵庫でよく冷やせば爽やかな飲料になり、麦茶代わりに飲むとよい

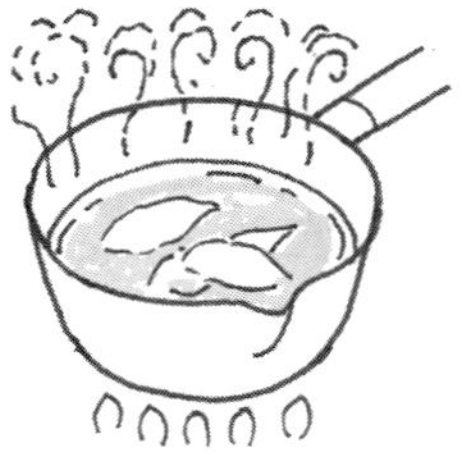

◉下痢、咳には、乾燥させた葉 20 g を 1 日量として500~600 mℓの水で半量まで煎じ、滓を取り除いて3回に分けて食間に服用する。ビワ茶として用いるのもよく、暑気あたりや食欲不振の改善や疲労回復、糖尿病にも効果がある

ビワ酒

◉生葉30枚を裏の細毛を取り除いてから洗って水気を取り、1㎝ほどに刻み、ホワイトリカー1.8 ℓを葉が浸る程度に入れて2~3 週間置いて濾してできるビワ酒を関節痛、筋肉痛、慢性鼻炎、慢性の喘息などに服用するとよい。また食前酒として盃 1 杯（30 mℓ）ほどを服用すれば食欲が増す。打ち身、捻挫にはビワ酒を脱脂綿に浸して患部を冷湿布するとよい

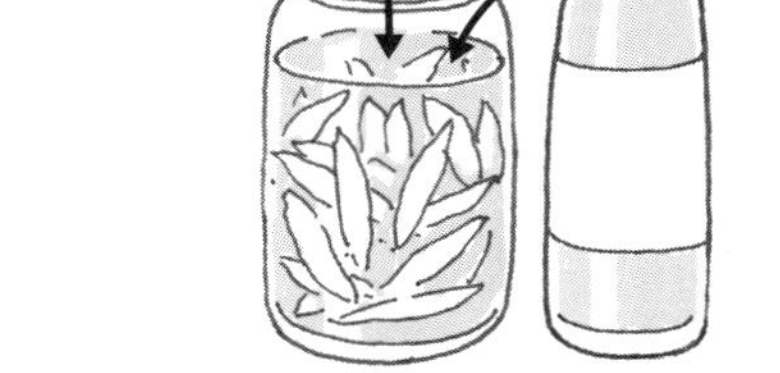

◉あせも、湿疹、皮膚炎には、乾燥した葉 3 枚をちぎり、水 500 mℓで煮出した液で患部を洗うか、または布袋に詰めて浴槽に入れてから沸かして入浴する

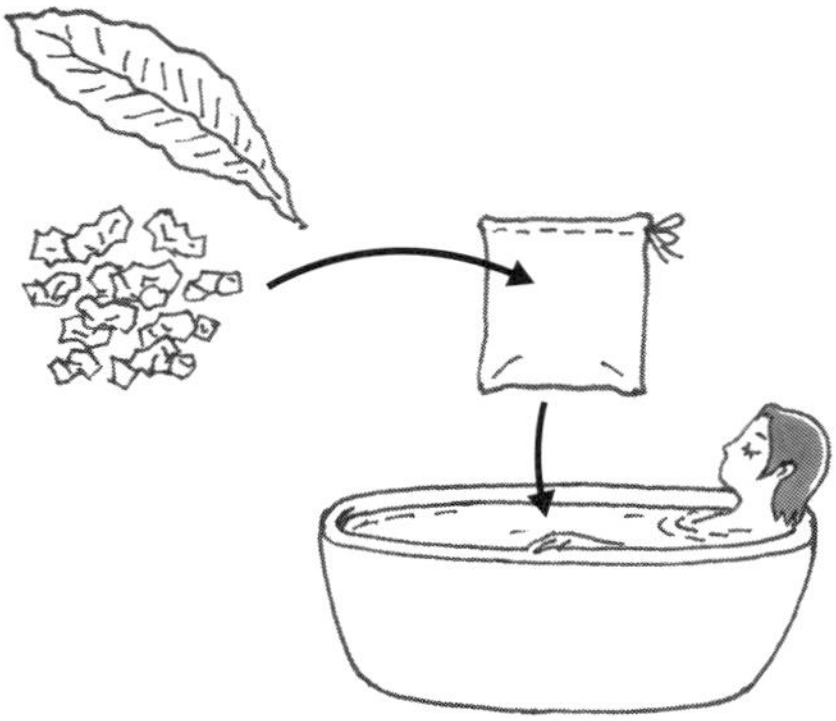

◉新鮮な葉を採取し、裏の細毛を落とし、神経痛、腰痛、肩こりなど、痛みのある患部の上に厚く敷き詰め、上からカイロなどで温めると痛みを軽減できる（ビワの葉温灸）

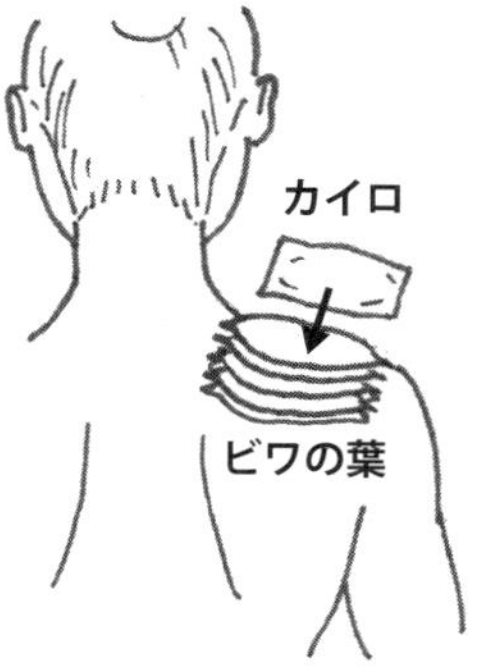

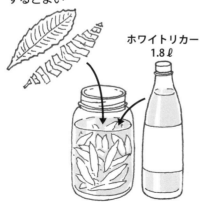

41 ブドウ

古代文明に培われた多彩な果実

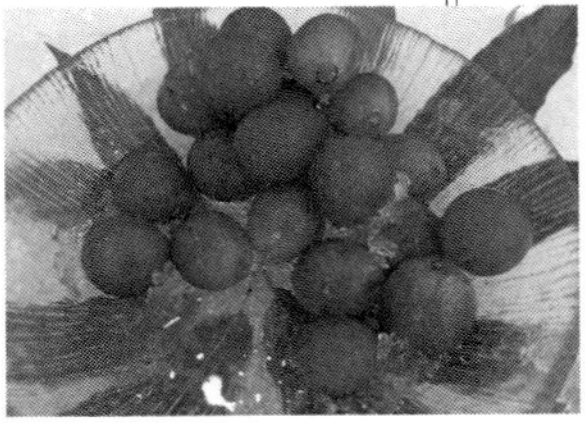

旬・採取時期

品種や産地によって収穫時期がずれますが、品質的に安定しておいしい食べ頃の旬は8～10月初旬です。

特徴と来歴

アジア西部地方原産で、世界に広く栽培されるブドウ科の落葉つる性低木で、わが国へは奈良時代にシルクロードを経て中国から伝わったとされています。温帯の農作物で、花期は初夏、新しい枝の葉に対生して円すい花序を出し、黄緑色の小さな花が集合してつきます。液果は房状で、垂れ下がり、球形で果汁が多い果物で、多数の品種があります。

栽培化の歴史は古く、紀元前３０００年頃には原産地のコーカサス地方やカスピ海沿岸ですでに栽培が始まったらしく、壁画などにその様子が示されています。また、ワインの醸造も始まり、メソポタミア文明や古代エジプトにおいてもワインは珍重されていました。

わが国での栽培の歴史は、鎌倉時代初期に甲斐国勝沼（現在の山梨県甲州市）で中国から輸入された東アジア系ヨーロッパブドウが自生化した甲州種の栽培が

ブドウという呼び名は、葡萄の字音からですが、葡萄は蒲桃に由来し、さらに蒲桃は大宛国（フェルガナ）、今のウズベキスタンのフェルガナ語にあったBudawに基づく音訳字といわれています。

イタリアには古くから「良いワインは良い血を作る」ということわざがあります。ワインが健康に良いという意味ですが、アルコールとともに原料のブドウに含まれているポリフェノールの効用によるところが大きいのでしょう。

主な薬効

果実（葡萄）：食欲増進、低血圧予防、不眠症、冷え性（症）、疲労回復、がん・動脈硬化の予防、老化防止

種子：アンチエイジング

始められ、明治時代に入ると欧米から新品種が次々と導入されるようになりました。かつてはデラウェアが主流でしたが、新品種の開発によって栽培品種も変化して、現在、わが国で最も栽培されているのは巨峰、ピオーネ、シャインマスカットなどの品種です。

山野に見られる野生の**ヤマブドウ**や**エビズル**の果実も食べられ、また薬用になります。ヤマブドウの果実は、ブドウ酒、ジャムなどとするほか利尿、瀉下に、エビズルの果実は、止渇、利尿に用いられます。

成分と薬効・利用法

果汁には水分87％を含むほか、転化糖、ビタミンB_1・C、酒石酸、カリウム、カルシウム、ロイシン、チロシン、レシチン、ケルセチン、ホウ酸などを含みます。果皮にはシアニジン、デルフィニジンなどのポリフェノール、種子にはプロアントシアニジン、リノール酸、ステアリン酸などが含まれます。

果実は、生食されるほか、乾燥させてレーズンに、また、ワインやブランデーなどのアルコール飲料、ジュース、ジャム、ゼリーなどの原料となります。世界的にはワイン原料としての利用が主で、ワインを原料とした酢（ワインビネガー）も製造されています。

果実は、食欲減退、低血圧、不眠症、冷え性（症）などに効果があります。また、赤ワインは興奮性飲料として諸種の衰弱や虚弱症に用い、白ワインは飲料のほか製剤原料となります。

主成分のブドウ糖、果糖は疲労回復に効果があり、また直接脳の栄養源となり、集中力を高める効果があります。アントシアニン類には強い抗酸化作用があり、がんや動脈硬化予防、視力回復の効果があります。ブドウ特有のポリフェノールのレスベラトロールには、老化防止作用や食物アレルギーの発症を抑える効果があります。種子は健康食品などの原料となります。

食べ方・一口メモ

ポリフェノールを効率よく摂るには皮ごと食べるのがお勧めです。レーズンにはカルシウムも豊富です。わが国におけるブドウ酒の起源は、ヤマブドウを醸造したことに始まるといわれています。

ブドウの皮で自家製酵母ジュース

効能 便秘解消、美肌、ダイエット

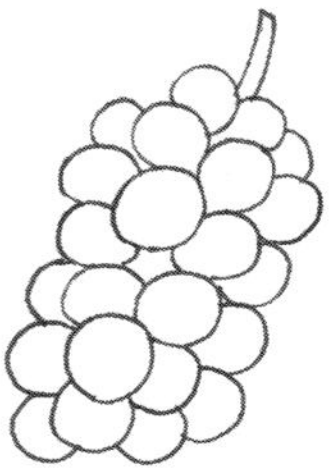

材料
巨峰の皮、種…100g くらい
砂糖…大さじ 1
湯冷まし…300 ccくらい

❶びんを煮沸消毒する

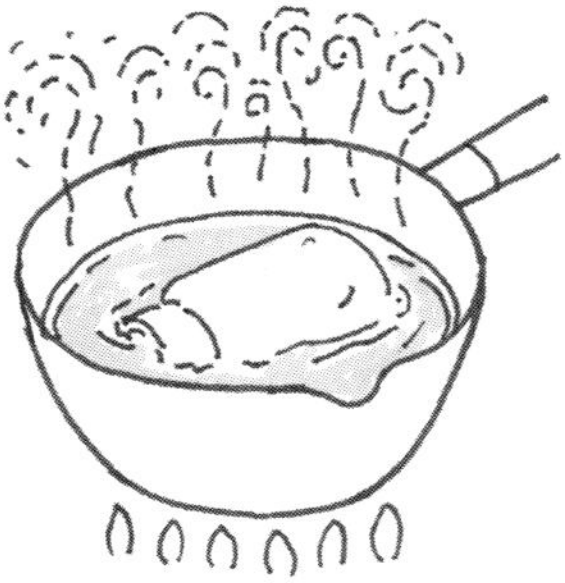

❷びんに、ブドウの皮、種、砂糖、湯冷ましを入れる

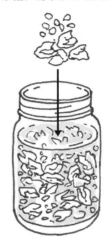

❸1日2回くらいふたを開けて空気を入れ、振る

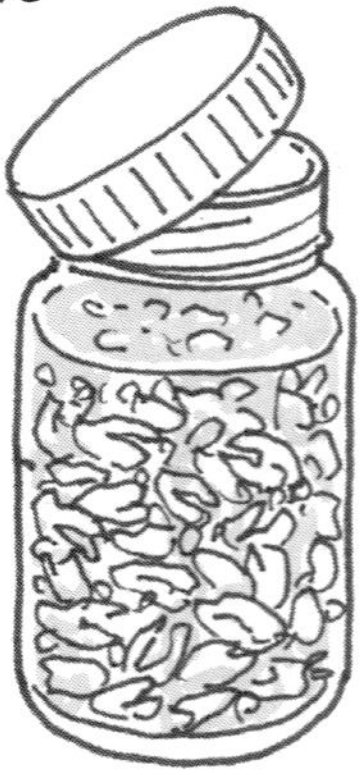

❹空気を入れながら4日目くらいになると、だいぶ泡が立ってくる。そうなれば、でき上がり

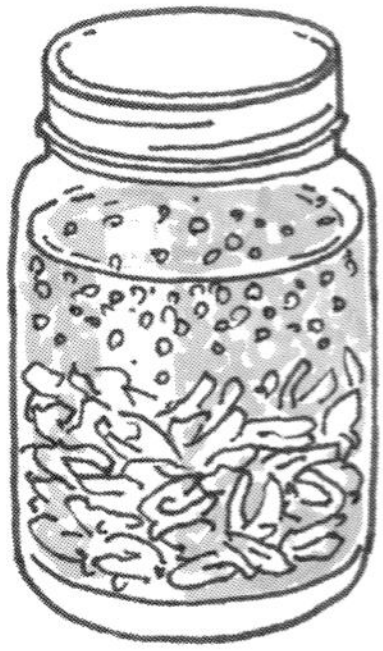

❺布などで濾して原液にする

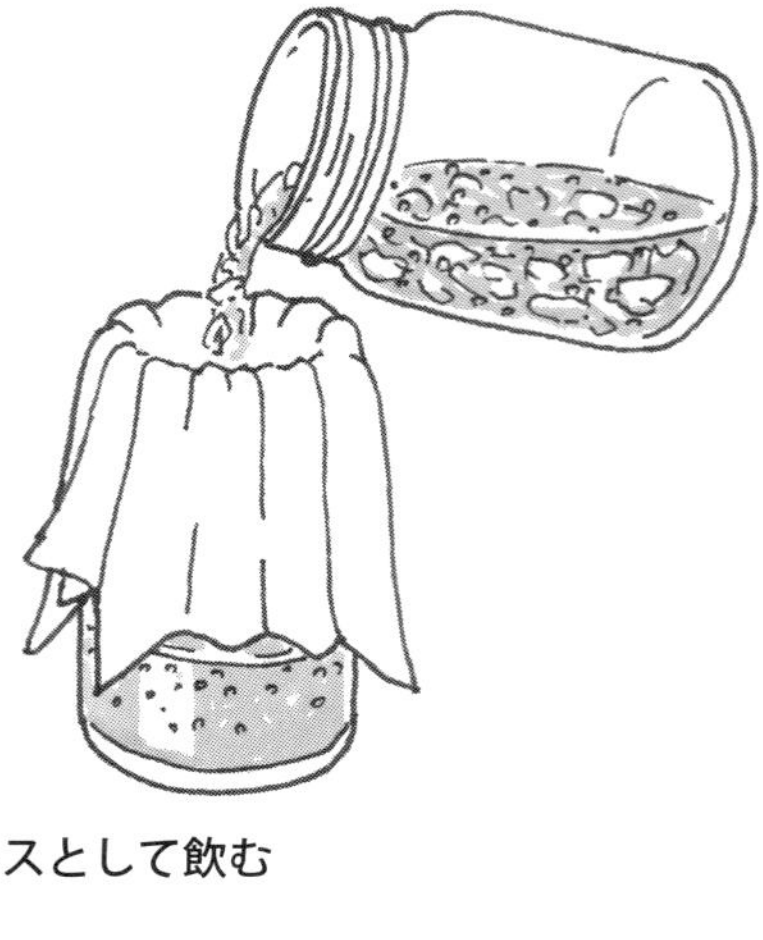

❻炭酸水などで割ってジュースとして飲む

42 ブルーベリー

ジャムを食べたら薄闇で敵機が見えた

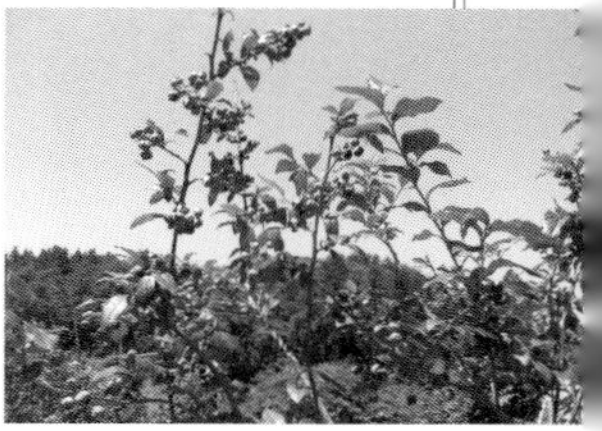

四阿山《あずまやさん》に登った折、登山路の足元にクロマメノキの実を見つけて食べました。コケモモが薬となることを学んでいましたので、疲れた体にはとってもおいしくて新鮮な味でした。下山してから高山植物図鑑で調べたら、ブルーベリーと同じツツジ科スノキ属の小低木で、日本のベリーともいわれ、地元の人たちは浅間ぶどうと呼んで熟した果実をジャムにしているとのことでした。現在では、わが国の浅間ぶどうは、国立公園内（浅間山）での採取が禁止となっています。

北欧諸国の森林で一般的な植物のビルベリーは同じ仲間で、近所の人たちは森に出かけて摘んで食べたり、持ち帰ってジャムやソースを作ったり、染料などに利用したりしているそうです。

眼科領域での機能性に注目が集まり、研究が始まったのは、第二次世界大戦中にイギリス空軍のパイロットが、ビルベリーのジャムを食べると薄闇の中でも敵機がよく見えると証言したことがきっかけでした。

主な薬効

果実：眼精疲労、視力改善、老人性白内障、老化防止

旬・採取時期

国産では6～8月が旬ですが、輸入物は産地を変えながら通年安定して入荷されています。

特徴と来歴

北米、北欧に分布するツツジ科スノキ属の低木で、夏から秋にかけて径約1㎝の青紫色の果実をつけ、食用となります。大きく次の3品種に分けられます。

・**ハイブッシュブルーベリー**：北アメリカ原産で、主に寒冷地や高冷地で栽培されています。果実が大きいのが特徴です。

・**ラビットアイブルーベリー**：アメリカ東南部原産で、

果実が成熟する途中、ウサギの目のように赤くなることからの名前です。比較的、暖地向きの品種です。

・ビルベリー：北欧からカナダ東部に広く自生する野生種ローブッシュブルーベリーの一種で、栽培されています。わが国では栽培できません。果実は小さく、黒紫色で、酸味が強いものが多いため主に加工用です。アントシアニンを多く含みます。

国内では主にラビットアイ・ハイブッシュ種が栽培され、生産量は長野県が最も多く、次いで茨城県や群馬県、それに東京都、千葉県などが続きます。海外からはアメリカ、ニュージーランドを中心に、チリやオーストラリア、カナダなどから輸入されています。

成分と薬効・利用法

果実は、多くのアントシアニン類、ビタミンE・C、カリウム、マンガン、食物繊維などを含みます。青紫色の色素成分のアントシアニンは、ポリフェノールのひとつで、目の網膜《もうまく》で光の伝達に関与するロドプシンの再合成を促進して、目の疲労を取り、視力を改善する効果があるとされます。また、抗酸化作用があるため、夜盲症の改善、近視や老眼の視力の向上、網膜症や加齢に伴う白内障、黄斑変性症などへの有効性も報告されています。さらに、豊富なビタミンEとともに老化を防止する効果も期待できます。

食用にされるブルーベリーでは、アントシアニンは果皮のみにしか含まれていませんが、ビルベリーでは果肉にも含まれています。欧米ではアントシアニンを25％以上含むビルベリーのみが、眼科領域と循環機能改善の医薬品として認められています。わが国で一般に栽培され、また輸入されて販売されているものは医薬品とはなりません。

食べ方・一口メモ

アントシアニンは熱にも強いので、生食以外にジャムにしてもよいでしょう。水溶性なので脂肪のない食材との組合わせがお勧めです。

葉にもアントシアニンが含まれているため、ハーブティー（ブルーベリー茶）として利用されています。

ブルーベリー茶

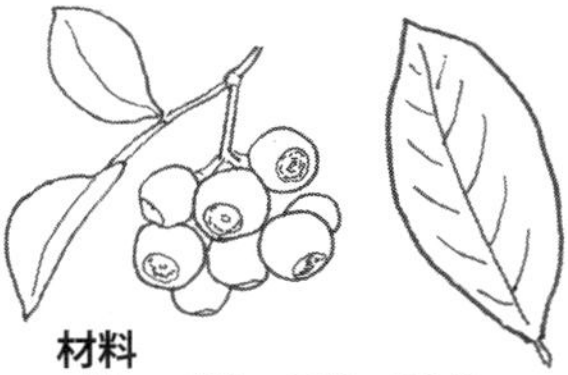

効能 眼精疲労、白内障、生活習慣病・認知症予防

材料
ブルーベリーの葉…20 枚
ブルーベリーの実…2~3 個

❶できるだけ濃い緑色のブルーベリーの葉20枚ほどを、よく水で洗い水気を切る

❷洗ったブルーベリーの葉をラップに包み、電子レンジ（600W）で約 1 分加熱する

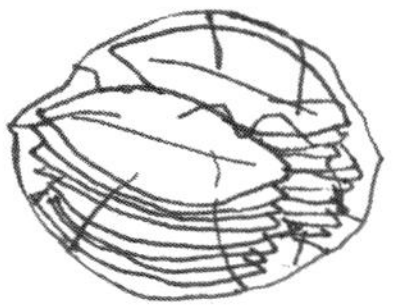

❸フライパンで 2、3分、中火でから炒りし、乾燥させる（焦げないように注意！）

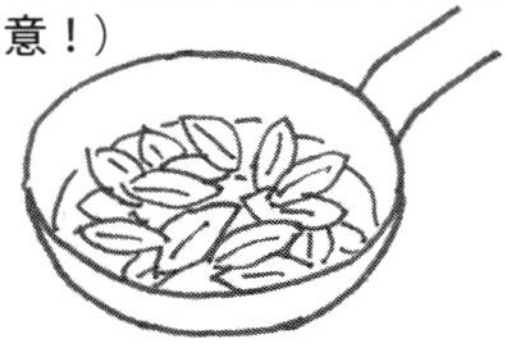

❹葉を細かく砕いておく

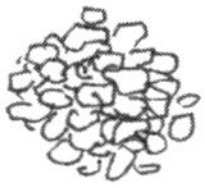

❺お好みでブルーベリーの実も砕いて葉と一緒に煮出す（煮出す時間は 5 分以上）。ブルーベリーの実はお好みで調節する

ブルーベリー酒

材料
ブルーベリー…600g
ホワイトリカー…1.8 ℓ

効能 滋養強壮、眼精疲労

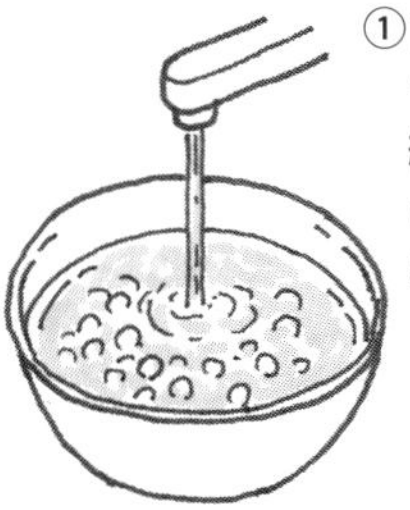

①ブルーベリーはボウルの中で、水を細く流しながら浮かすようにして汚れを洗い流す

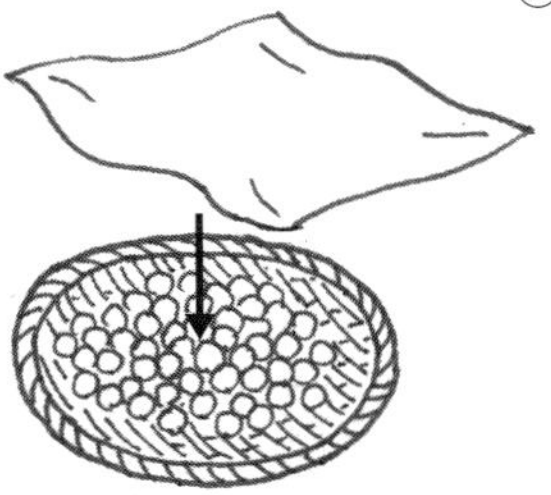

②きれいに洗ったブルーベリーはザルにあげて水気を切り、上から乾いたふきんをかけて、30~40 分ほど自然乾燥する

③密閉ビンにブルーベリー、ホワイトリカーを注ぎ入れる。このとき実が浮いてきても心配はない

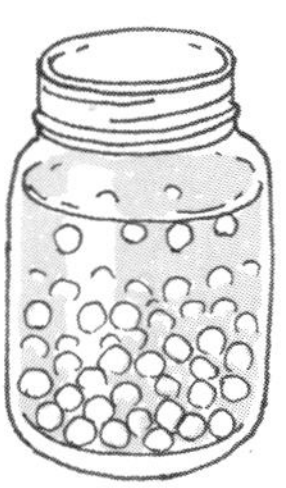

④涼しく暗い場所に置いて約 3 か月で熟成する。濃いワインのような色の仕上がりになる。果実酒として飲む場合は、好みで氷砂糖を入れる。寝る前に盃1杯（30 ㎖）ほどを飲むとよい

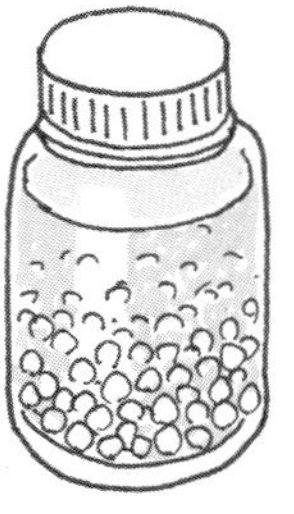

氷砂糖

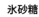

43

ホタテガイ

内臓の健康を守る
貝の王様

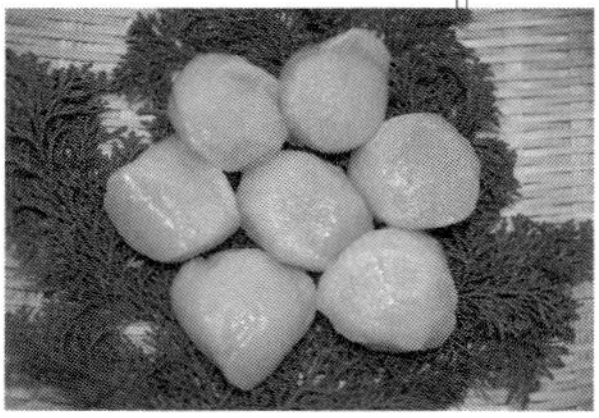

主な薬効

可食部：滋養強壮、動脈硬化予防、視力低下予防

旬・採取時期

旬は11～2月です。通年、市場に出回り、天然物と養殖物で味に大きな違いはないといわれます。

特徴と来歴

ホタテガイ（帆立貝）は、二枚貝綱イタヤガイ科に分類される軟体動物の一種で、世界で約３００種が知られていますが、大型で生産量の多い種は南北高緯度冷水域に分布しています。ホタテあるいはアキタガイともいい、食用としても重要な貝類の一つです。

わが国で食用として生産されているホタテガイの仲間には、ホタテガイ、イタヤガイ、アズマニシキガイ、ヒオウギガイの4種類がありますが、ホタテガイは北方に生息する貝で、最も成長が早く大型になる貝です。北海道、青森県、岩手県、宮城県で養殖され、国内の99％以上が生産されています。その貝柱は乾燥して食用とされ、干貝として輸出もされています。

１８５４年、ペリーが黒船で来航したときに、函館からアメリカへホタテガイを持ち帰り、その後、ラテン語で命名されました。その学名は、「蝦夷産の櫛のある皿」という意味です。ホタテガイの貝殻の表面にある条肋を櫛の歯になぞらえたものです。

和名の由来は、『和漢三才図会《わかんさんさいずえ》』に「口を開いて一の殻は舟の如く、一の殻は帆の如くにし、風にのって走る。故に帆立蛤と名づく」とあり、昔はこの貝が一片を帆のように立てて海中を走るものと考えられていたのでしょう。中国名は、殻の形から海扇、扇貝です。

自然界の動物や植物の生物学的な学名には、その歴史的な背景や命名者の感性が含まれているものが多々あります。

イタヤガイは日本全土に生息しますが、島根県などの一部の地域でしか生産されません。アズマニシキガイも全土に生息していますが、宮城県などの一部の地域でしか生産されません。ヒオウギガイは南方に生息する貝で、紀伊、四国、九州で養殖されています。

成分と薬効・利用法

ホタテガイは甘味とうま味に富み、誰にも好まれる「貝の王様」です。このおいしい貝の味に寄与している成分は主にアミノ酸のグルタミン酸、グリシン、アラニン、アルギニンと核酸関連物質のアデノシン1リン酸です。また、タウリンが牡蠣に次いで豊富です。タウリンはコレステロールを減らし、動脈硬化によって引き起こされる心臓病などを予防するほか、視力低下を防ぐ作用もあります。エネルギーの代謝を促し、健康な皮膚や髪を作るビタミンB_{12}、免疫機能を高める亜鉛なども豊富に含まれています。

貝柱には春から夏にかけてグリコーゲンが大量に蓄積され、うま味をさらに増します。

干し貝柱の性味は鹹、涼で、中医学では、腎に作用して皮膚や髪、内臓の健康を守り滋養強壮に役立つとして重要視され、中華料理や薬膳料理に多用されます。

近年、ホタテガイには制がん作用のある糖タンパク質が含まれていることが明らかになり、この物質は生体の免疫細胞を活性化させる働きを持つとされています。今後の研究によって制がん剤としての実用化が期待されています。

食べ方・一口メモ

殻つきは殻をたたいてすぐに閉じるもの、むき身はツヤや弾力があり、ふっくら盛り上がっているものを選んで食べましょう。貝柱は刺身にして、殻つきのものはそのまま焼いてもおいしいです。ウロ（中腸腺）は食べてもおいしくないうえに、貝毒や重金属が含まれるため、調理の際には取り除きます。ヒモ（外套膜）は、くん製や塩辛などにして食べられます。

バター焼き、グラタンなどさまざまな料理で使用でき、食物繊維の豊富な食材と組み合わせると、タウリンなどの薬効の相乗効果が期待できます。

ホタテ貝柱のワイン蒸し

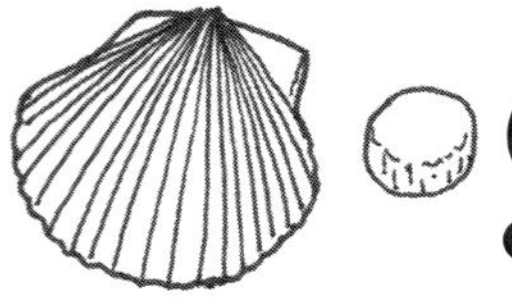

効能 肝臓・腎臓の症状の改善

材料（2 人分）
ホタテ貝柱…6 個
山茱萸（サンシュユ）…8g
セロリ（小）…1 本
ワカメ（乾燥）…2.5g
クコの実…10g
白ワイン…20 cc
塩…少々

❶山茱萸は 1 カップの水を加えて、弱火で半量になるまで煎じる

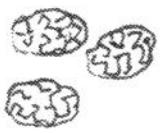

❷ホタテ貝柱は半分にそぎ切りにし、塩・白ワインで蒸し焼きにする

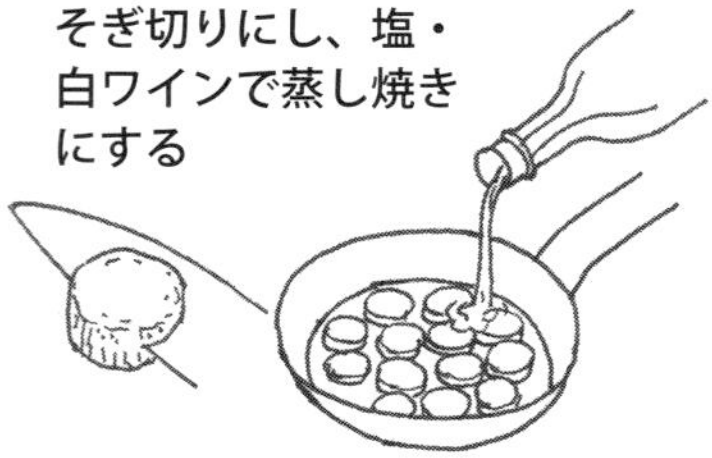

❸セロリは葉と茎に分ける。茎と、水で戻したワカメは 0.5 ㎝くらいに刻む。セロリの葉はサッと茹で、クコの実は水でもどす

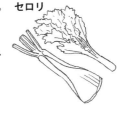

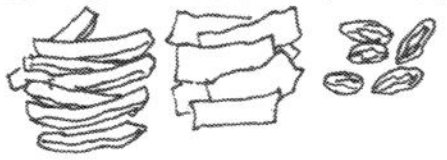

❹❶の煎じ汁と❷の蒸し汁中にセロリの茎とワカメを入れ、サッと火を通す。塩をして、水溶き片栗粉でとろみをつける

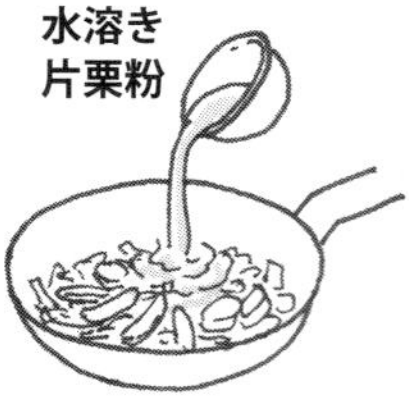

❺ホタテ貝柱を皿に盛り付け❹をかけ、クコの実を散らす

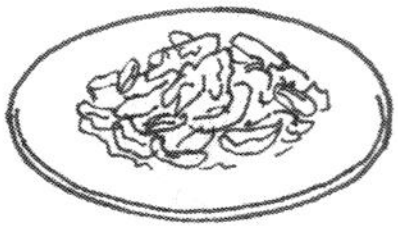

ハクサイとホタテ貝柱のトマトスープ

効能 のどの痛み

①ハクサイの茎はそぎ切りに、葉はざく切りにする。ホタテ貝柱は3~4つにちぎる。トマトは乱切りに

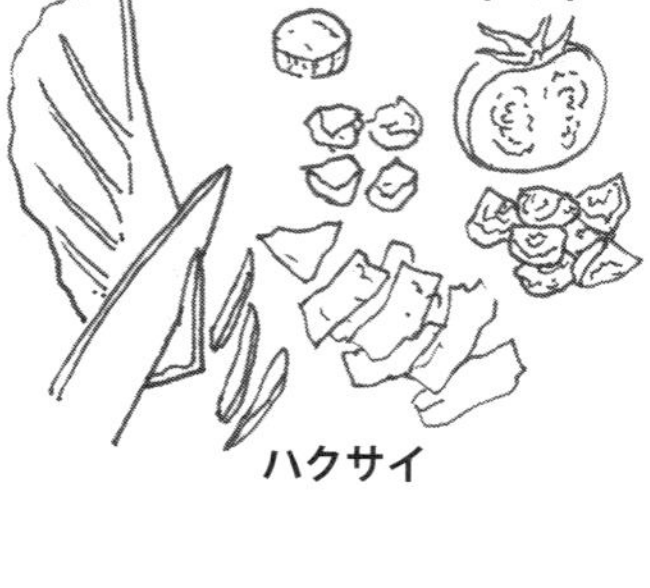

②鍋にスープの素と水カップ 3 を入れて煮立て、ローリエ、塩、コショウを入れる。①を加えて再び煮立て、ふたをして弱火で 15~20 分煮る

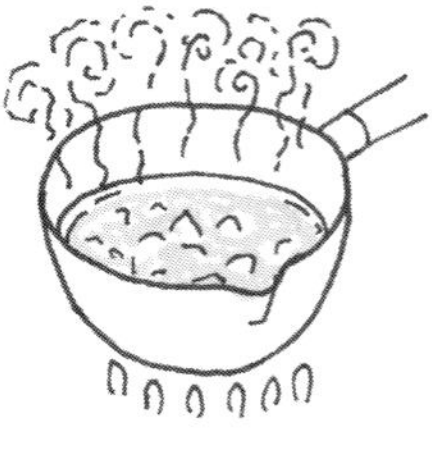

③器に盛り、万能ネギを 1 ㎝長さに切って散らす

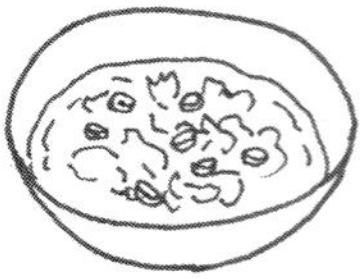

材料（2 人分）
ハクサイ…250g
ホタテ貝柱…120g
トマト…200g
固形スープの素…1/4 個
ローリエ…1/4 枚
塩…小さじ 1/2
コショウ…少々
万能ネギ…少々

44 マイタケ

幻のキノコといわれる野生品

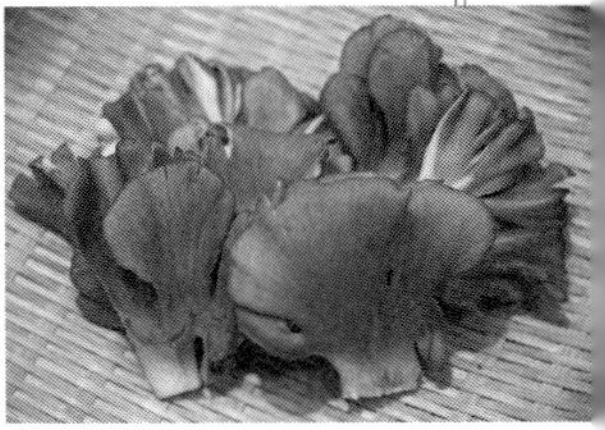

マイタケ（舞茸）は美味なキノコで、和名は、大きく育った野生の子実体の姿が、まるで人びとが集まって群舞しているようであるという説と、見つけた者が舞い踊って喜ぶほどという説に由来します。

『今昔物語集』にキノコを食べて舞い踊った女性たちが、そのキノコを舞茸と呼んだとの記述が見られますが、これはフウセンタケ科のオオワライタケやシロシビンを成分に持つオキナタケ科のワライタケなどの幻覚性キノコであろうと考えられています。

主な薬効

子実体：糖尿病、高血圧、動脈硬化、心筋梗塞、便秘、大腸がんの予防

旬・採取時期

9～11月が旬ですが、通年栽培されています。

特徴と来歴

世界中の暖温帯から温帯北部にかけて分布し、主にナラ、カシ、シイといったブナ科の樹木の根株に寄生するトンビマイタケ科（旧サルノコシカケ科）の木材腐朽菌で、子実体は塊を形成し成長します。直径50㎝以上、重さ10㎏以上にも達する巨大なものも見られます。わが国では9月下旬から10月上旬に宿主樹木の根元に、毎年ではないものの、幾年にもわたって繰り返し発生し、子実体の形状は太い柄から何回も分枝し、その先端にへら状の小型の傘を群生します。

シイタケやエノキタケなどと比較して、マイタケは害菌に対する抵抗性が低く、原木に直接種菌を接種しても菌が蔓延せず、人工栽培は容易ではありませんでしたが、１９７０年代半ば頃に子実体を形成しやすい系統の選抜と原木殺菌後の育成方法の研究が各地で行なわれた結果、人工栽培方法が確立されました。最初に栽培が行なわれた頃は、ミズナラ、コナラなどの原

木栽培で生産されましたが、１９９０年代頃から広葉樹のおが屑を原料とした「袋栽培」「びん栽培」と呼ばれる菌床栽培が普及して、安価なマイタケが広く流通しています。菌床栽培品は天然採取品と比べると歯切れや風味に乏しいですが、原木栽培品の食味は天然採取品に匹敵します。

　野生のものはごく少量で、その希少性から高価で「幻のキノコ」といわれ、マツタケと同等かそれ以上に珍重されています。中国では灰樹花、台湾では舞菇《まいこ》と呼ばれています。

成分と薬効・利用法

　子実体にさまざまな多糖類、レクチン、アミノ酸、有機酸、エルゴステロール、食物繊維などを含みます。さらにナイアシン、ビタミンD、ビオチンなどのビタミン類、カリウム、リン、亜鉛などのミネラルを多く含みます。

　食物繊維を構成する多糖類のβ-グルカンやマイタケDフラクションは、身体の免疫力を高めて抗腫瘍効果を示し、また血糖値降下作用、抗酸化作用などが認められ、糖尿病、高血圧、動脈硬化、心筋梗塞、便秘、大腸がんなどの予防効果が期待できます。

　β-グルカンは加熱しても効能・効果に変わりはないので、子実体の生鮮品や乾燥品が食品として利用されるほか、乾燥末や抽出エキス、多糖体画分などが免疫力強化を目的として健康食品素材に使われています。

　かつてはマイタケと同属でしたが、今日では別属に分類されている菌に**チョレイマイタケ**があります。地下に硬い菌核を形成し、マイタケ型の子実体を生じます。この菌核は猪苓《ちょれい》と呼ばれ、日本薬局方に収録されている漢方薬の重要な生薬です。『本草集注』には豚の糞に似ているのでこの名があると記されています。

食べ方・一口メモ

　うま味が強く、また歯切れもよく、生食以外はほとんどの調理法でおいしく食べられ、炒め物や鍋物、天ぷら、炊き込みご飯などに利用します。ただ、マイタケプロテアーゼというタンパク質分解酵素を含むので、茶碗蒸しに生のまま用いると固まらなくなります。

マイタケエキスのゼリー

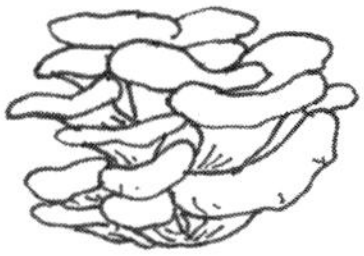

効能 糖尿病、高血圧、動脈硬化、心筋梗塞、便秘、大腸がんの予防

❶小鍋にほぐしたマイタケとコンソメ、蒸発分も考えて 400 ccの水を入れて火にかける

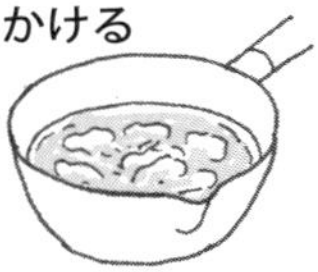

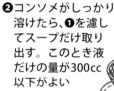

❷コンソメがしっかり溶けたら、❶を濾してスープだけ取り出す。このとき液だけの量が300cc以下がよい

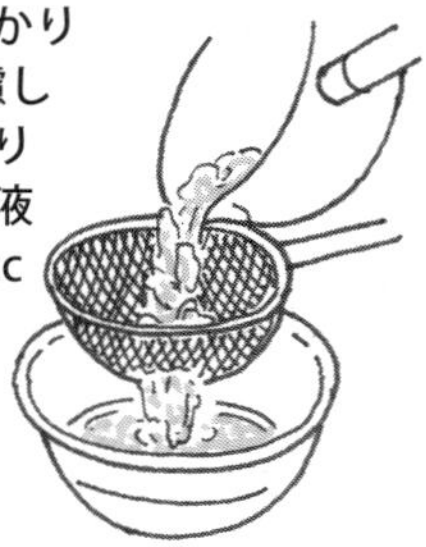

❸粉ゼラチンを大さじ 2の水で溶き、レンジで10秒加熱する。❷に入れてよく溶かす

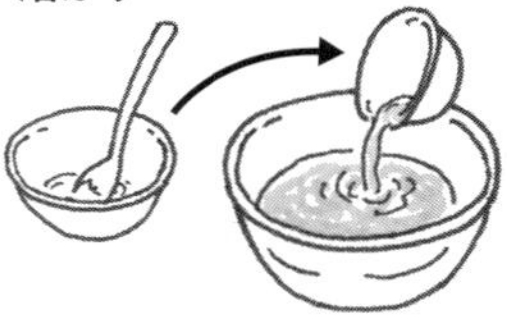

❹グラス 4 つにつぎ分け、冷蔵庫で冷やし固める。そのうちの 1 個だけは、固まったらフォークでひっかきバラバラにしてジュレを作っておく

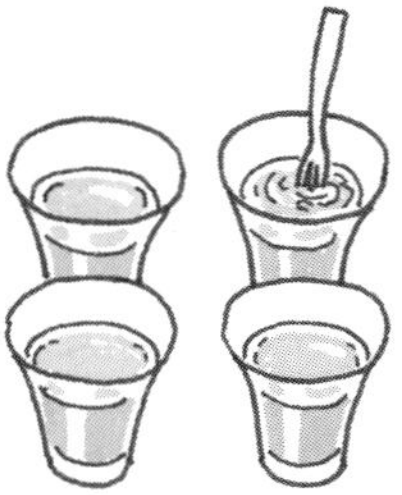

❺固まったゼリーの上に❹で作ったジュレをのせる

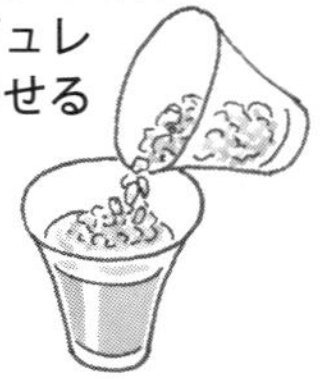

材料（3 人分）
マイタケ…1/2 パック
固形コンソメ…1 個　　水…大さじ 2
水…400 cc
粉ゼラチン…5g

※❷で濾したマイタケは、ヒジキと煮たり、切り干しダイコンと炒めたりと、いろいろに使える

肉を柔らかくするマイタケ

①マイタケを細かく刻む

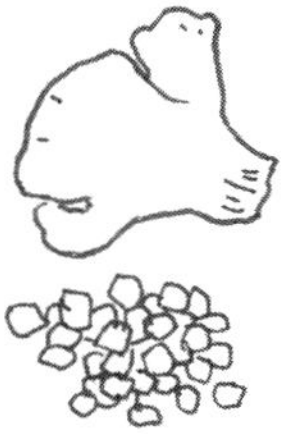

②①と調理する肉をビニール袋などに入れ、よく混ぜ、12 時間ほど寝かせる

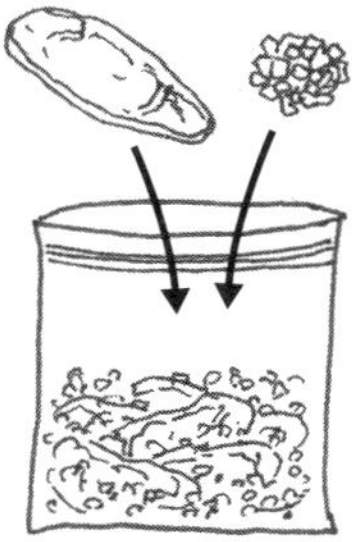

③ビニール袋から肉を取り出し、炒めたり、焼いたりして調理する

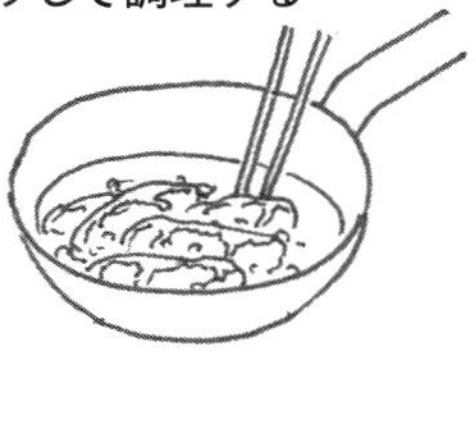

45 ミカン類

風邪を予防する
冬の果物の代表格

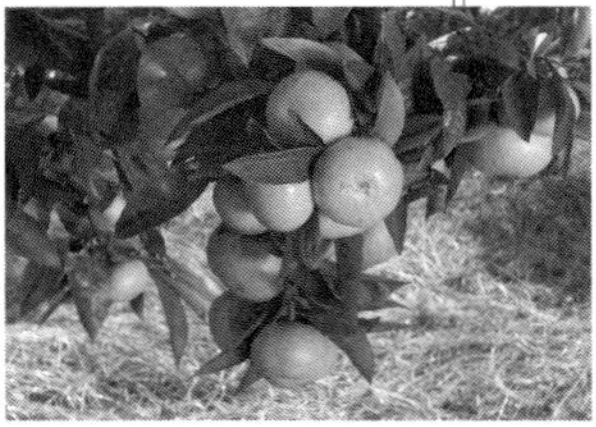

(1) ウンシュウミカン（温州蜜柑）

――偶然の大きな贈り物

わが国の代表的な冬季の果物で、ミカン（蜜柑）といえばこれを指します。家族でこたつに入り、ミカンを食べながらたわいもない話をしたのはいつの日か！

私たちは、ミカン、ユズ、レモン、キンカンなどを総称して柑橘類といっていますが、柑は甘い木の実を意味し、橘《たちばな》は万葉集でミカン類を総称しています。

歴史を遡れば、鹿児島県長島で天台宗の僧侶（遣唐使）のもたらしたものの実生の中から偶然に見出されたといわれ、江戸末期頃から当時の代表種であったキシュウミカン（紀州蜜柑）に代わって食されるようになりました。当初は種なしの果実を食べると家系が絶えるという迷信から、特に女性に嫌われました。自然と共に暮らした先人の発想がわかるような気がします。

近年では種なしのために尊ばれ、わが国の柑橘類の80％を占めます。わが国で生まれた新品種に当時の中国のミカン生産中心地であった浙江省の温州の地名を冠したようです。養蜂家は、この花の蜜を目的に集まり、採れた蜜には特別な芳香があって喜ばれます。

主な薬効

成熟果皮：健胃、吐き気、風邪、気管支炎、発汗、鎮咳、去痰、冷え性（症）

果実：便通改善、動脈硬化・高血圧の予防、美肌

旬・採取時期

生食は10～1月が旬です。果皮は、9～10月頃に熟した果実を採取し、表面を水洗い後に天日乾燥します。

特徴と来歴

中国南部から東南アジアの温帯地方が原産地のミカン科の常緑低木です。樹高３ｍ前後、枝には刺がありません。葉は互生し、5～6月頃、葉腋に多数の白色

の花をつけます。果実は扁球形で、初め緑色で熟すと橙黄色になり、通常種子はないので自然増殖はありません。果実の外側の厚い皮が外果皮で、その内側が中果皮、放射状に並んだ食用部が内果皮です。

寒さには弱く、静岡県・和歌山県・愛媛県など温暖な土地の沿岸域で宮川早生《みやがわわせ》などの栽培品種が栽培されています。和名は、室町時代に中国から渡来した柑橘類の中で「柑子《かんし》」と名づけられたものがあり、蜜のように甘いことから蜜柑の名がついたとされます。

成分と薬効・利用法

果皮には、色素のβ‐クリプトキサンチンのほか、精油のリモネン、ミルセンなど、フラバノン配糖体のヘスペリジン、ナリンギンなどを含みます。果肉には、クエン酸、ビタミンC、β‐クリプトキサンチン、葉酸、カリウムなどを含みます。

成熟した果実の果皮を日干しにしたものを陳皮《ちんぴ》といい、古いものほど珍重されます。古い陳皮には辛味性の油分が少なくなっており、苦味性が増していますので、マイルドな苦味健胃薬として利用できます。

『神農本草経』の上品に収載され、性味は苦・辛、温で、健胃、鎮咳、去痰などの作用があり、風邪の妙薬ともされ、漢方では健胃、鎮咳薬に配合されます。

民間療法では、消化不良や吐き気などに、乾燥果皮（陳皮）6～10gを1日量とし、500㎖の水で半量まで煎じ、3回に分けて温めて飲みます。風邪や軽い気管支炎、のどの痛み、健胃などには陳皮5～10gを同様にして煎じた液におろしショウガ3gとハチミツを適量加えて温かいうちに就寝前に飲めば発汗を促していっそう効果的です。陳皮5gを刻んで湯のみに入れて熱湯を注ぎ、約10分おいてから、ハチミツか砂糖を加えて熱いうちに飲むのもよいでしょう。

リモネンには神経の興奮を鎮める作用などがあり、ミカンの皮（約20個分。生でも乾燥したものでもよいが、乾燥したもののほうが効果がある）を袋に入れ風呂につけて入浴すると、毛細血管を広げて血行がよくなり、冷え性（症）や肩こり、神経痛を改善します。

食べ方・一口メモ

生薬として用いるのは外果皮ですが、果実にも健康

ウンシュウミカン

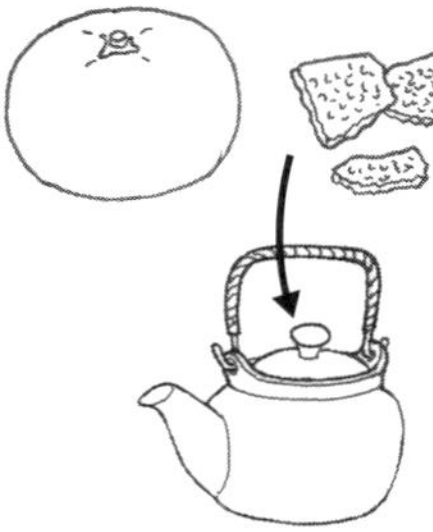

◉消化不良や吐き気などに、乾燥果皮（陳皮）6~10gを1日量とし、500 mℓの水で半量まで煎じ、3回に分けて温めて飲む

◉風邪や軽い気管支炎、のどの痛み、健胃などには陳皮 5~10g を左記のようにして煎じた液におろしショウガ3gとハチミツを適量加えて温かいうちに就寝前に飲めば、発汗を促していっそう効果的

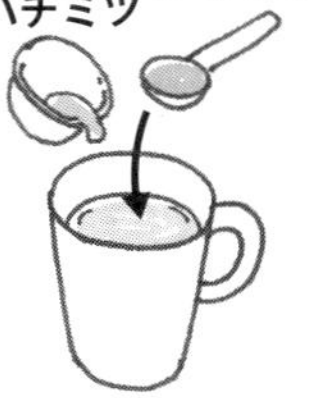

◉陳皮5gを刻んで湯のみに入れて熱湯を注ぎ、約10 分おいてから、ハチミツか砂糖を加えて飲む

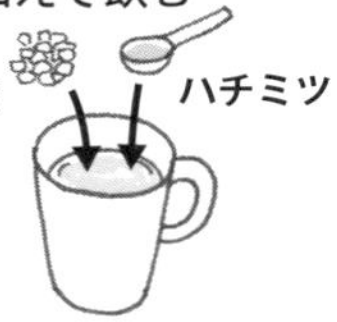

◉リモネンには神経の興奮を鎮める作用などがあり、ミカンの皮（約 20個分。生でも乾燥したものでもよい）を袋に入れ、風呂に浸けて入浴すると、毛細血管を広げて血行がよくなり、冷え性や肩こり、神経痛を改善する

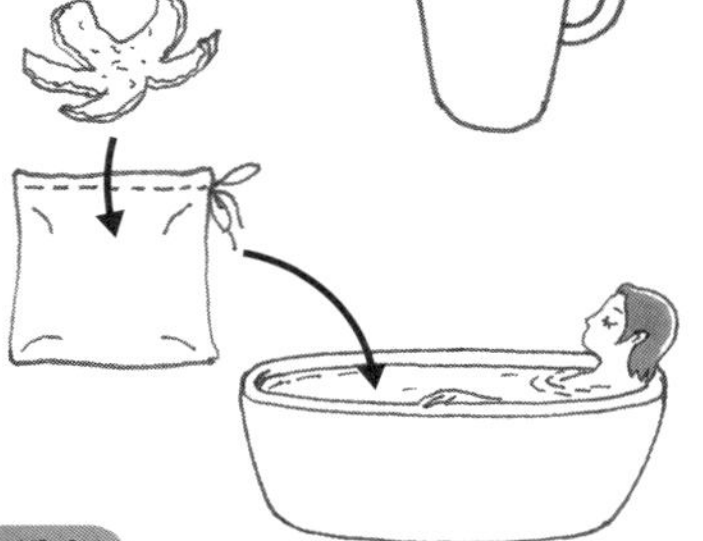

ミカン洗剤

◉陳皮は独自の風味があるのでスパイスとしても用いられ、七味唐辛子の材料にも利用され、また、正月に飲む屠蘇散にも配合されている

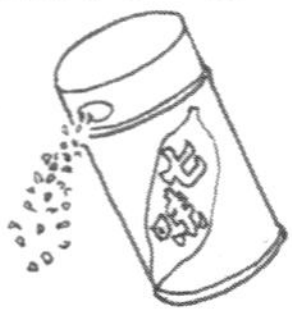

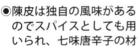

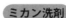

◉乾燥果皮を布袋に入れて食器の油汚れに用いるが、このような商品名の洗剤がある訳ではない。家庭の台所の知恵として食べた後の残り皮の有効利用法

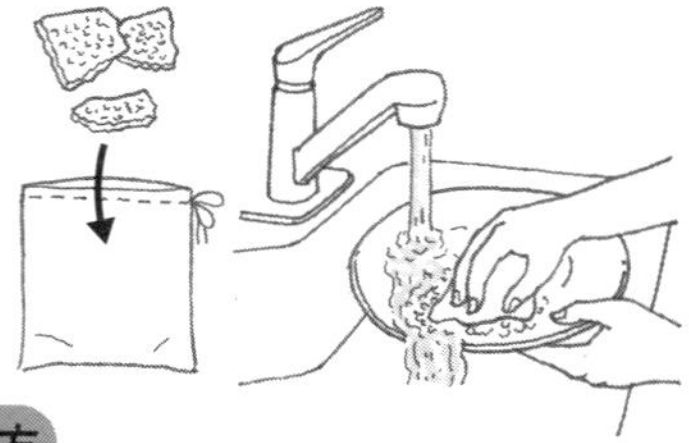

乾燥果皮（陳皮）の作り方

❶熟した果実の皮を剥いてちぎり、あるいは食べた残りの皮を適当な大きさにちぎる

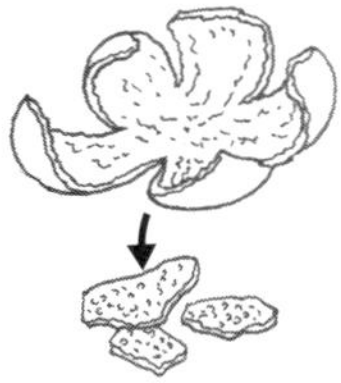

❷重ならないように広げて風通しのよい日向で天日乾燥する。ミカンの旬は晩秋から冬場であるので、天候にもよるが、晴天が続けば 3~4日ほどで乾燥する

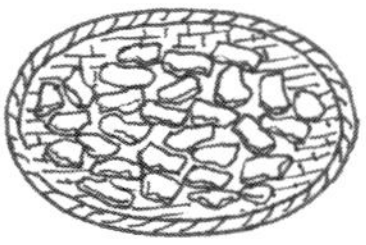

❸夜露に当たらないように気をつけて十分に乾燥したら、密封容器かチャック袋に入れて冷暗所に保存し、必要に応じて用いる

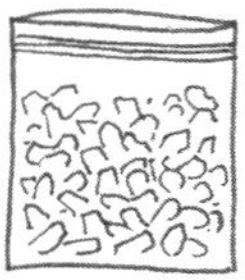

効果が期待できます。食用とする果嚢《かのう》に含まれる酸味のクエン酸は、腸を刺激して動きを活発にするため便通改善に効果があります。また、果皮に含まれるβ-クリプトキサンチンはβ-カロテンの5倍のがん予防効果があり、白い筋には高血圧や動脈硬化を予防するポリフェノールのヘスペリジンが豊富です。

袋ごと食べると食物繊維のペクチンを豊富に含むため便秘の解消により有効です。さらにペクチンにはコレステロールを分解する働き、カリウムには血液を弱アルカリ性に保つ働きがありますので、動脈硬化や高血圧の予防にも有効です。肌の健康を保つビタミンC・Aも豊富ですので、冬の健康食といえる果物です。

陳皮は独特の風味があるのでスパイスとしても用いられ、七味唐辛子の材料にも利用され、また、正月に飲む屠蘇散にも配合されています。皮を乾燥して、ミカン風呂、ミカン洗剤にと利用法は種々あります。

(2) ダイダイ（橙）――果実が代々年を越して樹上に残る

ヒマラヤ地方原産のミカン科の常緑小高木で、和名は、果実が代々年を越して樹上に残ることからつけられました。果実が黄金色になることから黄金にあやかって玄関先の正月飾りとして用いられます。またダイダイの酢は寝汗の治療に用いられるナマコを軟らかくする働きがあるとされ、ナマコ料理には欠かせません。

成熟果実の皮を乾燥した橙皮《とうひ》は、リモネン、ヘスペリジンなどの柑橘系果実に共通の成分を含み、性味は辛・苦、温で、健胃薬として用いられます。

民間療法では、食欲がない、胃の調子が悪いときなどに、粉末にした橙皮1～2gを1回量とし、1日3回食前30分に服用します。果汁を絞ってハチミツか砂糖を加え、熱湯を注いで飲むと風邪の初期症状に効果があります。あかぎれ、ひびなどには、果汁を患部に擦り込みます。果汁を頭皮につけるとフケや抜け毛の防止になるともいわれます。

ダイダイの果実は熟しても酸味が強く、生食されませんが、果汁は食酢として利用され、果実はペクチンを多く含むのでマーマレードの原料とされます。

(3) ナツミカン（夏蜜柑）
――今や懐かしい酸っぱいミカン

原産地は山口県で、ブンタン系の自然雑種といわれますが、はっきりしたことはわかっていません。果実は大型の扁球形で、果実のなった翌年の4～6月に完熟して食用となります。栽培されるのは、「甘夏」という酸味の少ない品種が主流です。成分はダイダイとさほど変わりません。

乾燥した果皮には芳香と苦味があり、胃腸薬の原料に用います。布袋に入れて浴湯料とすれば、疲労回復や腰痛、肩こりに効果があります。果肉にはクエン酸、酒石酸、ビタミンCを含むので、生食すれば健胃や発汗、解熱の効果があります。果汁を絞ってジュースにして飲むのもよいでしょう。ジャムやマーマレードにすれば保存がきいて重宝です。

(4) キンカン（金柑）——疲労回復にはキンカン酒

鎌倉時代から室町時代に中国から渡来したミカン科の常緑低木で、ミカンより寒さに強く、ナガキンカン（キンカン）、マルキンカンの2品種が栽培されています。果皮には精油（リナロール、β-カリオフィレン、リモネン、オイデスモールなど）、フラバノン配糖体（ヘスペリジン、ナリンギンなど）などを含みます。

民間療法では、風邪や咳には生果実10個を丸ごと刻んで果実の重量の半分くらいの砂糖と共に400mℓの水で30分ほど煮詰めて数回に分けて服用します。熱があるときは盃1～2杯の果汁を絞り、おろしショウガを加えて熱湯を注いだものを就寝前に飲みます。疲労回復にはキンカン酒が効果的です。キンカン酒は、キンカン500gと砂糖200gをホワイトリカー1.8ℓに漬け、2か月以上冷暗所で熟成させて作り、就寝前に盃1杯ほど飲みます。漬けたキンカンもそのまま食べます。

キンカンの砂糖煮の作り方：キンカン800gに対して砂糖500gを用意し、キンカンに包丁で軽く切れ目を入れ熱湯で4～5分茹でて、竹串の先などで種を除きます。鍋に分量の砂糖の3分の1と水100mℓを入れ弱火で溶かし、キンカンを入れて強火で加熱します。沸騰したら火を止め、残りの砂糖を半量ずつ加えて加熱を繰り返し、焦がさないように煮詰めてとろりとなったら完成です。

ダイダイ

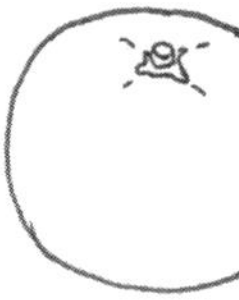

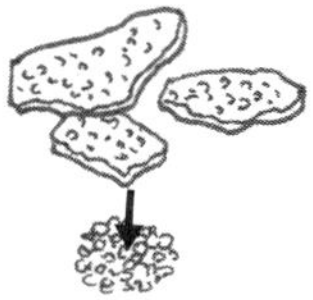

◉食欲がないとき、胃の調子が悪いときなどには、粉末にした橙皮1~2gを1回量とし、1日3回食前30分に服用する

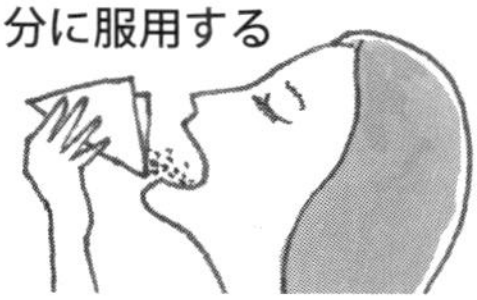

◉果汁を絞ってハチミツか砂糖を加え、熱湯を注いで飲むと風邪の初期症状に効果がある。あかぎれ、ひびなどには、果汁を患部に擦り込む

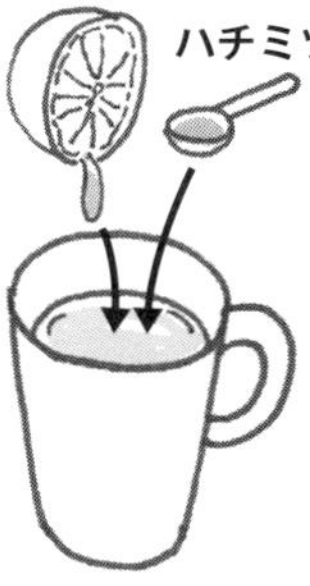

キンカン

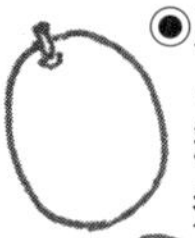

◉風邪や咳には生果実10個を丸ごと刻んで果実の半分くらいの砂糖と共に400 mlの水で30分ほど煮詰めて数回に分けて服用する

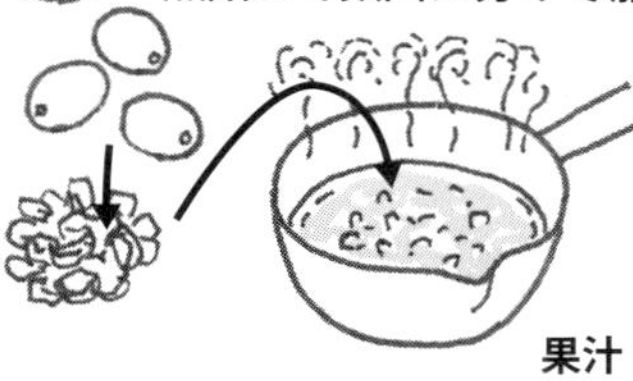

◉熱があるときは盃 1~2杯の果汁を絞り、おろしショウガを加えて熱湯を注いだものを就寝前に飲む

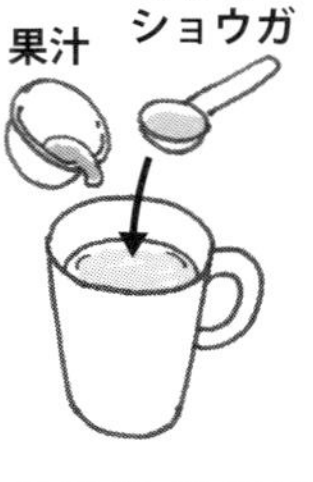

キンカン酒

◉疲労回復にはキンカン酒が効果的。キンカン酒は、キンカン500g と砂糖200gをホワイトリカー 1.8 ℓに漬け、2か月以上冷暗所で熟成させて作り、就寝前盃 1 杯ほど飲む。漬けたキンカンもそのまま食べる

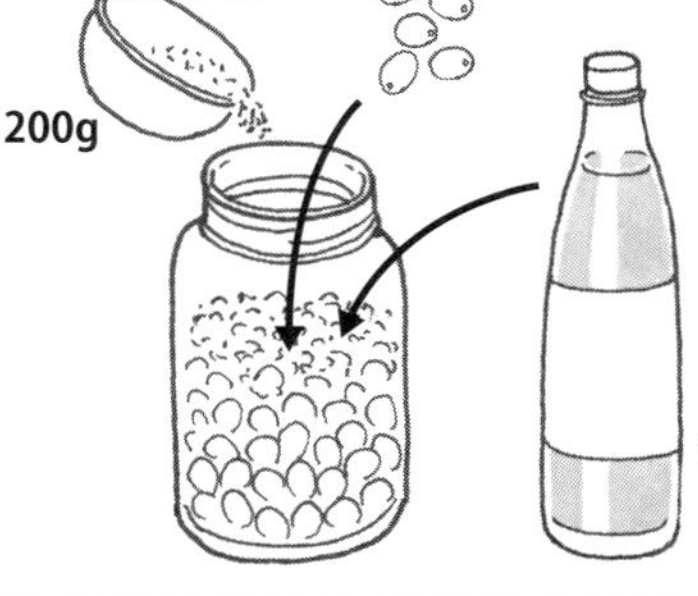

キンカンの砂糖煮

❶キンカン 800g に対して砂糖 500g を用意し、キンカンに包丁で軽く切れ目を入れる

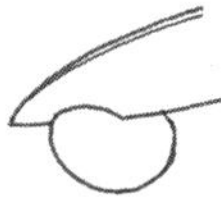

❷熱湯で 4~5 分茹でる

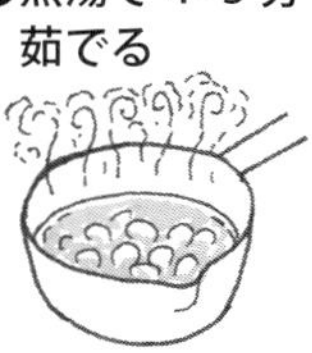

❸竹串の先などで種を除く

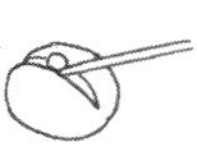

❹鍋に分量の砂糖の 3 分の 1 と水 100 mlを入れ弱火で溶かし、キンカンを入れて強火で加熱する。沸騰したら火を止め、残りの砂糖を半量ずつ加えて加熱を繰り返し、焦がさないように煮詰めて、とろりとなったら完成

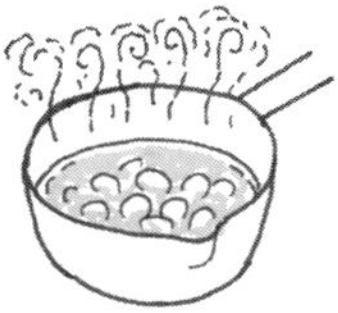

46 モモ

邪気を払う
魔除けの作用がある

モモ（桃）は、『本草綱目《ほんぞうこうもく》』に「花が早く、植え易くて子が繁る。故に文字は木、兆に従う」とあり、多くの果実をつけることから木に兆と書き、兆は実が左右2つに割れる様を表わします。和名の由来は、実が百々《もも》の数ほど多いとする新井白石の説などがあります。

中国には桃の花の咲き乱れる桃源郷を理想とする道教思想があります。また、桃は生命力が強いことから邪気を払う魔除けの作用があるとされ、日本でもひな祭り（桃の節句）には桃の花を飾り、魔除けに桃酒を飲む風習があります。モモ湯が女性の肌を美しくすること、モモが血の道の妙薬として婦人の生理の滞りを改善することなどを鑑みると、モモと女性との関わりがうなずけます。

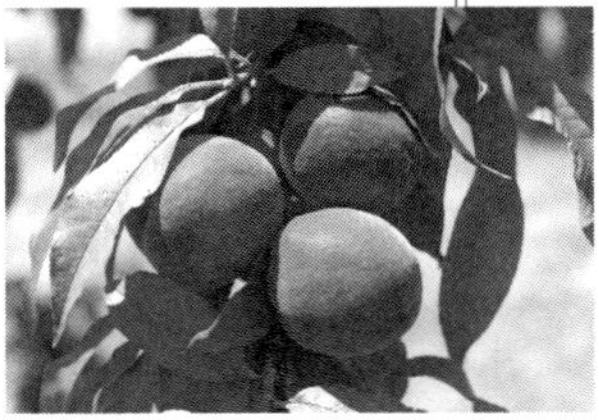

主な薬効

種子（桃仁《とうにん》）：消炎、産前産後、血の道症、月経不順、下腹部の痛み、更年期障害

蕾《つぼみ》（白桃花《はくとうか》）：利尿、むくみ、便秘、下痢

葉（桃葉《とうよう》）：あせも、かぶれ、湿疹、荒れ肌

旬・採取時期

6～7月頃、熟した果実を採取し、核を割って中にある種子を取り出し、天日乾燥します。3～4月に開きかけの蕾を採取し、風通しのよいところで陰干しし、また葉は7～8月頃に採取した新鮮なものを用います。

特徴と来歴

モモ（桃、百々）は、中国北西部原産のバラ科の落葉小高木で、わが国には3世紀前後に朝鮮半島を経由して中国から伝えられ、弥生時代の遺跡からも種子が発見されています。平安時代から専ら花の観賞用に栽培されましたが、今日のような栽培品種は明治時代以降に導入されたものです。4月頃、葉に先立って白色から桃紅色の5弁花を開き、果実は核果で外果皮に細かい毛が密生し、果肉は甘く美味です。中にしわのよった硬い核があり、その中に種子（仁）があります。

食用の品種には、水蜜種の果肉が白くて甘く果汁の多い白桃・白鳳系のあかつきや川中島、果肉が黄色い黄桃系の黄金桃、またネクタリンなどがあります。

薬用には果物用の白桃や黄桃は種子が小さく不適です。花は、日本では半開きの花蕾を白桃花、中国では開花した花を桃花として用います。

成分と薬効・利用法

種子は青酸配糖体のアミグダリン、プルナシン、脂肪油（40〜50％）のオレイン酸グリセリドなどと酵素（エムルシン）などを含み、花にはケンフェロール配糖体、クマリン、花蕾にはナリンゲニンが含まれます。

漢方では、種子は『神農本草経』の中品に収載され、性味は苦・甘、平で、抗菌、抗炎症などの作用があり、消炎性駆瘀血、鎮痛、利尿、緩下を目的に漢方薬に配合して婦人病などに使われます。半開きの蕾を利尿・緩下薬として浮腫や脚気、便秘、無月経に用います。

民間療法では、産前産後、月経不順、下腹部の痛み、更年期障害に種子（仁）３〜５gを３００㎖の水で半量まで煎じて３回に分けて服用、便秘や下痢には白桃花２〜３gを１回量として３００㎖の水で半量まで煎じて服用します。いずれも微量の青酸を含み作用が強いため、妊婦や虚弱者には適しません。

モモの葉（桃葉）にはタンニンやニトリル配糖体などが含まれ、鎮咳作用などが知られます。日本では浴湯料として知られ、水洗いした新鮮な生の葉50〜１００gを布袋に入れて風呂に浮かべ、夏場のあせもや湿疹、かぶれ、荒れ肌などの皮膚病に用います。中国ではマラリアや膣トリコモナス、蕁麻疹《じんましん》などの治療に用いられます。

食べ方・一口メモ

果実の90％近くは水分で、残りの主成分は糖質です。栄養価は高く、特徴はビタミンEが多く含まれることで、含有量はウナギとほぼ同じです。食物繊維とカリウムも多く、腸内の老廃物の排出を助ける作用および利尿作用があり、冷え性（症）の改善にも効果があるといわれます。

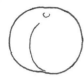

◉産前産後、月経不順、下腹部の痛み、更年期障害に種子(仁)3~5gを300㎖の水で半量まで煎じて3回に分けて服用する

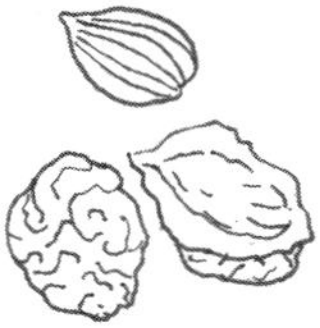

◉便秘や下痢には白桃花2~3gを1回量として300㎖の水で半量まで煎じて服用する

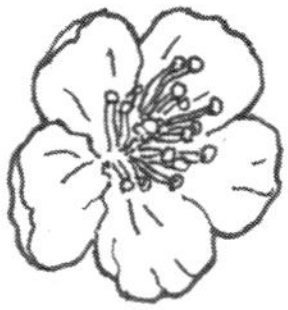

※いずれも微量の青酸を含み、作用が強いため、妊婦や虚弱者には適さない

◉日本では浴湯料として知られ、水洗いした新鮮な生の葉50~100gを布袋に入れて風呂に浮かべ、夏場のあせもや湿疹、かぶれ、荒れ肌などの皮膚病に用いる

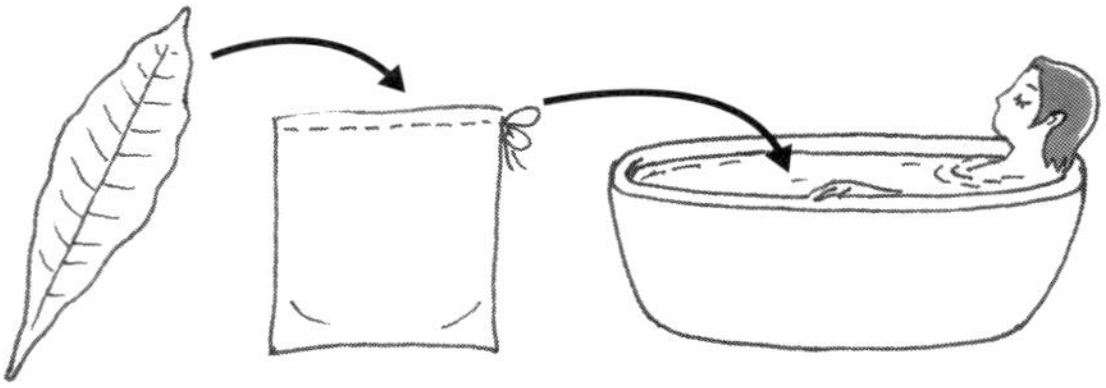

モモのヨーグルトスープ

効能 二日酔い、口臭、精力減退

①モモは皮をむき、種子を除いて1個はざく切りにする。1/2個はくし形に切って飾り用にする

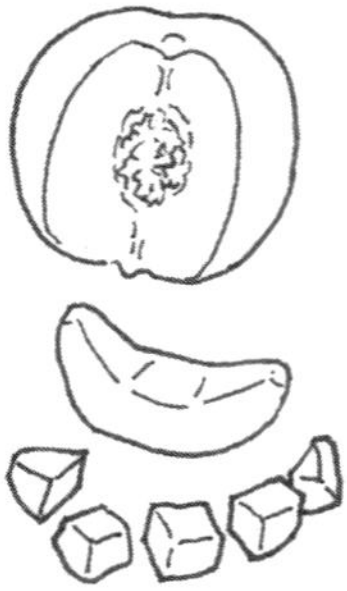

②①のざく切りのモモ、ヨーグルト、牛乳、ハチミツをミキサーに入れ、なめらかなピューレ状にする

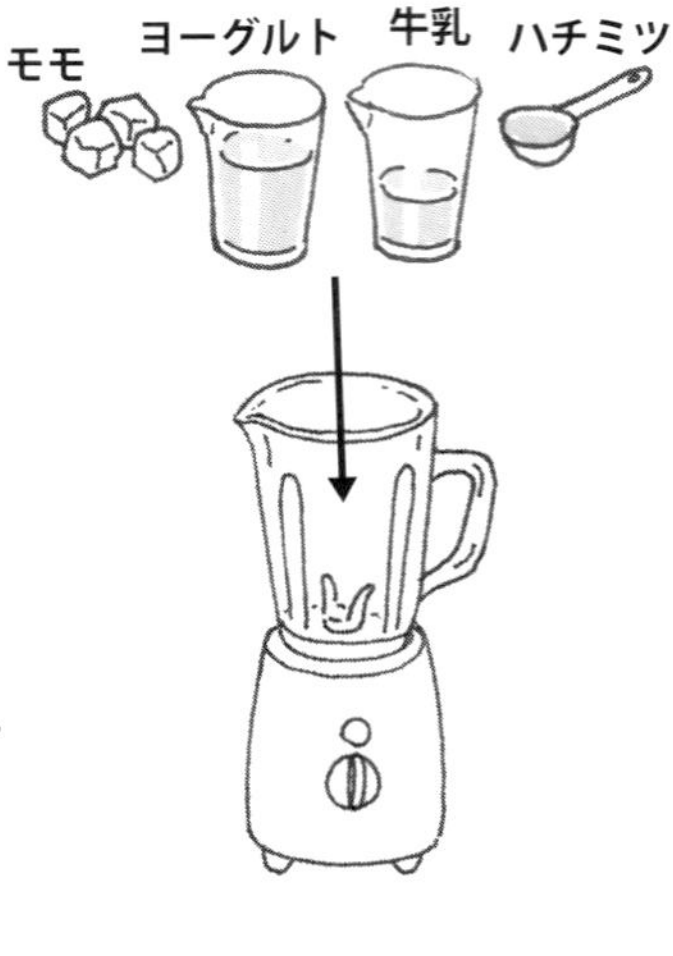

③器に②を注ぎ入れ、飾り用のモモとミントを添える

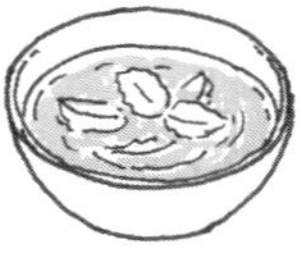

材料(2人分)
モモ…1+1/2個
プレーンヨーグルト…2/3カップ
牛乳…1/3カップ
ハチミツ…大さじ1
ミント…少々

47 ユズ

日本料理に欠かせない
香味料

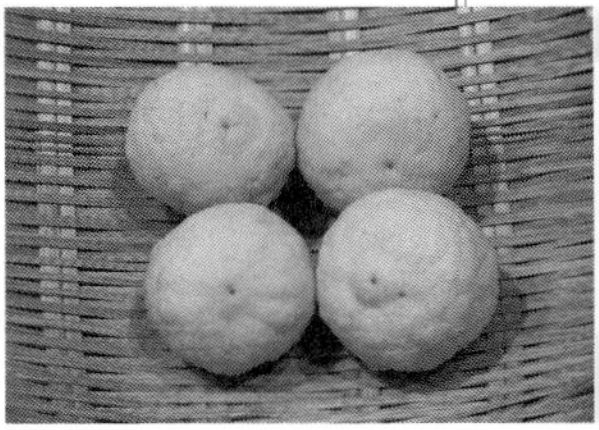

「柚子の大馬鹿18年」といわれるように、ユズ（柚、柚子）は実がなるまで10数年を要しますが、接木すれば数年以内に実がつきます。果実の用途は広く、果皮は細かく刻んで薬味にし、果汁はポン酢として鍋料理に欠かせません。また昔から風邪の予防に冬至にはユズ湯に入る習慣があります。「柚餅子《ゆべし》」はユズの中身を抜いてもち米などの詰め物をして蒸したものです。

主な薬効

果実：風邪、解熱、肩こり、腰痛、神経痛、リウマチ、疲労回復、しもやけ、あかぎれ、ひび、魚の目

旬・採取時期

夏から12月頃にかけて生の果実を採取し、食用や薬用、浴用には黄色く熟したもの、ユズ酒を作るには青みの残っているものが適します。

特徴と来歴

中国西部からチベット原産で、日本には8世紀頃に渡来し、現在も食用、調味料として関東地方以西で広く栽培されるミカン科の常緑小高木で、樹高4ｍほどになります。枝に刺があり、花期は5月頃、葉腋に白い5弁花を着け、果実は径6～7㎝の扁球形で秋にかけて鮮黄色に熟します。果皮には特有の芳香があり、果肉には強い酸味があります。

成分と薬効・利用法

果皮には精油（リモネン、リナロール、カリオフィレン、テルピネオールなど）やフラバノン誘導体（ヘスペリジン）、ビタミンC、ペクチンなどを含み、果肉にはクエン酸などを含みます。栄養面では果皮のほうが優れていて、ビタミンCは果汁の4倍近く含まれています。ビタミンCには風邪の予防や疲労回復、肌荒れなどに効果があります。食物繊維のペクチンには

整腸作用があり、下痢や便秘を予防する効果や、血液中のコレステロールを減らして動脈硬化や心筋梗塞、糖尿病の予防にも効果があるといわれています。

民間療法では、風邪には果実１個分の果汁に好みの量で砂糖かハチミツを加え、熱湯を注いで飲みますが、寝る前に飲むと発汗を促して解熱の効果があります。疲労回復にユズ酒を１日盃１杯（20mℓ）飲むとよいでしょう。ユズ酒は、熟す手前の果実４～７個を縦八つ割りにし、砂糖１５０～３００gを加えて35度ホワイトリカー１・８ℓに漬けて３か月後に濾します。果実を輪切りにして布袋に入れ浴湯料にすると、血液の循環がよくなって冷え性（症）や肩こり、腰痛、神経痛、リウマチに効きます。しもやけ、あかぎれ、ひびには、果汁を肌に擦り込むとよいでしょう。魚の目には、種子をフライパンで茶色になるまで炒って、ミキサーで粉にし、ツバキ油でこねて患部に塗ります。胼胝《たこ》には効きません。あせもには新鮮な葉を浴湯料とします。

食べ方・一口メモ

果実は日本料理の香味料として欠かせないもので、料理に利用すれば食欲増進や疲労回復などの効果が期待できます。ビタミンCはミカンの３倍ありますが、酸味が強く生食に適しません。自家製のポン酢を作れば幅広く使えて便利です。ポン酢は、しょう油に好みの量でコンブとカツオ節を入れたものを6とし、ユズの果汁４を加え、１週間ほどねかせて味を和ませます。果汁を絞った残りのユズは、果皮は薬味や吸い口に、果実は浴湯料などに利用できます。

熟した果実を用いたユズ酒や、青い果皮を用いた柚子胡椒、さらには成熟果実をスライス、乾燥してお湯に入れて飲むユズ茶など、食卓でさまざまに活用されています。皮に有効成分が多いので、皮ごと食べるのがお勧めです。切り口の褐変は塩水かレモン汁で防止できます。

ユズ酒

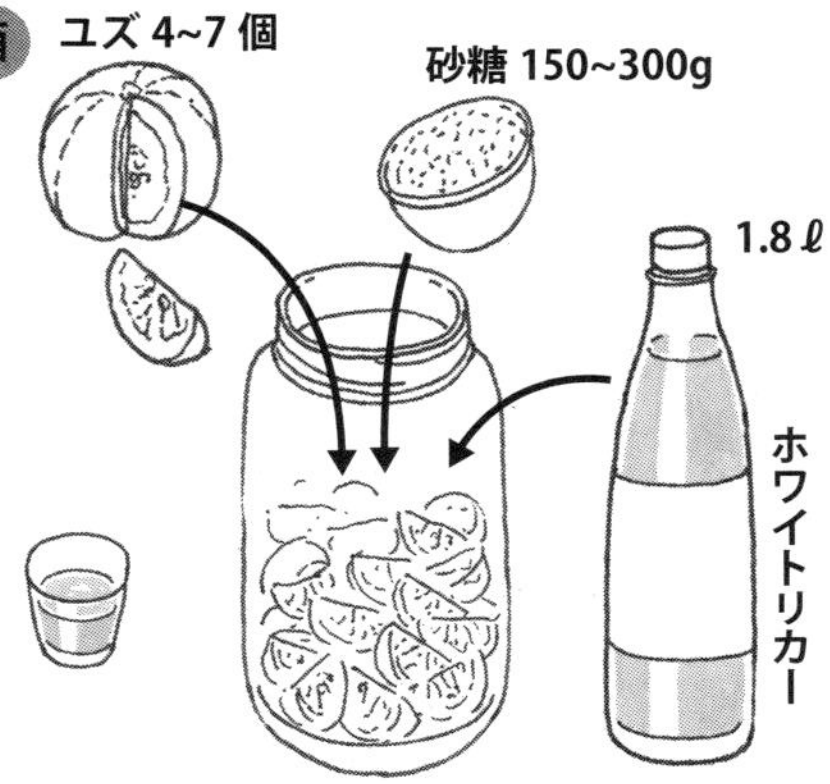

◉ユズ酒は、熟す手前の果実 4~7個を縦八つ割りにし、砂糖 150~300g を加えて35度ホワイトリカー1.8 ℓに漬けて3 か月後に濾す。疲労回復にユズ酒を 1 日盃 1 杯（20 mℓ）飲むとよい

◉風邪には果実 1 個分の果汁に好みの量で砂糖かハチミツを加え、熱湯を注いで飲む。寝る前に飲むと発汗を促して解熱の効果がある

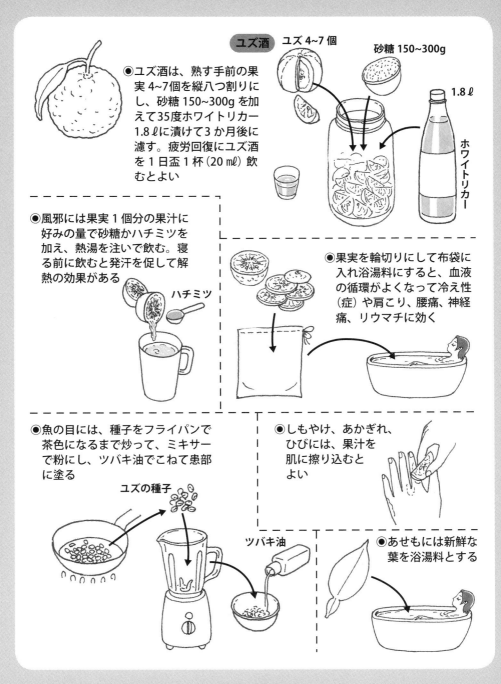

◉果実を輪切りにして布袋に入れ浴湯料にすると、血液の循環がよくなって冷え性（症）や肩こり、腰痛、神経痛、リウマチに効く

◉魚の目には、種子をフライパンで茶色になるまで炒って、ミキサーで粉にし、ツバキ油でこねて患部に塗る

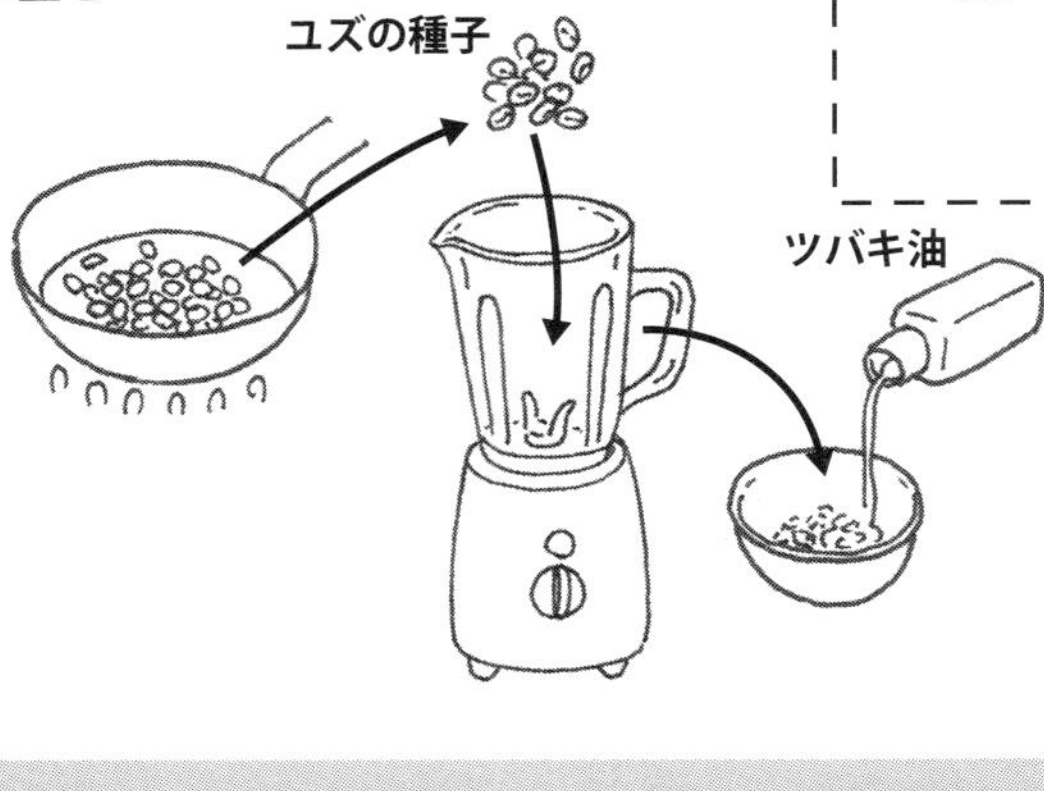

◉しもやけ、あかぎれ、ひびには、果汁を肌に擦り込むとよい

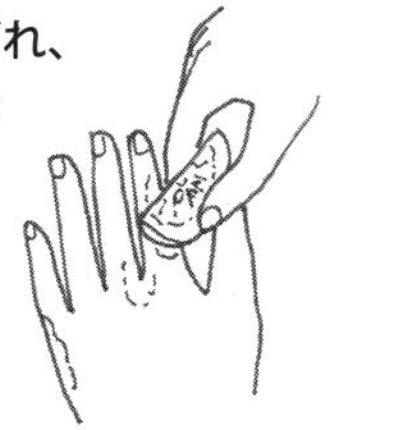

◉あせもには新鮮な葉を浴湯料とする

48 リンゴ

私は真っ赤な健康の元

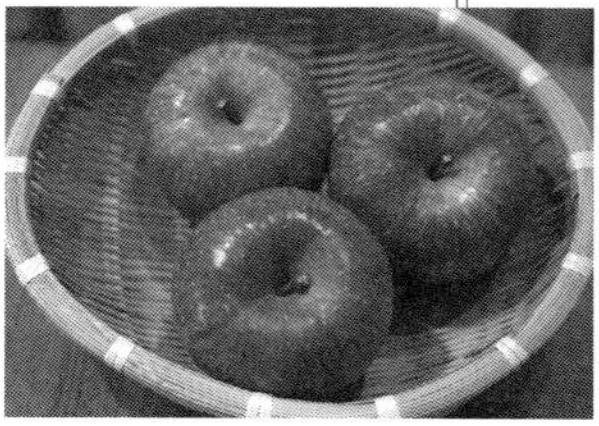

アダムとイブが食べた禁断のリンゴ、グリム童話『白雪姫』の毒リンゴ、スイスの昔ばなし『ウイリアム・テル』のリンゴ、そしてニュートンのリンゴの木と、リンゴ（林檎）にまつわる話がたくさんあります。大学進学で東京に上京した折、田舎からリンゴ箱のもみ殻の中に詰められたリンゴが送られて嬉しかった少し甘酸っぱい思い出もあります。

林檎は中国語で、「檎」は本来「家禽」の「禽」で「鳥」を意味し、果実が甘いので林に鳥がたくさん集まったところから、「林檎」と呼ばれるようになりました。また「檎」は、漢音で「キン」呉音で「ゴン」と読まれることから、「リンキン」や「リンゴン」などと呼ばれ、それが転じて「リンゴ」となったともいわれます。平安中期の『和妙抄《わみょうしょう》』では、「リンゴウ」と読んでいます。

主な薬効

果実：疲労回復、食欲増進、整腸、便通、高血圧・がん予防

旬・採取時期

9～11月が旬、果皮に傷がなく、張りとツヤがあり軸がしっかりしたものを選びます。ポリ袋に入れて密閉、冷蔵庫の野菜室で保存するのがよいでしょう。

特徴と来歴

リンゴはバラ科リンゴ属の落葉樹木で、果実を食用とします。わが国には明治時代に導入され、気候風土にあわせて品種改良が盛んに行なわれ、さまざまな品種が生まれています。現在、主に栽培されている品種はふじ、つがる、陽光、王林、ジョナゴールドや製菓用の紅玉など100種前後といわれています。中でも「ふじ」は今では世界の各地で栽培され、世界で最もたくさん作られているリンゴとなっています。

成分と薬効・利用法

果実にはクエン酸、リンゴ酸、ペクチン、カリウムなどが含まれ、果皮にはアントシアニンなどのポリフェノールが多く含まれています。リンゴの酸味のクエン酸やリンゴ酸は胃腸の働きをよくし、疲労回復や二日酔いに有効です。豊富な水溶性食物繊維のペクチンには腸内環境を整えて便秘を防ぎ、大腸がんを予防する効果があります。カリウムは体内の塩分を排出する働きがあり、高血圧やがんを予防します。果皮にはカテキン、アントシアニンなどのポリフェノールが多く含まれ、強い抗酸化作用を発揮します。

『本草綱目《ほんぞうこうもく》』には、性味は甘・酸、平で、肺を潤し、食欲増進、整腸、便秘や酒酔いの解消などに効果があると記されています。また、中国の民間食事療法として、加熱したものは下痢止めに、生のものは便通によいとされています。特に、慢性便秘の人や離乳後で便秘がちの赤ちゃんは食前に生のリンゴを食べるか、空腹時にリンゴジュースを飲むとよいようです。

中医学や漢方では、どんな病気でも胃腸の調子が一番重視されます。リンゴには胃腸のバランスを整える働きがあるため、食事療法ではもちろん、一般にも病人を見舞うときにはリンゴを贈り物に持って行く習慣があります。

最近、リンゴポリフェノールといわれるプロシアニジンに紫外線の蓄積による皺《しわ》などの皮膚老化を抑制する効果があることが見出され、脚光を浴びています。

食べ方・一口メモ

リンゴは生食しますが、体を温めるリンゴショウガジュースやリンゴ酢を作って飲むと体によいでしょう。リンゴショウガジュースは、リンゴ半個を擦りおろし、ショウガひとかけ（約10g）も擦りおろし、適量の水か無糖炭酸水で割ります。また、リンゴ酢は、リンゴ3～4個（約1kg）の芯を抜いて刻み、ハチミツか砂糖500gと米酢900㎖を加えて2週間ほど置いてから飲みます。好みに応じて糖分を調整します。これは、糖尿病予防によいようです。

皮に有効成分が多いので、皮ごと食べるのがお勧めです。切り口の褐変は塩水かレモン汁で防止できます。

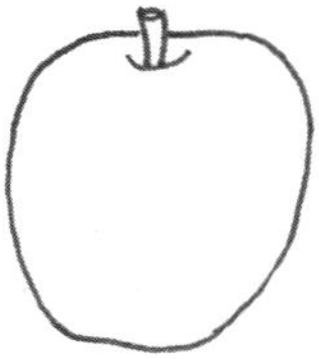

リンゴショウガジュース

効能　糖尿病予防

◉リンゴ半個を擦りおろし、ショウガひとかけ（約 10g）も擦りおろし、適量の水か無糖炭酸水で割る

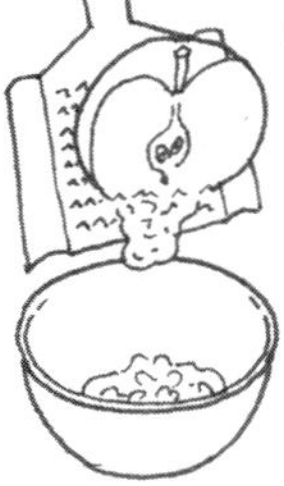

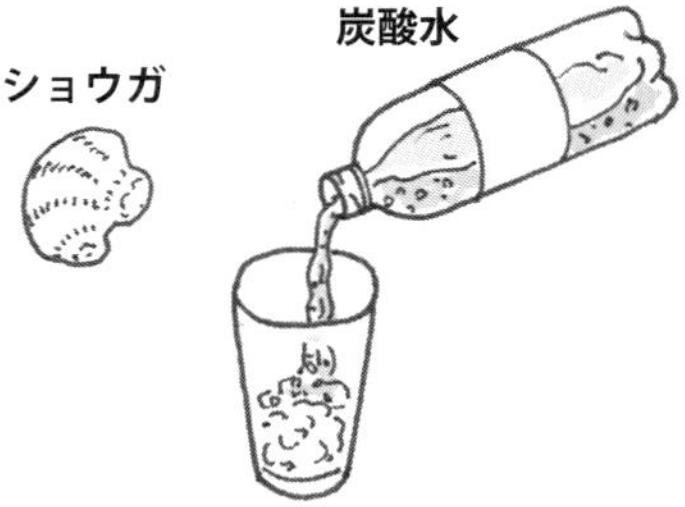

リンゴ酢

❶リンゴ 3~4 個（約 1 kg） の芯を抜いて刻み、ハチミツか砂糖 500g と米酢 900 ㎖を加えて 2 週間ほど置いてから飲む

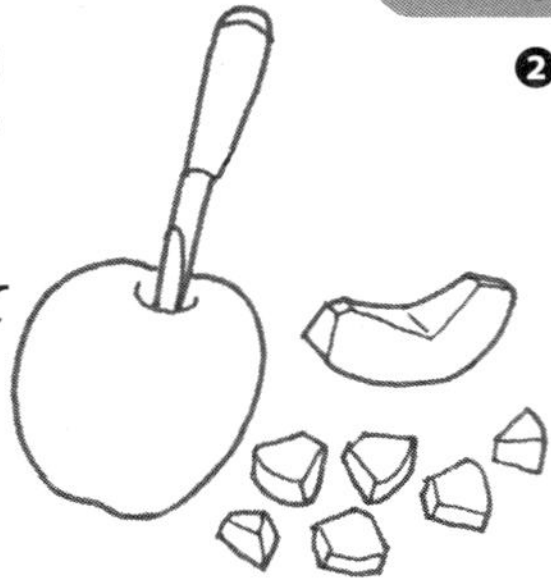

❷好みに応じて糖分を調整する。糖尿病予防によい

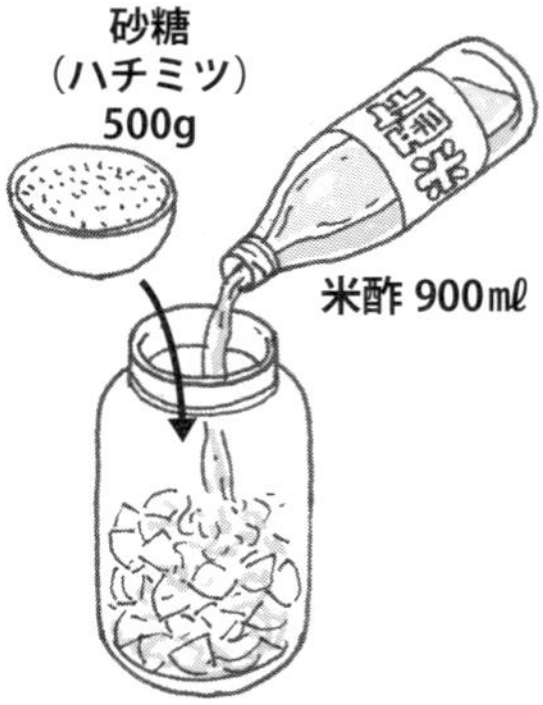

ハチミツリンゴ焼き

効能　疲労回復、食欲増進、整腸

材料
無農薬リンゴ…1 個
ハチミツ…小さじ 1
無糖干しブドウ…好みで

①リンゴの上のほうを切り落とし、リンゴの中身を細めの包丁やスプーンを使って出す

②出した中身を芯を除いてからさいの目に切り、それを中に戻して、さらにハチミツと干しブドウを入れる

③①で切り落としたリンゴの上のほうで蓋をしてから、180℃のオーブンで30~35分焼けばでき上がり

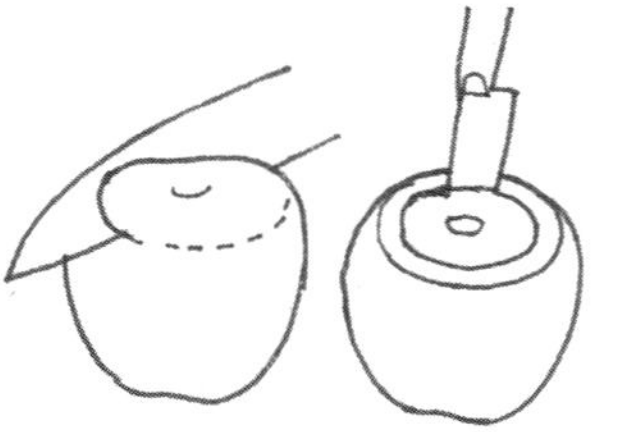

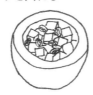

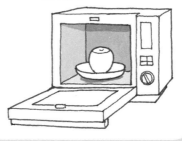

49 レモン

ビタミンCは柑橘類でもトップクラス

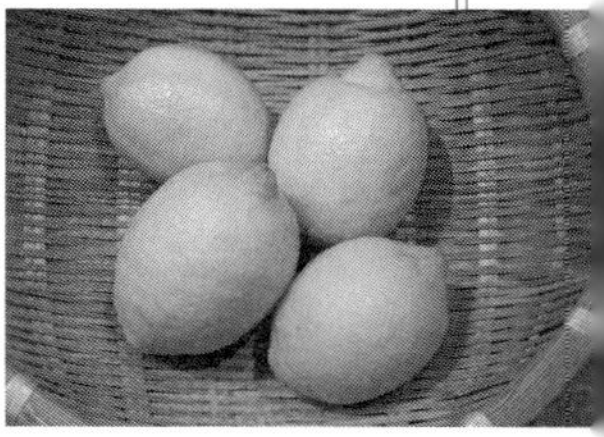

『智恵子抄』のレモン哀歌の一節「トパアズ色の香気が立つその数滴の天のものなる檸檬《れもん》の汁はぱつとあなたの意識を正常にした」と、レモン果汁の一瞬のみずみずしい煌《きら》めきが、智恵子の死の瞬間をいっそう際だたせています。レモンはトパアズと同じ黄色ですが、若かりし頃に『智恵子抄』を読んだ後に初めて食べたレモンの色はどんな色だったのでしょうか？

主な薬効

果実：風邪・感染症の予防、疲労回復、美肌

旬・採取時期

輸入品が多く、通年市場に流通していますが、国産のレモンは10月頃から収穫が始まります。この頃のレモンはまだ青い状態で収穫され、グリーンレモンと呼ばれています。黄色く色付いたレモンは12月下旬頃から３月頃までの冬が旬です。

特徴と来歴

インドが原産とされるミカン科ミカン属の常緑樹木で、日本には明治時代初めに渡来し、現在は広島県、愛媛県、和歌山県などで栽培されています。別名では枸櫞《くえん》と呼ばれていますが、酸味の「クエン酸」という名称はこのレモンからつけられました。

レモンと呼ばれているものには、一般的な黄色いレモンと、まだ青いうちに収穫したグリーンレモンと呼ばれるものがあります。そのほか、レモンとオレンジの交雑種といわれるマイヤーオレンジや、ユズの一種との交雑種といわれているジャンボレモンなどがあります。

ポッカレモンの発売された１９５７年でも、カクテルに欠かせない「レモン」の輸入は自由化されておらず高価な果物で、レモンは１個２００円もしました。わが国ではほとんどが輸入品ですが、近年国内でも各

地で作られるようになりました。また、価格も安くなり、一般的なスーパーでも常に目にするようになってきました。現在、輸入されているレモンの多くはアメリカ産で約7割を占めています。そのほかにはチリなどからも輸入されています。

成分と薬効・利用法

ビタミンCの含有量は柑橘類の中でもトップクラスです。レモンには100gあたり100㎎のビタミンCが含まれていて、この量はちょうど大人が1日に必要なビタミンCの量に当たります。毎日レモン果汁100㎖を飲むといいということになります。免疫力を高め、風邪や感染症の予防、疲労回復に効果があります。またメラニン色素を減らすので、シミ、ソバカスなどを防ぎます。酸味の主成分のクエン酸は、カルシウムの吸収を高め、血流改善、疲労回復などの効果が期待できます。疲れたときにレモンを絞ったドリンクや蜂蜜漬けにしたものを食べるといいでしょう。

成熟果皮は「檸檬皮《どうもうひ》」といい、性味は苦、温で、ストレス解消や食欲不振、生活習慣病の予防に有効です。

食べ方・一口メモ

生食が一般的ですが、全体に色むらがなく、軽く押さえたときに弾力があり重みのあるものがよいです。ビタミンCは壊れやすいので、切ったり絞ったりするのは食べる直前にします。

ムースやゼリー、レモンクリームなど味を活かしたさまざまなデザートに使います。レモンをスライスしてハチミツ漬けにしておくとそのまま食べてもおいしいし、炭酸水などのドリンクにも使えます。酢の代わりにレモン汁を使うと風味を良くすることができます。リンゴやアボカドに振りかけておくと褐変を防げます。乾燥しないようにポリ袋に入れ冷蔵庫の野菜室で保存し、切ったものはラップに包んで冷蔵庫で保存します。

皮（ピール）を使いたい場合は、できる限り国産のものを使いたいですね。無農薬にこしたことはないですが、輸入品にはどうしてもカビなどの防止のため農薬が使われています。

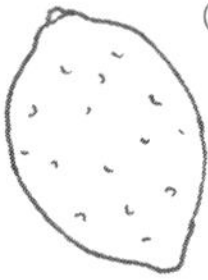

◉果汁を皮膚殺菌の目的でおできなどに塗布する

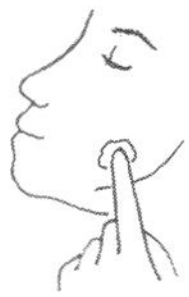

◉のどの痛みにお湯で薄めてうがい薬に

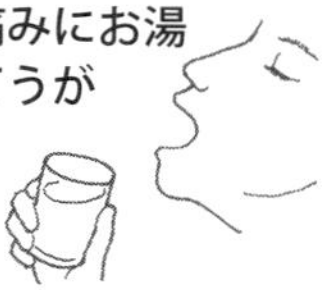

◉関節炎や痛風などの痛みの緩和に絞り汁を飲む

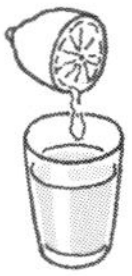

糖分控えめレモンピール

効能 ストレス解消、食欲不振、生活習慣病の予防

①レモンを水洗いし、粗塩で表面をよくこすり洗いして、しっかり流す

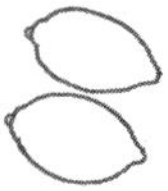

②できるだけ皮を厚くむく

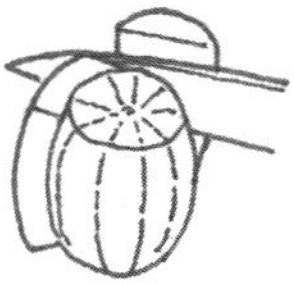

③むいた 1 個分の果汁を絞る

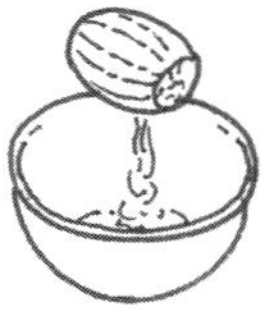

④皮は縦方向に 5 ㎜厚くらいの縦切りにして、ひたひたの水と一緒に中火～強火にかける

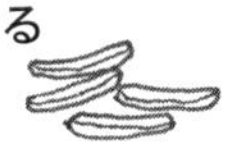

⑤沸騰したら中火～弱火で沸騰を保ちながら10 分茹で、ざるにあけて、サッと洗って鍋に戻す

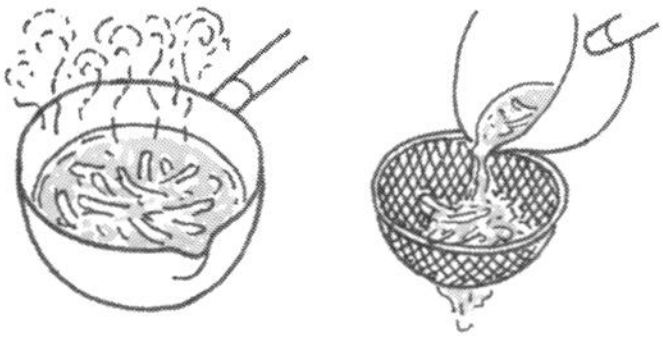

⑥再び、ひたひたの水を入れて火にかける。⑤の工程を茹で汁が苦くなくなるまで繰り返す。目安は皮の白い部分が透明になって全体が崩れるほどに柔らかくなるまで

⑦このレシピは 1/2 三温糖大さじ 1 強を使うが、普通の砂糖なら大さじ 2 にする

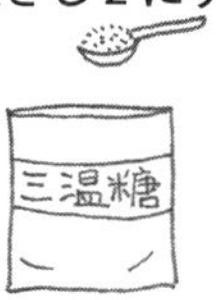

⑧水と砂糖③の果汁とを一緒に中火にかける

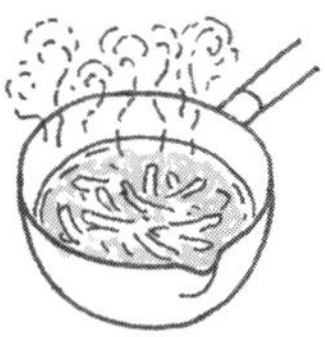

⑨弱い沸騰を保ちながら、アクが出たら取り、焦げないように混ぜながら煮詰める

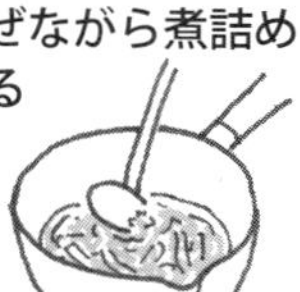

⑩概ね水分が飛んだら火から下ろす

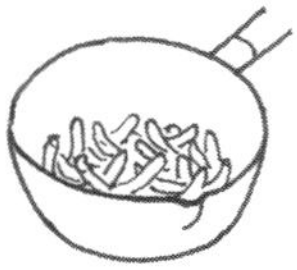

⑪クッキングシートを敷いたバットに広げて並べ、扇風機（サーキュレーター）などで通風する

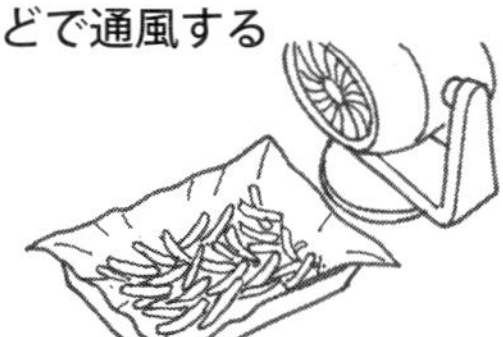

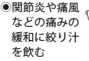

材料（作りやすい分量）
国産無農薬レモン…2 個
粗塩…分量外
水…1/2 カップ
1/2 三温糖…大さじ 1 強
レモン果汁…1 個分

⑫好みの乾燥具合まで乾いたら回収して、密閉容器か、ジップロックに入れて冷凍保存する

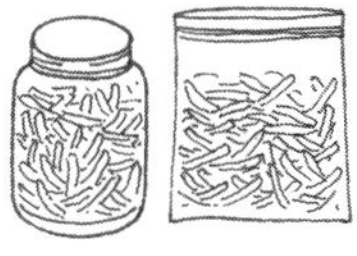

50 ワカメ

古くから日本人に親しまれてきた海藻

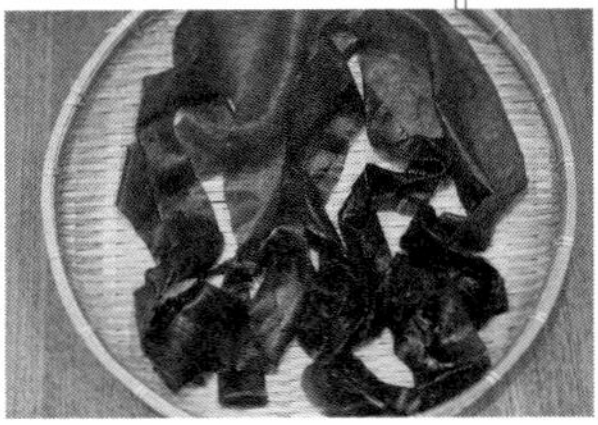

身近な海藻として昔から日本人によく食べられてきたワカメは、ヨウ素、カルシウムなどのミネラルや食物繊維を豊富に含んでいます。ヨウ素は体内の代謝を活発にして肥満を予防し、精神を安定させ、心身を活性化させる働きがあります。

ノリ（海苔）と同じく、古くから日本人に親しまれてきた海藻であり、『万葉集』にも現われています。主に食用として用いられ、酢の物、汁物の具として使われますが、豊作祈願の神事などにも利用されています。

主な薬効

藻体：高血圧・動脈硬化の予防、肥満予防

旬・採取時期

旬は3～6月です。旬のものであれば生で流通することもありますが、主に葉の部分を塩漬けにしたり、乾燥したりして保存性を高めて商品化されています。

特徴と来歴

ワカメ（若布、和布、稚海藻）は、日本海側では北海道以南、太平洋岸では北海道南西部から九州にかけての海岸、朝鮮半島南部の両岸の低潮線付近から下に生育するチガイソ科の海藻で、根状の部分で岩などに固着し、葉状部を水中に伸ばし、長さは２ｍにも達します。葉状部の中心には主軸があって、それを中心に左右に広く伸び、大きく羽状に裂けます。広がった葉の基部には、とても厚くなった葉状部がちぢまり、折れ重なったような生殖細胞が集まっている部分がありますが、これをメカブ（和布蕪）と呼びます。

ワカメは乾燥が容易で、軽く運搬も容易であったこともあり、縄文時代の遺跡からは、ワカメを含む海藻の植物遺存体が見つかっており、この時代から食べられていたことが明らかになっています。

古くは、藻類の「も」に対し、食用の海草一般を「め」と呼んでいて、この「め」は、特にワカメを指していました。また一説には、女性（海女）の手で採られたことから「メ」といわれたとも伝わっています。ワカメという語は、「ワカ＋メ」、つまり若い（新しい）海藻に由来します。

成分と薬効・利用法

ワカメの性味は鹹、寒で、ヨウ素、カルシウム、マグネシウムなどのミネラル、食物繊維、アルギン酸、フコイダンなどが多く含まれるので、血中コレステロール値を下げ、動脈硬化や心筋梗塞を防ぐなどの効果があるといわれています。豊富なミネラルは心身を活性化し、健康増進に役立ちます。ワカメなどの海草類に含まれるアルギン酸は、消化管中でアルギン酸ナトリウムに変化しますが、ヒトの腸管内の消化酵素では分解できないため、便として排出され、結果的に体内へのナトリウム吸収量が抑制されることになります。ワカメに微量に含まれるフコキサンチンは肥満予防の効果があることが解明されています。

カルシウムは骨を丈夫にし、血圧の上昇を抑える効果があります。特有のぬめりのもとは、食物繊維のアルギン酸で、余分なコレステロールを排出し、動脈硬化の予防などに有効です。また、フコイダンも多く含まれ、抗がん作用が注目されています。

食べ方・一口メモ

市販の生ワカメは、緑色が濃く、ツヤ、弾力があるもの、乾燥品は、よく乾燥してあり、表面にツヤのあるものがよいです。使うときは水につけ、塩抜きあるいはもどして用います。メカブは湯通ししてから細かく切ってそのまま食べます。生きた状態では褐色ですが、湯通しすることで緑色となります。

ワカメはみそ汁などの汁物の具としてよく使われ、ほかにも酢の物、炒め物、サラダ、地域によっては天ぷらなどに幅広く調理されます。ヨウ素は油と一緒に摂ると吸収率が高まるので、酢の物やサラダにゴマ油を少々かけるとよいでしょう。

ワカメチップス

効能 肥満予防、高血圧・動脈硬化の予防

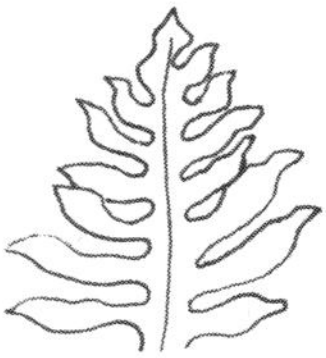

材料（1 人分）
乾燥ワカメ…10g
ラカント S（砂糖）
…小さじ 2
水…小さじ 1/2
白ゴマ（飾り用）…適量

❶乾燥ワカメはカットタイプを使用

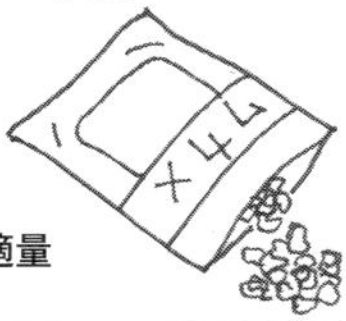

❷電子レンジ（500~600W）で5分間加熱（ラップなし）。カリカリになる

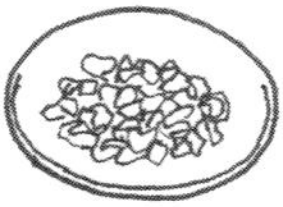

❸フライパンにラカントSと水を入れ、加熱してカラメルを作り、そこへゴマを入れ、カリカリワカメを混ぜ合わせる

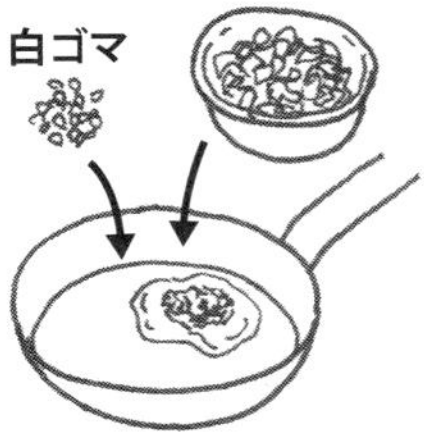

❹くっつかないようにクッキングペーパーにワカメを広げて乾燥

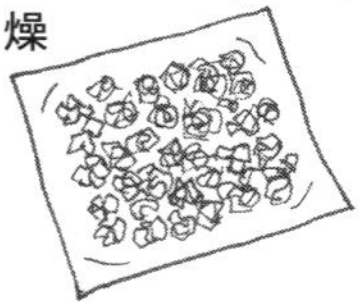

❺砂糖が乾いたら完成

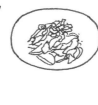

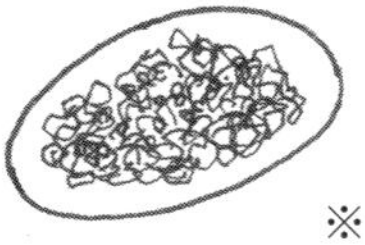

※ラー油やゴマ油を少々かけるのもお勧め

ワカメとニンジンの炒め物

効能 余分な水分の排出、熱を冷ましてむくみ解消

材料（2 人分）
ワカメ（乾燥）…大さじ 2
ニンジン…1 本
しょう油…小さじ 1 1/2
塩・コショウ…各少々
サラダ油…小さじ 2
カツオ節…適量

①ワカメは水でもどして水気を絞る

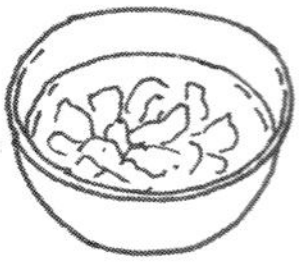

②ニンジンは縦半分に切って斜めに薄切りにする

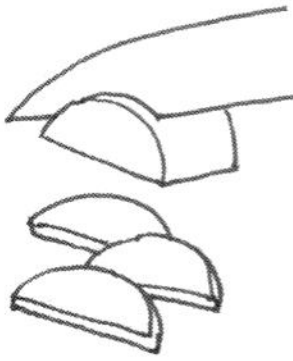

③フライパンにサラダ油を熱し、ニンジンを中火で 3 分炒める

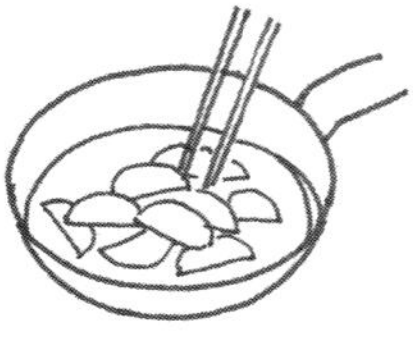

④ワカメを加えてサッと炒めたら、しょう油、塩・コショウを入れて火を止め、混ぜ合わせる

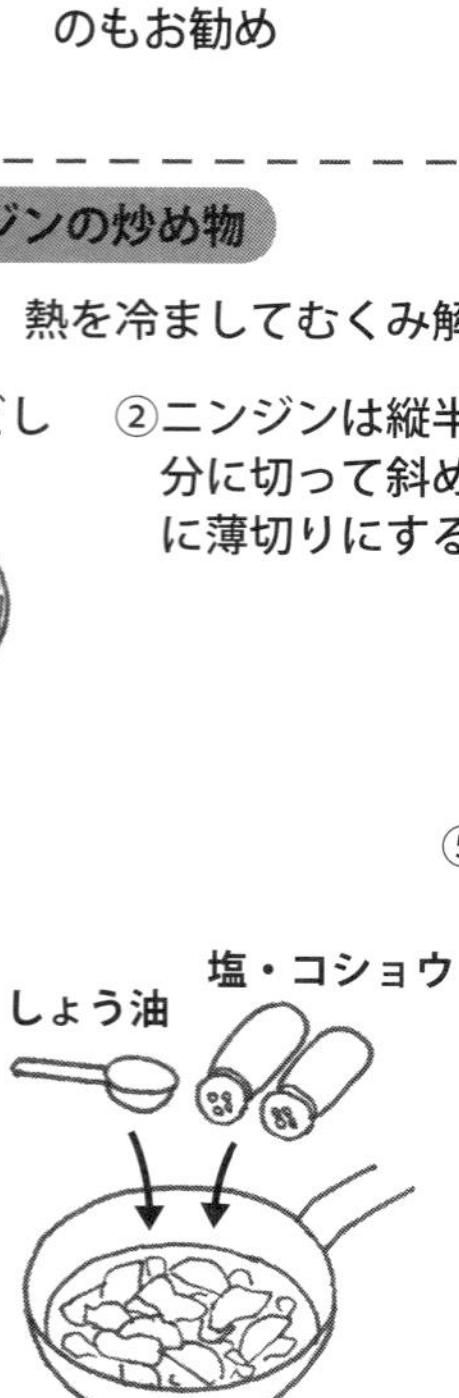

⑤皿に盛り、カツオ節をのせる

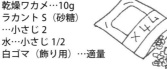

おわりに

食卓に上がる山の幸の果物やキノコ、海の幸の海産物、さらに至福の一服のお茶やコーヒーなどの薬効について述べてきました。薬という字は、草を冠にして楽しいと書くように、私たちは身の回りのたくさんの植物を薬として食として利用し、その恩恵を受けています。

地球上の生命誕生から38億年の連鎖の中での食行動を考えると、私たち人間は自然から離れては暮らせないことは明らかです。空気も水も塩もなければ生きられません。消化器が口と肛門で外界とつながっているように、私たちの体は外界に開放され、内と外でさまざまな物質をやりとりしています。そして、自然の恵みには生命力が宿っていて、その生命をいただいているということを、また食べるものには旬があり、自分の体にも季節の移ろいがあることを学んできました。

昔、中国では「食医」が最も尊敬されていました。なぜなら、内科医や外科医は病気になってしまった人を治しますが、食医は食事で病気にならないようにする医者だったからだそうです。つまり、未病の段階でその人にあった食事を指導し、ずっと健康でいられるようにしてくれるわけです。そのような知恵が、私たちの身の回りで脈々と受け継がれています。漢方薬も実は、私たちの食卓に上がるミカンなどの柑橘類の皮やコムギ、コメなどの穀物、そして山の幸や海の幸などを使っていたりします。このような知恵で心と体が優しく癒されたとき、自然の恵みをいただく本当の良さを再発見できると思います。食はまさしく薬でもあります。

薬食同源（医食同源）という言葉はよく知られています。初めて耳にする人でも何のことだか見当がつくと思います。病気になったら薬を飲んで治すのが現在の常識かもしれません。食べ物で病気を予防するなどということは薬のなかった時代のことで、今はもっと高度な先端科学を用いて病気を治せると思っているかもしれません。しかし、生活習慣病のように日々の生活のちょっとした改善で防げる病気もあるのです。今では、食べ過ぎれば病気になることがわかり切った時代です。『養生訓』には「食事、運動、休養のバランスをとる」といった正しい健康法の中での食について述べています。さらに、『医食同源のすすめ』（医薬経済社、２０１１年）には「1日30の海の幸、山の幸を食べること」が健康に生きる努力であると記されています。

『星の王子さま』で有名なサン・テグジュペリは、『人間の土地』の中で「僕ら人間について、大地が万巻の書より多くを教える。理由は、大地が人間に抵抗するがためだ」といっていますが、大地は万物の象徴であり、全ての生命を育むものです。この母なる地球の自然の恵みが、主食となる穀物、野菜や豆類ばかりでなく、副菜やデザートとして食べる果物やキノコ、海産物、さらには寛ぎのひと時の飲み物としても私たちの生活に密着したものであることを、本書が考えるきっかけとなることを願っています。

「われは海の子」を歌い、そして山の歌を口ずさみ、自然に抱かれて私たちは生きています。母なる海を抱いた地球は水の惑星です。そして、本当に大きな薬箱です。

本書の出版を引き受けてくださった農山漁村文化協会は、これまでにも天然資源についての研究方法や栽培方法、利用についての実践的な書物を刊行してきた良心的な出版社です。前作の『食卓の薬効事典』に引き続いて、私のこのような内容の原稿を喜んで拾ってくださったことに、末尾を借りて厚く御礼申し上げます。

薬学博士・**池上文雄**

薬効・症状別索引

著者略歴

池上　文雄（いけがみ　ふみお）

1948年1月、福島県郡山市生まれ。1975年、千葉大学大学院薬学研究科修士課程修了。1981～1982年、ベルギー政府奨学金留学生（ゲント大学医学部）。1981年、薬学博士（東京大学）。2005年、千葉大学教授・環境健康フィールド科学センター。2013年～千葉大学名誉教授・グランドフェロー・特任研究員、昭和大学薬学部客員教授。

専門は薬用植物・生薬学や漢方医薬学。薬学と農学の融合を目指し、健康科学を研究するとともに薬草栽培を通した地域産業活性化支援活動などを行なっている。

著書に『図解 食卓の薬効事典』（農文協）など、監修本に『食材大全』（NHK出版）などがある。

図解　山の幸・海の幸　薬効・薬膳事典

果実・キノコ・海藻・魚介類50種　健康双書

2019年5月15日　第1刷発行

著　者　池上　文雄

発行所　一般社団法人 農山漁村文化協会

〒107-8668　東京都港区赤坂7丁目6－1

電話　03(3585)1142(営業)　03(3585)1144(編集)

FAX　03(3585)3668　振替　00120-3-144478

URL　http://www.ruralnet.or.jp/

ISBN978-4-540-18120-7　DTP製作／㈱農文協プロダクション

〈検印廃止〉　印刷／㈱新協

製本／根本製本㈱

Printed in Japan　定価はカバーに表示

乱丁・落丁本はお取り替えいたします。